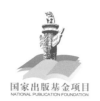

肿瘤规范化手术丛书

国家出版基金项目
NATIONAL PUBLICATION FOUNDATION

肺癌规范化手术

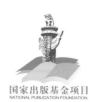

肿瘤规范化手术丛书

国家出版基金项目
NATIONAL PUBLICATION FOUNDATION

肺癌规范化手术

主　编　杨　跃

副主编　吕　超　吴　楠

编　者（按姓名汉语拼音排序）

陈晋峰　冯　源　李少雷

鲁方亮　吕　超　王　嘉

王　亮　王宇昭　吴　楠

阎　石　张善渊　赵大川

北京大学医学出版社

FEI'AI GUIFANHUA SHOUSHU

图书在版编目（CIP）数据

肺癌规范化手术 / 杨跃主编.—北京：北京大学
医学出版社，2022.12
ISBN 978-7-5659-2770-6

Ⅰ.①肺… Ⅱ.①杨… Ⅲ.①肺癌—胸腔外科手术
Ⅳ.①R734.2

中国版本图书馆CIP数据核字(2022)第200936号

肺癌规范化手术

主　　编：杨　跃
出版发行：北京大学医学出版社
地　　址：（100191）北京市海淀区学院路 38 号　北京大学医学部院内
电　　话：发行部 010-82802230；图书邮购 010-82802495
网　　址：http : //www.pumpress.com.cn
E — mail : booksale@bjmu.edu.cn
印　　刷：北京金康利印刷有限公司
经　　销：新华书店
责任编辑：冯智勇　　责任校对：靳新强　　责任印制：李　啸
开　　本：889 mm×1194 mm　1/16　　印张：17　　字数：550 千字
版　　次：2022 年 12 月第 1 版　2022 年 12 月第 1 次印刷
书　　号：ISBN 978-7-5659-2770-6
定　　价：180.00 元

前　言

肺癌是目前世界范围内发病率与死亡率最高的恶性肿瘤。迄今为止，外科根治性手术切除仍然是中早期非小细胞肺癌治疗的基石。多年以来，大量循证医学证据显示规范化的肺切除联合纵隔淋巴结清扫可以提高肺癌患者的远期生存率。肺癌规范化外科治疗可以最大程度地切除肿瘤，减少体内的肿瘤负荷，为患者提供准确的病理分期，并为进一步的术后辅助治疗创造环境和提供依据。随着CT筛查肺内结节的普及，很多以磨玻璃结节为影像学表现的早期肺癌为人们所认知，而亚肺叶切除及选择性的淋巴结活检成为这部分人群手术方式的另一种选择。虽然在肺癌手术方面有很多理念、技术等细节问题值得探讨，但通过外科质量控制达到手术规范化的观点仍然是国内外学者所公认的。

十余年前，我们曾出版《肺癌标准化手术图谱》一书，取得了较好的读者反响。随着胸外科治疗理念和手术技术的不断更新和飞跃，我们总结这些年来胸外科和肿瘤外科的临床实践经验，本着以规范化肺癌手术为主旨，出版了这部《肺癌规范化手术》。本书以文字讲解配合图片及视频的方式，包括了胸腔镜微创手术与传统开放手术两种方式，内容涵盖标准肺叶切除、常见肺段手术、纵隔淋巴结清扫、支气管及肺动脉成形，以及气管切除及隆突成形等复杂手术。每一章包括了概述及手术适应证、体位和切口选择、详细手术步骤以及专家评述等内容，努力将我们多年来的经验及教训融入其中。本书可作为胸外科手术初学者的教科书，也可为胸外科医生日常工作和手术提供参考。我们希望能与其他胸部肿瘤外科学者交流探讨，共同为肺癌患者提供帮助。

本书附有多个手术视频，读者可通过扫描二维码观摩、借鉴。

本书为一家之言，文中可能会有不足和缺陷，希望广大读者不吝赐教。

杨　跃

视频目录

目　录

第一篇　总　论

第二篇　各　论

第一篇

总　论

第一章　肺癌手术概论

第一节　肺癌手术的历史

肺癌是世界范围内发病率及死亡率最高的恶性肿瘤，严重威胁人类的身体健康。近年来随着工业科技的发展及空气、水、土壤污染的加重，其发病率呈逐年上升的趋势。手术是肺癌，尤其是非小细胞肺癌（non-small cell lung cancer，NSCLC）最为重要的治疗手段。肺癌的手术从第一个有文字报道的病例开始，至今已有100多年的历史。1895年Macewen采用热凝固法分期完成了世界上第一例肺内肿瘤切除术。得益于麻醉技术的发展，全身麻醉下开胸手术成为可能。Evarts A. Grallam 于1933年4月5日完成了世界第一例肺癌全肺切除术。1948年Nenhof Overholt 在比较了全肺切除和肺叶切除的治疗效果后，认为对于病变局限于肺叶内的肺癌，肺叶切除的效果优于全肺切除。

随着医学实践的不断积累，人们认识到淋巴结在肿瘤的转移过程中起着重要的作用，开始在肺癌切除过程中进行区域淋巴结的切除。Cahan 于1951年在国际上第一次介绍了肺癌外科治疗时纵隔淋巴结清扫的概念。20世纪60年代末，日本的成毛韶夫以及其他欧美学者总结了肺癌淋巴引流的规律，使肺叶切除（包括复合肺叶切除）加纵隔淋巴结切除术成为肺癌最常用和最有效的手术方式。

科学技术的进步，尤其是内镜下摄像头的应用，手术器械的不断改进，促进了微创外科在肺癌手术治疗中的应用。1992年，Lewis 首先应用电视胸腔镜进行了肺癌的肺叶切除术，发展至今，胸外科医生在电视胸腔镜下不但能完成常规的肺叶和全肺切除术，而且还能完成规范的纵隔淋巴结清扫。与传统开放手术比较，微创手术明显降低了对患者的创伤，同时缩短了术后恢复时间及住院时间，尤其对于早期肺癌患者而言，胸腔镜手术已完全取代传统开胸手术，成为标准的手术方式。

第二节　肺癌手术的一般原则

手术切除是目前临床治愈肺癌的唯一方法。根据肿瘤学原则——尽可能地整块切除肿瘤及其周围组织，以及术中尽量避免肿瘤破裂而引起肿瘤的播散，术中需要行冰冻病理检查，以保证切缘的阴性；纵隔淋巴结需要行清扫术，以便进行准确的肿瘤分期。完全性切除手术（R0 手术）除完整切除原发病灶外，应当常规进行肺门和纵隔各组淋巴结（N_1 和 N_2 淋巴结）切除并标明位置送病理学检查。最少对3个纵隔引流区（N_2 站）的淋巴结进行取样或行淋巴结清除，尽量保证淋巴结整块切除。建议右胸清除范围为：2R、3a、3p、4R、7~9组淋巴结及周围软组织；左胸清除范围为：4L、5~9组淋巴结以及周围软组织。

肺癌手术淋巴结清除方式主要包括系统性淋巴结清扫（systematic node dissection，SND）、选择性淋巴结清扫（肺叶特异性系统淋巴结清扫 lobe specific systematic node dissection，LND）、前哨淋巴结活检 - 淋巴结采样（node sampling，NS）等，对于不同临床分期、不同病理类型、不同肺叶的肺癌患者而言，所采用的淋巴结清扫方式不同。由于早期肺癌淋巴结转移概率极低，行 SND 不仅增加手术的创伤性，还可能增加术后胸腔引流量及并发症发生率。而 LND 减少了 SND 带来的风险，因此 LND 已成为早期肺癌手术常用的淋巴结清除方式。

第三节　微创手术的发展历程

1990年后胸腔镜手术逐渐成熟，微创手术在向着最大限度减少手术切口、最大限度保留正常肺组织方向发展。在减少手术切口方面，随着手术操作者技术的熟练，胸腔镜下操作孔的数量也在逐渐减少，出现了单操作孔胸腔镜手术及达芬奇机器人辅助下的胸腔镜微创手术。在保留正常肺组织方面，胸腔镜下肺段切除在治疗早期肺癌方面正逐渐成为主流的手术方式。

单孔胸腔镜肺癌根治术是由传统三孔手术演变而来的，其器械使用、术中处理原则基本相同，但单孔操作视觉轴为乳头-肩胛方向，操作孔作用于肋间隙，可保护肋间神经及肌肉组织，有效缓解术后疼痛。电视胸腔镜的高清摄像头对小血管的辨识度较高，可以进行精细操作，能避免术中发生不必要的小血管损伤，减少失血量，且不会压迫、损伤传统胸腔镜副操作孔所压迫的神经、肌肉，能减轻术后辅助孔处的疼痛程度，从而有利于患者术后的恢复。

达芬奇机器人手术系统于2000年通过美国食品与药品管理局（FDA）认证，是目前最先进的微创手术机器人系统，实现了外科进行手术的微创化、智能化和数字化。胸外科应用该系统进行手术于2001年被美国FDA批准，经过近20年的临床实践，达芬奇机器人手术系统目前已在国内广泛应用，其优点在于良好的三维视野，更好的显微结构显露，全方向的操作，使得淋巴结清扫更加容易，血管的游离也更为方便。其主要缺点在于操作过程中缺乏力觉回馈，手术前需要一定的装机时间，由于主刀医生不位于手术台上，需要一个较为熟练的助手和团队配合等。此外手术费用昂贵也是目前阶段制约机器人手术发展的重要问题。

胸腔镜下肺段切除术对早期肺癌进行治疗，一方面可达到与肺叶切除相同的预后，另一方面能够最大限度地保留患者肺功能。因而早期NSCLC行胸腔镜下肺段切除术已成为当前治疗和研究的热点。

一、胸腔镜下肺段切除手术

随着CT筛查肺内结节的普及，肺癌的病理类型谱开始出现变化，以贴壁型生长方式为主的肺腺癌已经成为肺癌的主要病理类型，其在CT影像上表现为典型的磨玻璃影（ground glass opacity，GGO）病灶，术后的病理类型大多为AIS（adenocarcinoma in situ，原位腺癌）或MIA（minimally invasive adenocarcinoma，微浸润性腺癌）。这类肿瘤的生长极为缓慢，因此人们认为局部切除，尤其是肺段切除，有可能对影像学上表现为GGO的早期肺癌的治疗，达到与肺叶切除相同的治疗效果。

支气管肺段的解剖概念是在1889年由英国的Ewart提出的，在1932年由Krame和Glass对支气管肺段进行了明确的定义，并在肺表面做出了首个肺段的投影图。在1939年，Churchill开始将肺段切除术用于治疗结核性肺不张。随着对肺段解剖认知的提高，人们认为解剖性肺段切除术可以尽量保留患者的肺功能，提高患者术后的生存质量，有可能在早期肺癌的手术治疗中发挥重要的作用。

肺段切除术的开展离不开CT影像三维重建技术，三维重建技术能更直观地展示解剖结构的空间关系，有助于肺段切除术前的评估。相比于肺叶切除术，肺段解剖复杂，肺段动静脉、支气管之间结构更加复杂，个体差异明显，变异较多，使得肺段切除术的手术风险和难度更高。明确结节所在的肺段是手术的关键，而普通薄层CT扫描往往难以确定病灶所在肺段以及与周围肺段动静脉的解剖关系，手术过程中容易出现"多切、少切、误切"等情况，通过三维重建技术可以更好地处理这种情况。术前三维重建肺段动静脉、支气管和靶结节，可立体显示结节所在肺段、靶段血管结构，不仅可以避免术中误操作，达到安全的手术切除范围，还可以将肺组织的解剖切除减到最小，有利于保证手术切除肿瘤的疗效，保留更多的健康肺组织。

肺段切除在治疗早期肺癌方面是否可以达到肺叶切除的效果，需要通过高级别的临床研究来确定肺段切除的手术适应证，并进行验证。1995 年，Ginsberg 等报道了北美肺癌研究组（Lung Cancer Study Group，LCSG）开展的全球性肺叶切除术与亚肺叶切除术治疗早期肺癌的前瞻性、多中心随机对照研究，结果显示，小于 3 cm 肺癌亚肺叶切除术与肺叶切除术相比，患者术后的肺功能并无明显差异，但却增加了近 3 倍的局部复发率。而 2021 年美国胸外科协会（American Association for Thoracic Surgery）年会上 Asamura 等报道了小于 2 cm 肺癌肺段切除对比肺叶切除的 3 期随机对照研究（JCOG0802），结果显示尽管肺段切除组局部复发率高于肺叶组，但在总生存期（overall sarvival，OS）和保留肺功能方面却显著优于肺叶切除组。到目前为止，尚缺乏更多高级别的循证医学证据来支撑肺段切除手术是早期肺癌手术治疗的标准术式，其原因可能受制于两个方面的因素：第一个原因是肺内结节的病理类型问题，也就是肿瘤的生物学行为是否为惰性，决定了肺段切除术后肿瘤的复发时间；第二个原因在于各个肺段之间的界限并没有天然的解剖学上的界限屏障，如果要达到肿瘤学上的切缘阴性，需要通过足够大的距离来达到，这就是手术当中肺组织切缘与肿瘤的距离问题。

对于结节的形态问题，在 CT 影像上表现为纯实性或实性为主的早期 NSCLC 虽然肿瘤体积小，但其病理类型大多为侵袭性肺腺癌或是鳞癌，肿瘤的恶性潜能高。如果这类患者同时有 CEA（癌胚抗原）值明显升高，SUVmax >2，就不适合行肺段切除术。因此在美国国立综合癌症网络指南中，亚肺叶切除治疗早期肺癌的指征是外周型结节 ≤2 cm，且满足以下三个条件之一：病理为原位腺癌、GGO 成分 ≥50%、结节倍增时间 ≥400 天。由于肺内小结节的患者在术前进行穿刺活检的可行性并不高，所以术前依靠各种间接证据来判断肺内结节的生物学特点，严重依赖术者的临床经验，很难做到标准化。

对于肺段切除手术的切缘距离问题，有研究认为 >2 cm 的距离是安全的。但也有研究发现，一部分患者，即使手术切缘 >2 cm，也会在 5 年之后出现切缘复发的情况。而且，由于肺内小结节在肺段内所处的位置不同，肺段间平面距离肺内结节的距离也是不同的，加上不同肺段的体积也是不同的，

就会造成有的患者在接受肺段切除手术后，可以达到 2 cm 的安全切缘距离，有的则无法达到这个要求。而且这种非常复杂的手术切缘距离问题，很难在设计前瞻性临床研究中进行统一和标准化，也就会造成肺段切除手术只能达到与肺叶切除术近似的治疗效果，而无法完全代替肺叶切除手术。

二、肺内小结节的定位方法

早期肺癌的病灶多表现为肺内的实性小结节或磨玻璃影病灶，在微创手术中需要对影像学上的小结节进行精准定位，方能进行术中的病理检查。因此，微创手术中如何对肺内小结节进行精准定位，是所有胸外科医生都面临的现实问题。

胸腔镜手术中直接触诊肺内小结节或磨玻璃结节受限于切口的大小，手术操作者很难对肺叶组织进行全面的触诊，单纯依靠触诊将严重影响肺内小结节定位的准确性。在手术前对肺内小结节进行定位可以提高手术中确定小结节位置的效率，但这些术前使用定位物质对小结节进行定位的方法多为有创操作，其本身所具有的缺点，也是我们在临床工作中需要格外注意的。

常用的定位方法有 CT 引导下在肺内留置定位物，如带钩钢丝、微线圈、亚甲蓝、生物胶等，起到术中对结节位置的简易触诊的作用。其中，带钩钢丝操作简单，使用最广泛，但患者在定位之后，胸壁局部疼痛明显，气胸、肺内出血等并发症也增加了手术的风险；使用微线圈后胸壁疼痛症状不明显，可以提高术中触诊定位小结节的准确度，但这种微线圈也会有较小的概率在穿刺留置的过程中进入肺血管造成栓塞的风险；小结节处注射的生物胶可能会淹没病灶，影响术中冰冻病理切片的质量。

此外，也可借助荧光胸腔镜设备，术前直接在小结节处注射荧光物质 ICG（吲哚菁绿），起到准确定位小结节的目的。此方法最主要的优点在于，荧光物质 ICG 进入人体后与蛋白质结合，荧光可以在局部维持较长时间，具有 10 mm 组织的穿透能力，在荧光胸腔镜下定位后，荧光物质对于切除的小结节的病理诊断没有染色方面的影响；但此定位方法在使用过程中需要控制注射液的剂量，以防止荧光物质在胸腔的弥散范围过大，达到准确定位肺内小结节的目的。

第四节　肺癌手术后常见并发症的处理

随着胸部肿瘤外科技术的进步，肺癌手术后危重并发症的发生率非常低，大多数患者均可在术后1周之内顺利出院。但对于肿瘤分期较晚，肿瘤局部侵袭范围较大的肺癌，手术创伤明显增加，手术后出现严重并发症的机会较早期肺癌而言也会增加，如围手术期出血、感染、肺不张、呼吸衰竭、心肺意外等。在这些并发症中，支气管胸膜瘘和乳糜胸明显影响患者术后住院时间，甚至是患者的预后。

一、支气管胸膜瘘

支气管胸膜瘘（bronchopleural fistula，BPF）是肺切除术后较严重的并发症，是指肺泡、各级支气管与胸膜腔之间相互交通而形成的瘘管。一旦发生支气管胸膜瘘，病死率高，患者的生命将受到威胁，因而预防其发生，以及发生后的妥善处理尤为重要。

支气管胸膜瘘是肺癌术后严重的并发症之一，支气管胸膜瘘的发生距肺切除术后的时间大多为7~14天。随着对支气管胸膜瘘的认识和手术技巧的提高以及围手术期处理方法的改进，支气管胸膜瘘的发生率已明显下降至1%~4%，但病死率仍较高，可达40%。引起支气管胸膜瘘的原因是多方面的，可能与患者全身营养不良、低蛋白血症、糖尿病、术前进行过化疗等有关，特别是与手术者对支气管断端或吻合口的处理技术有明显的关系。术后1~2天内发生的BPF可能与支气管的闭合技术存在缺陷有关。支气管断端瘘口出现的时间越早，对患者的威胁越大，死亡率也就越高。

预防支气管胸膜瘘的关键在于术前仔细评估患者的营养状况，如果发现患者有营养不良的状态，需要在术前对患者进行充分的营养准备，一定要等待患者营养状况改善后再考虑手术，同时在手术中需要认真、仔细操作，提高支气管断端闭合或吻合技术，以尽量减少支气管胸膜瘘的发生。

肺癌术后支气管胸膜瘘的治疗需要根据患者的病情采取不同的治疗方法：如果瘘口较小，术后出现的时间较晚，此时余肺已经与胸壁粘连，瘘口不会造成剩余肺组织的萎缩，不影响肺的换气功能，患者生命体征平稳，治疗以胸腔置管，充分引流胸腔内感染为主，同时加强患者的营养支持，大多数患者可以通过胸廓的形变，瘘口周围残腔缩小，纤维组织增生，达到瘘口愈合的目的；如果瘘口较大，术后出现时间较早，余肺明显萎缩、塌陷，严重影响患者肺组织的通气和换气功能，就需要急诊手术，对瘘口进行修补，以促进肺组织的复张。手术中需要彻底清除瘘口周围失活的炎性组织，完全消灭残腔，支气管断端瘘口处可以采用断端修补、肋间肌瓣填塞的方法，以达到充分封闭支气管瘘口、促进余肺膨胀的目的；此外，内镜下带膜支架也是封堵支气管瘘口的有效方法，但封堵的效果与瘘口发生的位置明显相关。如果是上叶支气管瘘口，应用带膜支架可以较为有效地对瘘口进行封堵；如果是下叶支气管瘘口，带膜支架的封堵效果较差，成功率非常低。具体是否选择带膜支架进行封堵，需要根据每一位患者的具体病情综合考虑后决定。

二、乳糜胸

根据肿瘤完整切除的原则，肺癌手术中非常重视纵隔淋巴结的清扫，因此，乳糜胸这种较为严重的术后并发症在较大的肺肿瘤中心几乎是不可避免的。由于乳糜液中含有大量的营养成分，出现乳糜胸后会明显影响患者的营养状况，需要及时进行治疗。

肺癌术后乳糜胸的发生主要与纵隔淋巴结清扫范围较大有关，特别是在隆突下淋巴结及肺门淋巴结肿大、融合时，清扫此区域淋巴结容易损伤到主动脉弓后的胸导管。因此，在清扫此区域淋巴结时，需要仔细观察淋巴结清扫区域是否有淋巴液渗漏。

如果发现有快速渗漏表现，需要及时行胸导管结扎，以防止术后乳糜胸的发生。

肺癌术后并发乳糜胸如能早期诊断、及时治疗，大部分患者可以通过保守治疗恢复，但是对于渗出较多的乳糜胸亦应及时手术。确诊乳糜胸后应首先行保守治疗，治疗方式包括：保持胸管通畅，给予低脂、高蛋白、高热量饮食，或通过静脉营养支持，维持水、电解质平衡，应用生长抑素抑制消化液的分泌，以达到减少乳糜量的目的。结扎胸导管是保守治疗乳糜胸无效后的重要治疗手段。对于手术结扎胸导管治疗术后乳糜胸的时机，目前普遍的观点认为，如果连续 5 日引流量在 500~1000 ml/d，可尽早采用手术结扎胸导管。由于解剖及生理原因，肺癌术后的乳糜胸已经成为明显影响患者术后恢复的并发症。如果处理得当，绝大部分术后乳糜胸经过及时适当的保守治疗是能够治愈的。

附1：UICC第8版肺癌TNM分期

目前世界各国临床应用的国际抗癌联盟（Union for International Cancer Control, UICC）第 8 版 TNM 分期标准是 2017 年颁布的（附表 1、附表 2）。这个新分期标准所采纳的数据资料来自 16 个国家的 35 个数据库，包括了 1999—2010 年的 94 708 例肺癌病例，囊括了回顾性及前瞻性研究数据，其中

附表 1　UICC 第 8 版 TNM 定义

T 分期

T_x：未发现原发肿瘤；或者通过痰细胞学或支气管灌洗发现癌细胞，但影像学及支气管镜无法发现。

T_0：无原发肿瘤的证据。

T_{is}：原位癌。

T_1：肿瘤最大径≤3 cm，周围包绕肺组织及脏胸膜，支气管镜见肿瘤侵及叶支气管，未侵及主支气管。

T_{1mi}：微浸润腺癌；贴壁生长为主的病灶≤3 cm；并且浸润灶的最大径≤5 cm。

T_{1a}：肿瘤最大径≤1 cm。

T_{1b}：肿瘤最大径>1 cm，≤2 cm。

T_{1c}：肿瘤最大径>2 cm，≤3 cm。

T_2：肿瘤最大径>3 cm，≤5 cm；侵犯主支气管（不常见的表浅扩散型肿瘤，不论体积大小，侵犯限于支气管壁时，虽可能侵犯主支气管，仍为 T_1），但未侵及隆突；侵及脏胸膜；有阻塞性肺炎或者部分或全肺肺不张。符合以上任何一个条件即归为 T_2。

T_{2a}：肿瘤最大径>3 cm，≤4 cm。

T_{2b}：肿瘤最大径>4 cm，≤5 cm。

T_3：肿瘤最大径>5 cm，≤7 cm。直接侵犯以下任何一个器官，包括：胸壁（包含肺上沟瘤）、膈神经、心包；同一肺叶出现孤立性癌结节。符合以上任何一个条件即归为 T_3。

T_4：肿瘤最大径>7 cm；无论大小，侵及以下任何一个器官，包括：纵隔、心脏、大血管、隆突、喉返神经、主气管、食管、椎体、膈肌；同侧不同肺叶内孤立癌结节。

N 分期

N_x：区域淋巴结无法评估。

N_0：无区域淋巴结转移。

N_1：同侧支气管周围及（或）同侧肺门淋巴结以及肺内淋巴结有转移，包括直接侵犯而累及的。

N_2：同侧纵隔内及（或）隆突下淋巴结转移。

N_3：对侧纵隔、对侧肺门、同侧或对侧前斜角肌及锁骨上淋巴结转移。

M 分期

M_x：远处转移不能被判定。

M_0：没有远处转移。

M_1：有远处转移。

M_{1a}：局限于胸腔内，包括胸膜播散（恶性胸腔积液、心包积液或胸膜结节）以及对侧肺叶出现癌结节（许多肺癌胸腔积液是由肿瘤引起的，少数患者胸腔积液多次细胞学检查阴性，既不是血性也不是渗液，如果各种因素和临床判断认为渗液和肿瘤无关，那么不应该把胸腔积液纳入分期因素）。

M_{1b}：远处器官单发转移灶为 M_{1b}。

M_{1c}：多个或单个器官多处转移为 M_{1c}。

可用于分析的有效病例 77 156 例，非小细胞肺癌（NSCLC）70 967 例（92%），小细胞肺癌（SCLC）6189 例（8%）。第 8 版分期纳入的病例数据中亚洲病例数明显增加，其中，中国、日本、韩国等亚洲国家贡献了大量病例。新分期能更好地反映近十年来全球肺癌诊断和治疗情况，具有更高的权威性及实用性，对肺癌的临床治疗及预后判断具有更高的指导价值。

附表 2　UICC 第 8 版 TNM 分期

分期	T	N	M
隐匿癌	T_X	N_0	M_0
0 期	T_{is}	N_0	M_0
I A_1 期	T_{1mi}	N_0	M_0
	T_{1a}	N_0	M_0
I A_2 期	T_{1b}	N_0	M_0
I A_3 期	T_{1c}	N_0	M_0
I B 期	T_{2a}	N_0	M_0
II A 期	T_{2b}	N_0	M_0
II B 期	T_{1a}	N_1	M_0
	T_{1b}	N_1	M_0
	T_{1c}	N_1	M_0
	T_{2a}	N_1	M_0
	T_{2b}	N_1	M_0
	T_3	N_0	M_0
III A 期	T_{1a}	N_2	M_0
	T_{1b}	N_2	M_0
	T_{1c}	N_2	M_0
	T_{2a}	N_2	M_0
	T_{2b}	N_2	M_0
	T_3	N_1	M_0
	T_4	N_0	M_0
	T_4	N_1	M_0
III B 期	T_{1a}	N_3	M_0
	T_{1b}	N_3	M_0
	T_{1c}	N_3	M_0
	T_{2a}	N_3	M_0
	T_{2b}	N_3	M_0
	T_3	N_2	M_0
	T_4	N_2	M_0
III C 期	T_3	N_3	M_0
	T_4	N_3	M_0
IV A 期	任何 T	任何 N	M_{1a}
	任何 T	任何 N	M_{1b}
IV B 期	任何 T	任何 N	M_{1c}

附2：肺癌的淋巴结分组

锁骨上区域

1组：下颈部、锁骨上和胸骨颈静脉切迹淋巴结；上缘：环状软骨下缘；下缘：双侧锁骨，中间为胸骨柄上界；气管中线是1L组与1R组的分界线。

纵隔淋巴结

上区

2R组：上气管旁（右）淋巴结，上气管旁2R淋巴结向气管左外侧缘延伸。自胸骨柄上界至无名静脉足侧与气管交汇处。

2L组：上气管旁（左）淋巴结，胸骨柄上缘至主动脉弓上缘。2L组淋巴结位于气管左侧缘的左侧。

3A组：血管前淋巴结，这些淋巴结同2区淋巴结一样不靠近气管，位于血管前方，上界为胸部顶点；下界为隆突水平；前缘为胸骨后；后缘为上腔静脉前缘（右侧）或左颈动脉（左侧）。

3P组：气管后椎前淋巴结，位于食管之后、椎体之前，上界为胸部顶点；下界为隆突。

4R组：下气管旁（右）淋巴结，自无名静脉与气管交界区至奇静脉下界。4R组淋巴结自右侧至气管左侧缘。

4L组：下气管旁（左）淋巴结，自主动脉弓上缘至左肺动脉干上缘。4L组淋巴结自气管左缘至动脉韧带之间。

主动脉淋巴结

AP区

5组：主动脉下淋巴结（主-肺动脉窗），位于主-肺动脉窗动脉韧带外侧，上缘为主动脉弓下缘，下缘为左肺动脉主干上缘。

6组：主动脉旁淋巴结（升主动脉或膈神经旁），位于升主动脉与主动脉弓前方与外侧，上缘为主动脉弓上缘；下缘为主动脉弓下缘。

纵隔淋巴结下

隆突下区

7组：隆突下淋巴结，上缘为气管隆嵴；下缘：左侧为下叶支气管上缘，右侧为中间干支气管下缘。

下区

8组：食管周围（低于隆突）淋巴结。上缘：左侧为下叶支气管上缘，右侧为中间干支气管下缘；下缘为膈肌。

9组：下肺韧带淋巴结，位于肺韧带内，上缘为下肺静脉，下缘为膈肌。

N_1淋巴结

肺门/叶间区

10组：肺门淋巴结，包括邻近主支气管与肺门血管淋巴结。在右侧自奇静脉下缘至叶间区域，左侧自肺动脉上缘至叶间区域。上缘：右侧为奇静脉下缘，左侧为肺动脉上缘；下缘为双侧叶间区域。

11组：叶间淋巴结，叶支气管起点间；11s组：右侧在上叶支气管和中间干支气管之间；11i组：右侧在中叶和下叶支气管之间。

周围区

12组：叶淋巴结，靠近叶支气管。

13组：段内淋巴结，靠近段支气管。

14组：亚段淋巴结，靠近亚段支气管。

（陈晋峰）

参考文献

[1] Alander J T, Kaartinen I, Laakso A, et al. A review of indocyanine green fluorescent imaging in surgery[J]. Int J Biomed Imaging, 2012: 940585. DOI: 10.1155 / 2012 / 940585.

[2] Bedettib, Bertolaccinil, Roccor, et al. Segmentectomy versus lobectomy for stage I non-small cell lung cancer:a systematic review and meta-analysis[J]. J Thorac Dis, 2017, 9(6): 1615-1623.

[3] Cao M M, Chen W Q. Epidemiology of lung cancer in China[J]. Thoracic Cancer, 2019, 10(1):3-7.

[4] Cho J H, Choi Y S, Kim J, et al. Long-term outcomes of wedge resection for pulmonary ground-glass opacity nodules[J]. Ann noracsurg, 2015, 99(1):218-222.

[5] Church T R, Black W C, Aberle D R, et al. Results of initial low-dose computed tomographic screening for lung cancer [J]. N Engl J Med, 2013, 368:1980-1991.

[6] Churchill E D, Belsey R. Segmental pneumonectomy in bronchiectasis:Thelingula segment of the left upper lobe[J]. Ann Surg, 1939, 109(4): 481-499.

[7] Ginsberg R J, Rubinstein L V. Randomized trial of lobectomy versus limited resection for T_1N_0 non-small cell lung cancer. Lung Cancer Study Group. Ann Thorac Surg, 1995, 60(3):615-623.

[8] Howington J A, Blum M G, Chang A C, et al. Treatment of stage I and II non-small cell lung cancer: diagnosis and management of lung cancer, 3rd ed : American college of chest physicians evidence-based clinical practice guidelines[J]. Chest,2013,143(5 Suppl):e278S-e313S.

[9] Ichinose J, Kohno T, Fujimori S, et al. Efficacy and complications of computed tomography-guided hook wire localization[J]. Ann Thorac Surg, 2013, 96(4): 1203-1208.

[10] Inoue M, Minami M, Shiono H, et al. Clinic opathologic study of resected, peripheral, small-sized, non-small cell lung cancer tumors of 2 cm or less in diameter: pleural invasion and increase of serum carcinoembryonic antigen level as predictors of nodal involvement [J]. J Thorac Cardiovasc Surg, 2006, 131(5): 988-993. doi: 10.1016/ j.jtcvs.2005.12.035.

[11] Liu C Y, Hsu P K, Huang C S, et al. Chylothorax complicating video-assisted thoracoscopic surgery for non-small cell lung cancer [J]. World Surg, 2014,38(11):2875-2881.

[12] Mohiuddin K, Haneuse S, Sofer T, et al. Relationship between margin distance and local recurrence among patients undergoing wedge resection for small (≤2 cm) non-small cell lung cancer [J]. J Thorac Cardiovasc Surg, 2014, 147(4): 1169-1175; discussion 1175-1177.doi: 10.1016/j.jtcvs.2013.11.056.

[13] Moon Y, Lee K Y, Park J K. The prognosis of invasive adenocarcinoma presenting as ground-glass opacity on chest computed tomography after sublobar resection[J]. J Thorac Dis, 2017, 9(10): 3782-3792.

[14] Murakami S, Watanabe Y, Shimizu J, et al. Second surgical intervention for contralateral recurrence or second primary lung cancer[J]. Kyobu Geka, 1989, 42(9):722-726.

[15] NCCN Clinical Practice Guidelines in Oncology-non-small cell lung cancer. (2021 Version I) [DB/OL]. http://www.nccn.org.

[16] Nomori H, Mori T, Shiraish A, et al. Long-term prognosis after segmentectomy for $cT_1N_0M_0$ non-small cell lung cancer [J]. Ann Thorac Surg, 2019, 107(5): 1500-1506. doi: 10.1016/ j.athoracsur.2018.11.046.

[17] Qu X, Wang K, Zhang T, et al. Long-term outcomes of stage I NSCLC(≤3 cm)patients following segmentectomy are equivalent to lobectomy under analogous extent of lymph node removal:a PSM based analysis[J]. J Thorac Dis, 2017, 9(11): 4561-4573.

[18] Sagawa M, Oizumi H, Suzuki H, et al. A prospective 5-year follow-up study after limited resection for lung cancer with ground-glass opacity[J]. Eur J cardiothorac Surg, 2018, 53(4):849-856.

[19] Schuchert M J, Normolle D P, Awais O, et al. Factors influencing recurrence following anatomic lung resection for clinical stage I non-small cell lung cancer [J]. Lung Cancer, 2019.DOI: 0.1016/j. lungcan. 2018.12.026.

[20] Schuchert M J, Pettiford BL, Keeley S, et al. Anatomic segmentectomy in the treatment of stage I non-small cell lung cancer [J]. Ann Thorac Surg, 2007, 84(3): 926-932. doi: 10.1016/j.athoracsur. 2007.05.007.

[21] Sekine Y. Surgical management of chylothorax after pulmonary resection [J].Kyobu Geka, 2013, 66(8 suppl):741-744.

[22] Sirbu H, Busdl T, Aleksic I, et al. Bronchopleural fistula in the surgery of non-small cell lung cancer, risk factors, and management [J]. Ann Thorac Cardiovasc Surg, 2001, 7(6): 330-336.

[23] Song C Y, Sakai T, Kimura D, et al. Comparison of perioperative and oncological outcomes between video-assisted segmentectomy and lobectomy for patients with clinical stageⅠA non-small cell lung cancer: a propensity score matching study[J]. J Thorac Dis, 2018, 10 (8):4891-4901.

[24] Sui X, Zhao H, Yang F, et al. Computed tomography guided microcoil localization for pulmonary small nodules and ground-glass opacity prior to thoracoscopic resection [J]. J Thorac Dis, 2015, 7(9):1580-1587.

[25] Tsutani Y, Miyata Y, Misumi K, et al. Difference in prognostic significance of maximum standardized uptake value on [18F]-fluoro-2- deoxyglucose positron emission tomography between adenocarcinoma and squamous cell carcinoma of the lung [J]. Jpn J ClinOncol, 2011, 41(7): 890-896. doi: 10.1093/jjco/ hyr062.

[26] Uchida S, Suzuki K, Hattori A, et al. Surgical intervention strategy for postoperative chylothorax after lung resection [J]. Surg Today,2016,46(2):197-202.

[27] Wu W B, Xia Y, Pan X L, et al. Three-dimensional navigation-guided thoracoscopic combined subsegmentectomy for intersegmental pulmonary nodules [J]. Thorac Cancer, 2018, 10(1):41-46.

[28] Zhang J, Chen L, Chen Y, et al. Tumor vascularity and glucose metabolism correlated in adenocarcinoma, but not in squamous cell carcinoma of the lung. PLoS One, 2014, 9(3): e91649. doi: 10. 1371/journal. pone. 0091649.

第二篇

各　论

第二章　肺叶切除术

左肺上叶切除

第一节　左肺上叶切除术

一、概述

左肺上叶切除术适用于：①位于左肺上叶（无跨叶裂生长）且无亚肺叶切除指征的周围型病灶；②距上叶支气管开口大于 0.5 cm 的中央型病灶。如病灶或淋巴结侵犯血管或上叶支气管开口则须在切除左肺上叶的基础上行血管或支气管成形手术（此部分在不同章节有详述）。

解剖学上，左侧肺门前缘以膈神经为界，以左上肺静脉占据大部。肺门上缘为左肺动脉干。主动脉弓经左肺门上方跨越左肺动脉干向后下延伸为降主动脉，构成左肺门的后界。左肺门后缘结构自上而下依次为左肺动脉干后壁、左主支气管、左心房及左下肺静脉。下肺韧带构成肺门下缘。

左肺动脉干居于左肺门最上方，其总干较短，一进入肺实质即由前外侧壁发出尖前支动脉（$A^{1+2}a+b+A^3$），然后主干向后绕过左肺上叶支气管在斜裂内向下延伸，称之为叶间动脉。在进入斜裂之前一般会从后外侧壁发出后段动脉（$A^{1+2}c$），数量不一，少则缺如，多则 3~4 支。在斜裂内叶间动脉从前侧壁发出舌段动脉（A^4+A^5）1~2 支，背段动脉（A^6）多在与舌段动脉相对的后壁发出，之后叶间动脉即进入下叶肺实质移行为基底干动脉。约有 18% 的患者具有纵隔型舌段动脉，常由尖前支动脉起始部附近的左肺动脉干发出，走行于上肺静脉后方和固有段支气管前方，最终进入舌段肺组织。

左上肺静脉位于肺门前方中部，其后上缘紧邻左肺动脉的前下壁。舌段静脉与固有段静脉汇合后进入左心房，汇合后总干长 0.6~1.2 cm。左下肺静脉位于肺门后下方、下肺韧带的根部，总干较上肺静脉略长。少数患者舌段静脉汇入下肺静脉。左上、

下肺静脉亦偶有共干情况发生，这在叶裂发育较差的病例中尤须警惕。

左主支气管较右主支气管细而长，平均长度约 4.9 cm，位于左肺动脉下方，其后方与食管、胸导管、降主动脉毗邻，前方为左心房及左上肺静脉，下方为下肺静脉。左肺上叶支气管经左肺动脉干前下方向远端延伸 0.8~1.2 cm 后分为上、下两支，下支为舌段支气管，上支为固有段支气管；固有段支气管向远端延伸 1.0 cm 后再分为前段支气管和尖后段支气管。

二、切口选择

1. 胸腔镜切口

（1）三孔法：采用第 7 肋间腋中线 1 cm 切口置入胸腔镜，第 4 或第 5 肋间腋前线与锁骨中线之间 3~4 cm 切口为主操作孔，第 7 或第 8 肋间腋后线与肩胛下角线之间 1.5~2.0 cm 切口为副操作孔。

（2）二孔法（单操作孔）：采用第 7 肋间腋中线 1 cm 切口置入胸腔镜，第 4 或第 5 肋间腋前线 4~5 cm 切口为操作孔。

（3）单孔法：采用第 4 或第 5 肋间腋前线与腋中线之间 4~6 cm 切口作为胸腔镜观察孔及操作孔。

2. 开放切口

多采用第 5 肋间后外侧切口。

三、手术步骤

1. 处理上肺静脉

于肺门前方自膈神经后方向上经主动脉弓下绕

过肺门上缘沿降主动脉前向下"n"形切开纵隔胸膜，注意勿伤及肺门前方的膈神经及后方的迷走神经。

将上叶肺向后牵拉，辨认及游离肺门前方的上肺静脉。其上下缘均可采用锐性分离，上缘紧邻左肺动脉干前下壁，下缘可根据叶裂走行辨认。上肺静脉后方多数情况为上叶支气管，与静脉之间为疏松结缔组织，一般可采用直角钳钝性分离而使静脉

上下缘贯通，再用牵引线作为引导和标记。应注意的是，少数患者的纵隔型舌段动脉会走行于上肺静脉后方，如游离静脉时操作暴力会导致误伤。在使用切割缝合器处理上肺静脉前，务必确认下肺静脉走行，以免发生由于上、下肺静脉共干而误切断下肺静脉的灾难性事故（图 2-1-1 至图 2-1-3）。

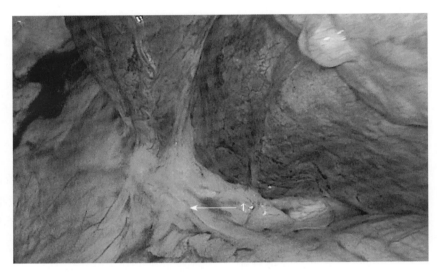

图 2-1-1　将上叶肺向后牵拉显露肺门前方
1. 左侧膈神经

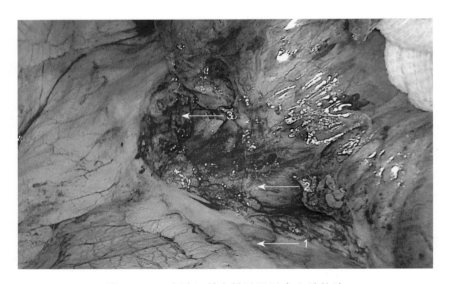

图 2-1-2　在肺门前方辨认及游离上肺静脉
1. 左侧膈神经；2. 左上肺静脉；3. 左肺动脉干

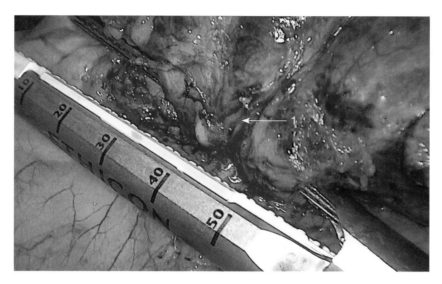

图 2-1-3　使用切割缝合器切断左上肺静脉

1. 上肺静脉

2. 处理尖前支动脉

切断左上肺静脉后，继续向后下牵拉上叶肺，显露左肺动脉干。尖前支动脉由左肺动脉干的前外侧壁发出，起始部位于上肺静脉后上缘，常被其遮挡而显露不佳。此时可用吸引器轻柔推挡静脉帮助显露视野，锐性切开左肺动脉干表面血管鞘，即可辨认尖前支起始部。由于尖前支动脉短粗并与左肺动脉干呈锐角，起始部亦常嵌顿淋巴结，因此游离及置入切割缝合器时较易因不当牵拉导致根部撕裂而引起出血，需格外警觉，手法尽量轻柔。纵隔型舌段动脉也常由此处发出，如存在待辨认清晰后可一并游离处理（图 2-1-4 至图 2-1-7）。

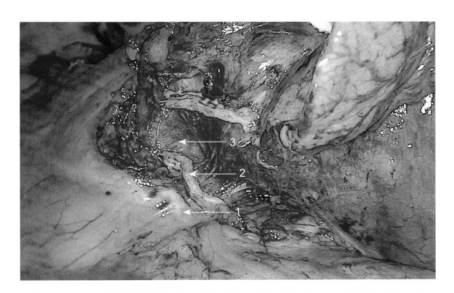

图 2-1-4　切断上肺静脉后，继续向后下牵拉上叶肺，显露左肺动脉干

1. 左侧膈神经；2. 左上肺静脉断端；3. 左肺动脉干

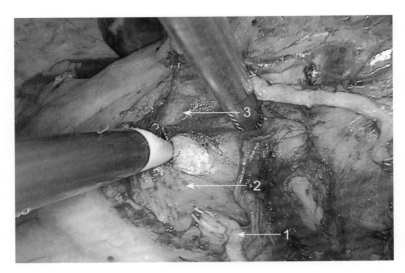

图 2-1-5　使用吸引器推挡静脉远侧断端，锐性切开左肺动脉干表面血管鞘

1.上肺静脉近侧断端；2.左肺动脉干；3.尖前支动脉

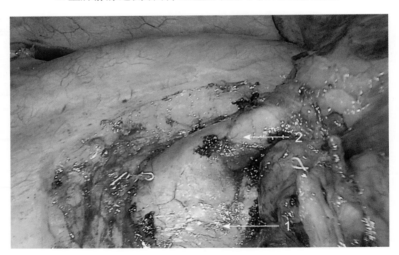

图 2-1-6　游离出尖前支动脉

1.左肺动脉干；2.尖前支动脉

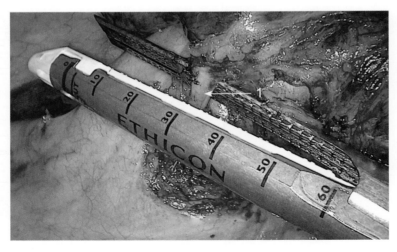

图 2-1-7　使用切割缝合器切断尖前支动脉

1.尖前支动脉

3. 处理上叶支气管

切断尖前支动脉后，将上叶肺组织向后牵拉，显露上叶支气管前壁。其上缘与左肺动脉主干前缘毗邻，下缘为上、下叶支气管分叉处，此处常有淋巴结作为解剖标志。可锐性分离上叶支气管与左肺动脉干间的纤维组织，注意支气管滋养血管常于此处走行。于上、下叶支气管分叉处向深方游离，并使用直角钳钝性游离上叶支气管后方。注意此时应尽量紧贴支气管后壁，避免伤及后方的左肺动脉干及其后段分支。此处可切断一支后段动脉，便于游离切断支气管。充分游离上叶支气管后，用切割缝合器夹闭后膨肺，确认无误再切断（图 2-1-8 至图 2-1-13）。

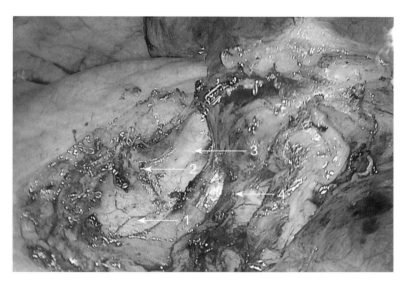

图 2-1-8　切断尖前支动脉后，向下牵拉肺
1. 左肺动脉干；2. 尖前支动脉断端；3. 后段动脉；4. 上叶支气管前壁

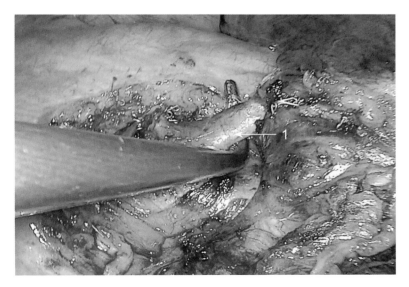

图 2-1-9　游离出后段动脉
1. 后段动脉

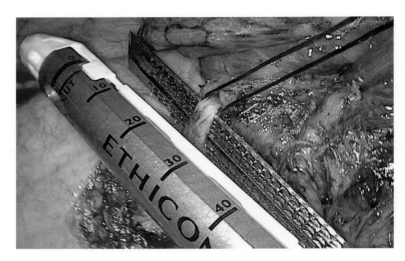

图 2-1-10 使用切割缝合器处理后段动脉

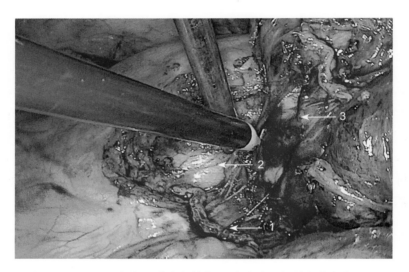

图 2-1-11 分离上叶支气管与左肺动脉干间的纤维组织

1. 上肺静脉断端；2. 左肺动脉干；3. 上叶支气管

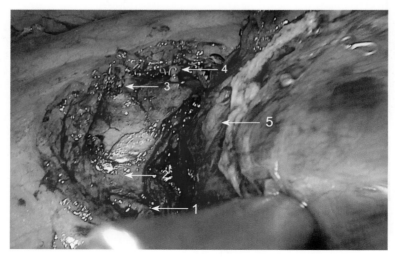

图 2-1-12 游离出上叶支气管

1. 上肺静脉断端；2. 左肺动脉干；3. 尖前支动脉断端；4. 后段动脉断端；5. 上叶支气管

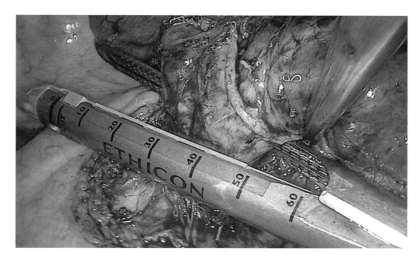

图 2-1-13　使用切割缝合器处理上叶支气管

4. 处理后段动脉、舌段动脉及叶裂

切断上叶支气管后，向后下提拉上叶肺组织，沿左肺动脉干向远心端逐支游离并处理后段及舌段动脉。部分发出较早的后段动脉亦可在切断上叶支气管前处理。有时动脉分支较细小，可采用结扎或血管夹的方式处理。部分后段动脉及舌段动脉亦可不作单独处理而随叶裂一并切断。处理动脉各分支后，使用切割缝合器自前向后处理叶裂，根据叶裂发育情况不同使用钉匣 1~4 支不等。注意切断叶裂时放置切割缝合器须保证上叶各血管及支气管远侧断端完整保留在上叶标本一侧（图 2-1-14 至图 2-1-19）。

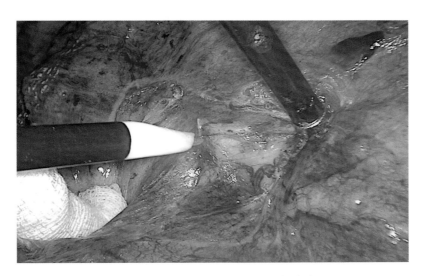

图 2-1-14　解剖叶裂，寻找舌段动脉

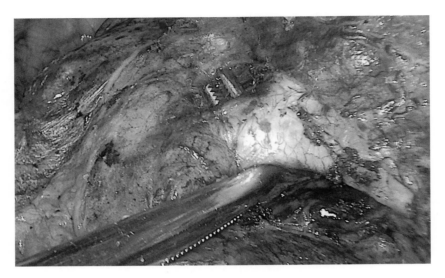

图 2-1-15　解剖出舌段动脉

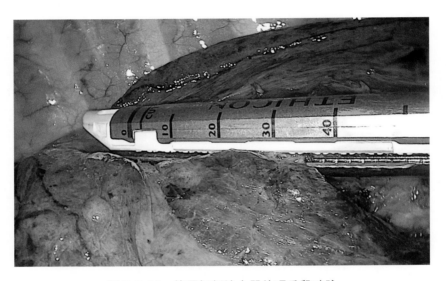

图 2-1-16　使用切割缝合器处理舌段动脉

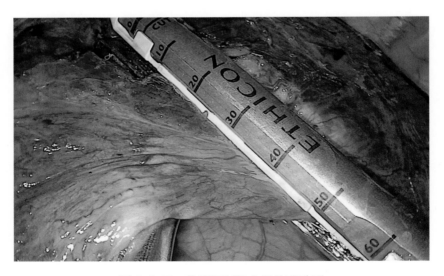

图 2-1-17　使用切割缝合器处理叶裂

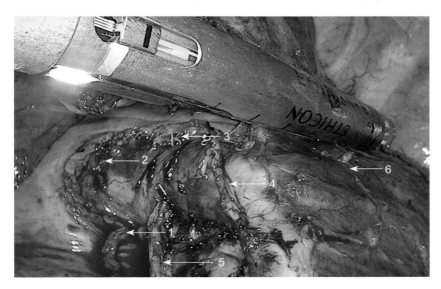

图 2-1-18 使用第二把切割缝合器处理剩余叶裂

1.上肺静脉断端；2.尖前支动脉断端；3.后段动脉断端；4.舌段动脉断端；5.上叶支气管断端；6.左肺下叶

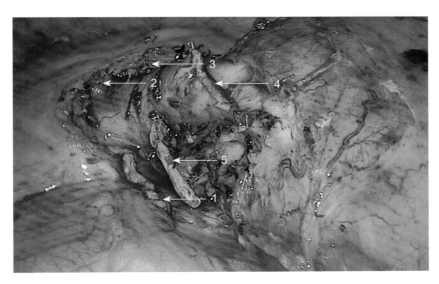

图 2-1-19 取出标本后肺门结构

1.上肺静脉断端；2.尖前支动脉断端；3.后段动脉断端；4.舌段动脉断端；5.上叶支气管断端

四、开放（复杂）左肺上叶切除

由于左肺上肺动脉分支较多，变异也较多，使得术中出血风险较其他肺叶切除更高。对于一些难度较大且出血风险高的病例仍可选择传统开胸手术完成。开胸后，首先探查胸膜及全肺有无转移结节，必要时取活检确诊。针对周围型肿物，主要探查肺门和叶裂处有无融合固定的淋巴结，是否会影响手术的分离。部分肿瘤位于上叶前段，可能侵犯膈神经和前纵隔胸膜，需逆行切除肺叶，最后分离前纵隔的肿瘤侵犯部位。对于中心型肿物，需要明确其与肺动脉的关系。左肺上叶中心型肺癌常常侵及支气管、左肺动脉主干或分支，需要进行支气管成形和/或血管成形手术，包括血管侧壁成形、血管袖式切除术等。术中逐步解剖肺门血管及肺动脉各分支，部分可采用丝线结扎切断的方式处理。按照处理肺静脉、斜裂、肺动脉、支气管的顺序，最终切除左肺上叶（图 2-1-20 至图 2-1-35 ）。

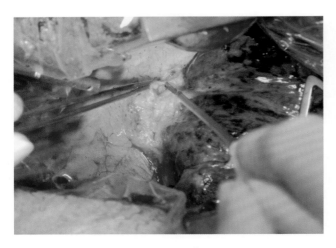

图 2-1-20　游离肺门

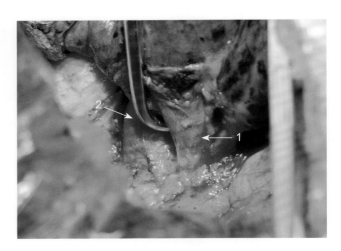

图 2-1-22　分离上肺静脉后壁

1.上肺静脉；2.左肺动脉主干

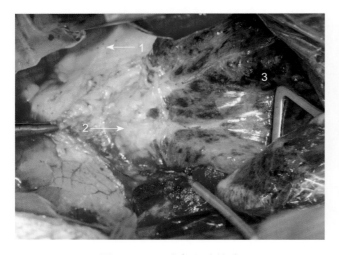

图 2-1-21　游离上肺静脉

1.膈神经；2.上肺静脉；3.上叶

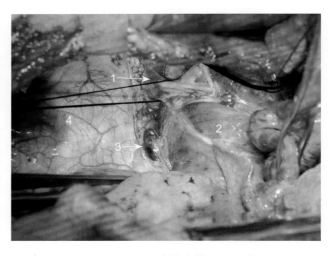

图 2-1-23　上肺静脉带双 7 号线

1.上肺静脉；2.上叶；3.第 10 组淋巴结；4.心包

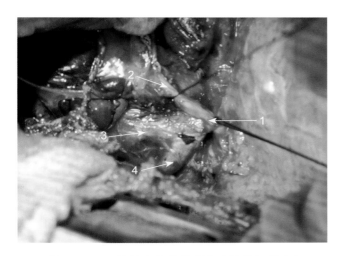

图 2-1-24　结扎上肺静脉（远端结扎各属支）

1.上肺静脉主干；2~4.左肺上静脉各属支

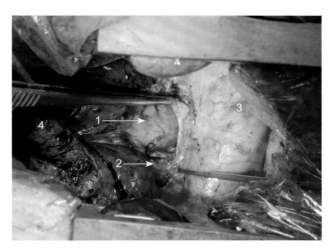

图 2-1-26　显露左肺动脉主干

1.左肺动脉主干；2.左主支气管；3.主动脉弓；4.上叶

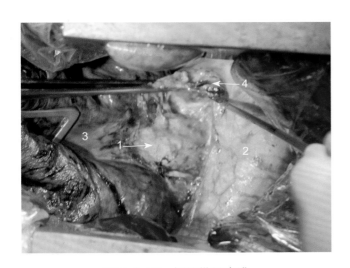

图 2-1-25　切开纵隔胸膜

1.左肺动脉主干；2.升主动脉；3.上叶；4.清扫第 5、6 组淋巴结

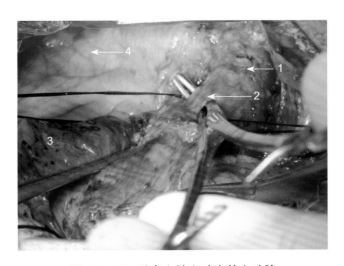

图 2-1-27　游离左肺上叶尖前支动脉

1.左肺动脉主干；2.左肺上叶尖前支动脉；3.上叶；4.心包

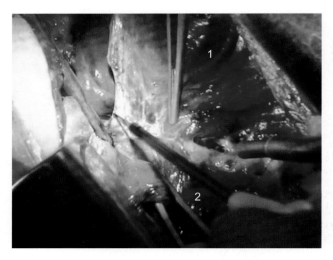

图 2-1-28　切开叶间裂

1.上叶；2.下叶

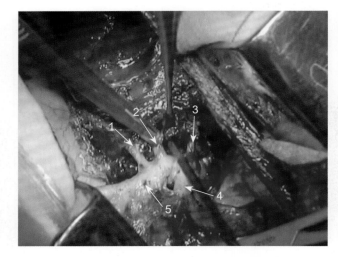

图 2-1-30　经叶间裂显露叶间肺动脉干走行

1.左肺下舌支动脉；2.左肺上舌支动脉；3.左肺上叶后段动脉 $A^{1+2}c$；4.左肺下叶背段动脉；5.左肺下叶基底干动脉

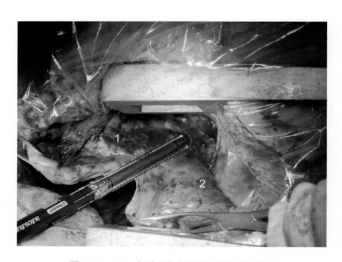

图 2-1-29　切割缝合器切开不全肺裂

1.上叶；2.下叶

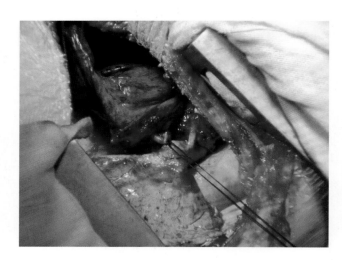

图 2-1-31　结扎切断左肺上叶舌支动脉

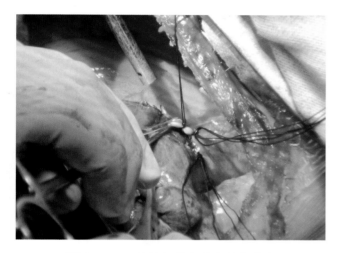

图 2-1-32　结扎切断上叶尖前支动脉

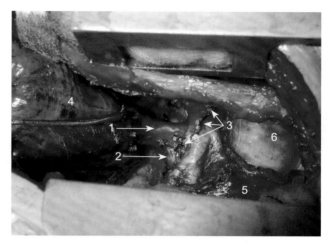

图 2-1-34　显露左肺上叶支气管

1.上叶支气管；2.下叶支气管开口；3.上叶肺动脉各分支断端；4.上叶；5.下叶；6.降主动脉

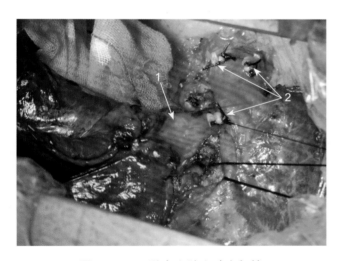

图 2-1-33　游离左肺上叶支气管

1.左肺上叶支气管开口；2.上叶肺动脉各分支断端

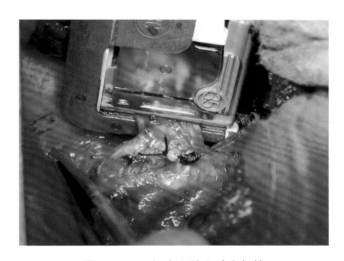

图 2-1-35　闭合左肺上叶支气管

左肺上叶各支动脉与上叶支气管之间常有陈旧性钙化淋巴结，部分淋巴结甚至包绕动脉分支，影响肺动脉和支气管的游离，此时为手术安全应首先游离左肺动脉主干并套线控制，必要时以无创阻断钳暂时阻断肺动脉主干，然后再仔细分离肺动脉分支，分别结扎切断（图 2-1-36 至图 2-1-45）。

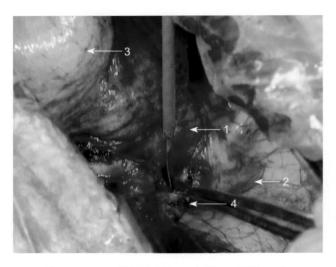

图 2-1-36　松解左肺门，切除 4L 组淋巴结

1. 左肺动脉主干；2. 胸主动脉；3. 左肺上叶；
4. 4L 组淋巴结

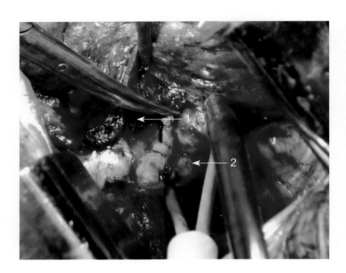

图 2-1-38　以剪刀沿肺动脉表面分离

1. 钙化淋巴结；2. 肺动脉主干

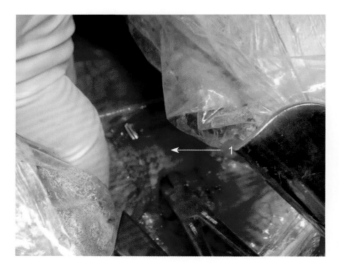

图 2-1-37　游离左肺动脉主干

1. 左肺动脉主干

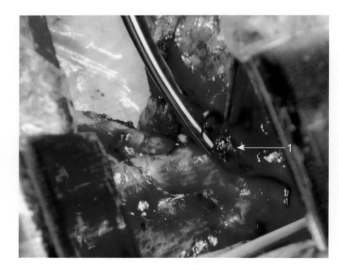

图 2-1-39　以剪刀沿肺动脉表面分离

1. 钙化淋巴结

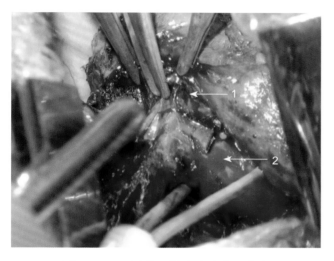

图 2-1-40　以剪刀沿肺动脉表面分离
1. 钙化淋巴结；2. 肺动脉主干

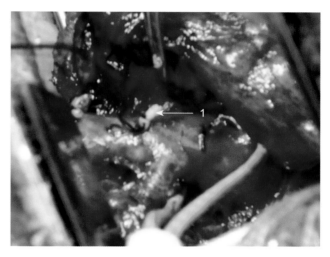

图 2-1-42　仔细分离肺动脉分支并结扎切断
1. 肺动脉分支断端

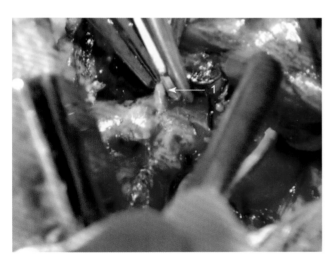

图 2-1-41　仔细分离肺动脉分支并结扎切断
1. 上叶后升支动脉

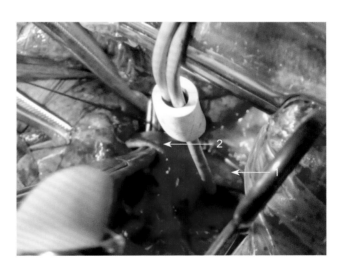

图 2-1-43　阻断肺动脉主干并游离尖前支动脉
1. 肺动脉主干；2. 尖前支动脉

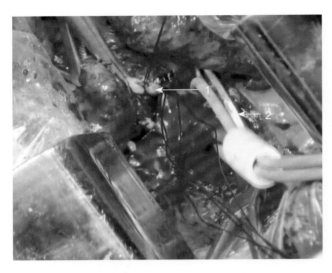

图 2-1-44　阻断肺动脉主干后结扎切断尖前支动脉
1.结扎尖前支动脉；2.阻断钳

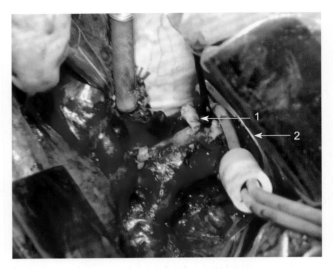

图 2-1-45　阻断肺动脉主干后结扎切断尖前支动脉
1.尖前支动脉断端；2.阻断钳

五、专家评述

- 当肺动脉分支游离较困难时，应先将肺动脉主干游离后套线加以控制，这样如术中出血则可以从容阻断肺动脉并缝合修补血管。

- 在三孔或单操作孔胸腔镜操作中，左肺动脉干后上侧壁常为视野盲区，此区域则常有后段动脉分支发出，在游离尖前支动脉或较多淋巴结嵌顿时

较易因视野显露不佳而误伤导致出血。此时可将主操作孔作为观察孔而暂时改为"单孔"操作，尽量降低视野盲区所带来的风险。

- 如叶裂发育良好，或在上叶支气管游离困难的情况下，亦可先经叶裂处理左肺动脉后段及舌段各分支，上叶支气管留待最后处理。处理上叶支气管和各上叶动脉分支的顺序并无一定之规，"单向式"切除遵循就近原则，即哪个解剖结构更方便显露、更易游离就先处理哪个。

附：左肺上沟瘤切除术

1924 年，Pancoast HK. 教授首先在 *JAMA* 杂志上提出肺上沟瘤的概念，即肺尖部肿瘤侵犯胸顶。由于该位置解剖结构特殊，病灶常可侵犯第 1 肋骨、锁骨下血管、臂丛神经及颈交感神经节等脏器，属胸外科较为复杂的手术之一，这里以左肺上沟瘤切除为例做简要介绍。

手术以 Dartevelle 前入路切口逐层切开皮下组织及胸大肌，沿第 2 肋骨下缘入胸，注意结扎肋间血管（图 2-1-46 至图 2-1-48）。以咬骨剪将第 2 肋骨内侧剪开，并沿肋骨表面向外侧游离至锁骨下缘（图 2-1-49、图 2-1-50）。游离并结扎切断受侵锁骨下静脉远端（图 2-1-51），于锁骨内 1/3 处剪开（此处根据肿瘤位置及锁骨下动脉近端受侵情况也可选择 Grunenwald 切口沿中线切开胸骨柄并向外侧切开至肋间），并剪开其下方的第 1 肋骨内侧缘，向下牵拉锁骨远端（图 2-1-52 至图 2-1-55）。切开其后方的前斜角肌，显露锁骨下动脉，暂时阻断该血管近端，将肿物上极与该血管完整剥离（图 2-1-56）。如病灶

已包绕侵犯该血管无法分离，可行人工血管置换。最后剪开第 1、2 肋骨后部（图 2-1-57），将病灶及受侵肋骨完整移除，创面以涤纶补片修补，留置胸腔引流管及伤口引流管各 1 根（图 2-1-58 至图 2-1-60）。

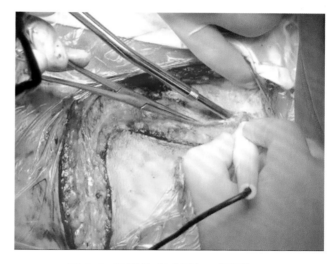

图 2-1-47 颈前 "L" 形切口逐层切开

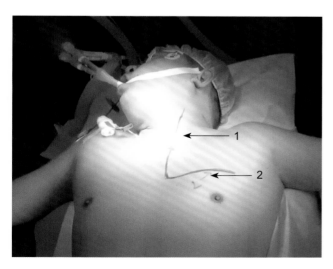

图 2-1-46 颈前 "L" 形切口逐层切开

1. 胸锁乳突肌前缘；2. 左第 2 肋间

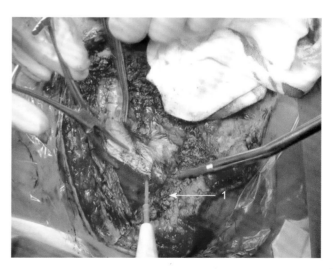

图 2-1-48 颈前 "L" 形切口逐层切开

1. 胸大肌

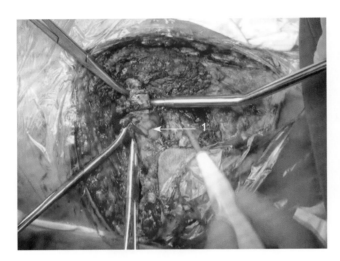

图 2-1-49　剪开第 2 肋骨

1. 第 2 肋

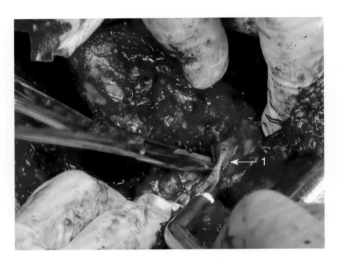

图 2-1-51　游离深方的锁骨下静脉远端

1. 锁骨下静脉

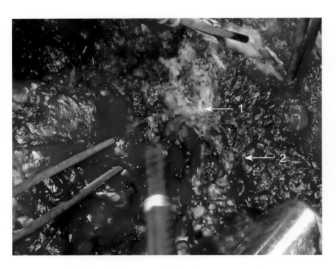

图 2-1-50　向外侧游离至锁骨下缘

1. 锁骨；2. 胸大肌

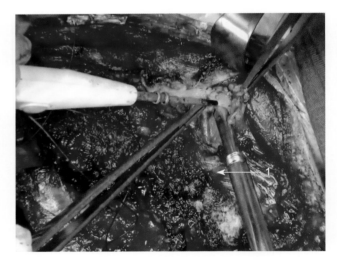

图 2-1-52 游离锁骨上缘

1. 锁骨

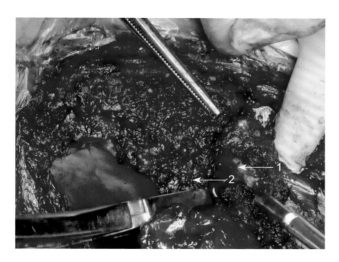

图 2-1-53　于左锁骨内 1/3 处剪开

1. 锁骨断端；2. 第 1 肋

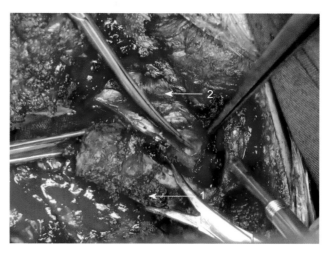

图 2-1-55　游离锁骨远端，显露后方血管

1. 锁骨；2. 锁骨下静脉

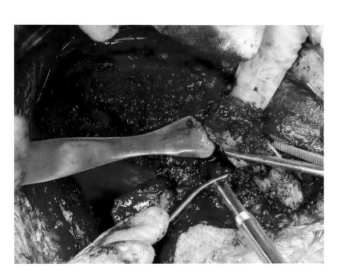

图 2-1-54　游离锁骨远端

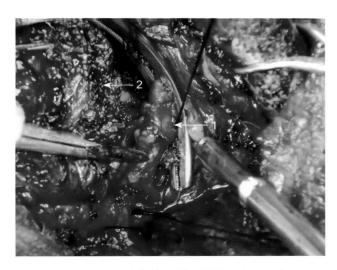

图 2-1-56　游离并阻断左锁骨下动脉近端

1. 锁骨下动脉；2. 前斜角肌断端

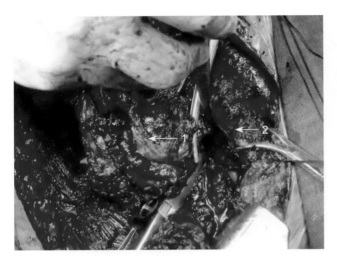

图 2-1-57　剪开第 1、2 肋骨后部，移除病灶
1. 肿瘤及受侵肋骨；2. 锁骨

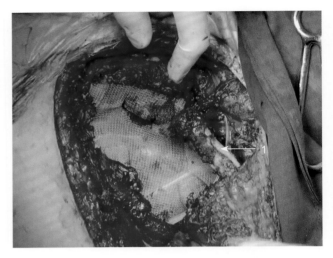

图 2-1-59 以补片修补胸壁缺损，留置引流管
1. 锁骨

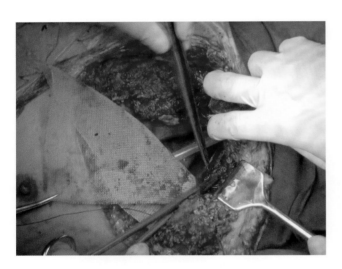

图 2-1-58　以补片修补胸壁缺损

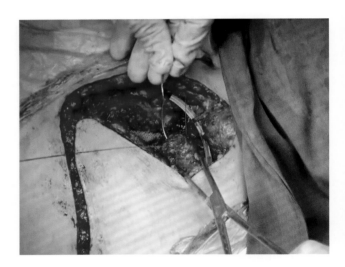

图 2-1-60　以钢丝固定锁骨

（王宇昭）

第二节　左肺下叶切除术

一、概述

左肺下叶切除在临床上较为常见，病变多为起源于左肺下叶段支气管开口远端的肿物，因为需要处理的血管相对变异较少，也是肺叶切除中相对较容易的。

二、切口选择

1. 胸腔镜切口

（1）三孔法：采用第7肋间腋中线1 cm切口置入胸腔镜，第4或第5肋间腋前线与锁骨中线之间3~4 cm切口为主操作孔，第7或第8肋间腋后线与肩胛下角线之间1.5~2.0 cm切口为副操作孔。

（2）二孔法（单操作孔）：采用第7肋间腋中线1 cm切口置入胸腔镜，第4或第5肋间腋前线4~5 cm切口为操作孔。

（3）单孔法：采用第4或第5肋间腋前线与腋中线之间4~6 cm切口作为胸腔镜观察孔及操作孔。

2. 开放切口

多采用第5肋间左后外侧切口。

三、手术步骤

1. 开胸探查

常规探查包括肺裂发育情况，确认胸膜及左肺上叶无肿瘤种植或者转移灶。部分患者因为既往陈旧性肺结核的原因，肺门和叶间裂粘连严重，或者

肿瘤淋巴结累及叶间肺动脉干，需要先游离肺动脉主干，套阻断带。个别患者下肺静脉和上肺静脉共干，因此在离断血管前需要明确血管关系，以免造成不必要的全肺切除。此外，还可遇见肺隔离症的患者，在下肺韧带内有较粗且比较脆弱的异常动脉与体循环相连，分离时要避免损伤造成难以控制的大出血。

2. 松解下肺韧带，处理左下肺静脉

无论行开放或者胸腔镜微创手术，首先都应松解下肺韧带，该操作有利于肺门向上松解。

将左肺下叶轻拉向后上方，显露下肺韧带后将其切开，以下肺静脉为止点。在游离下肺韧带过程中，可一并清扫第9组淋巴结。分离前、后肺门脏胸膜及下肺静脉表面的组织至下肺静脉的上缘（图2-2-1至图2-2-3）。

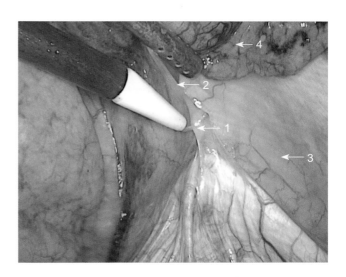

图2-2-1　松解下肺韧带

1.切开下肺韧带；2.第9组淋巴结；3.降主动脉；4.左肺下叶

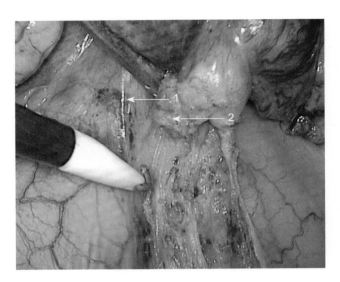

图 2-2-2　清扫第 9 组淋巴结

1. 前纵隔胸膜；2. 第 9 组淋巴结

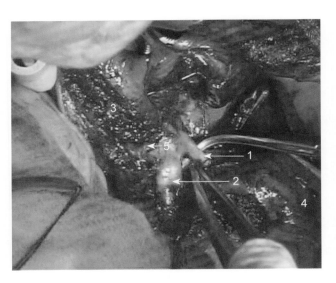

图 2-2-4　显露叶间动脉干

1. 下叶背段动脉；2. 下叶基底干动脉；3. 左肺上叶；4. 左肺下叶；5. 舌段动脉

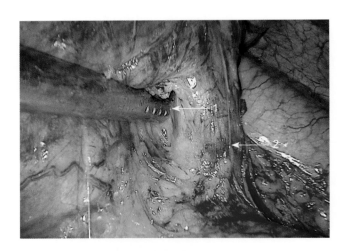

图 2-2-3　显露左下肺静脉

1. 下肺静脉上缘；2. 下肺静脉下缘

4. 分别处理左肺下叶静脉 / 动脉

下叶动脉分支套线后，暂不予结扎切断。将左肺下叶拉向前上方，显露出已带线的下肺静脉，予以切割缝合器或丝线结扎并切断（现在多使用切割缝合器离断），如果下肺静脉主干较短而致结扎的安全长度不足，宜继续分离静脉分支远端分别结扎。静脉结扎并切断后，将左肺上、下叶拉开，显露出叶间血管及已带线的下叶肺动脉分支，予以切割缝合器夹闭并切断（图 2-2-5 至图 2-2-7 ）。

3. 切开叶间裂，显露下叶肺动脉各分支

将左肺上、下叶分别拉向上、下方，切开叶间裂，在叶间裂中部可找到叶间肺动脉鞘，切开后即可显露下叶肺动脉各分支。注意除了显露出叶间血管分支以外，还应继续向两侧完整切开叶间裂（图 2-2-4 ）。

如叶间裂未发育，也可选择单向式手术方式，先处理支气管后再处理叶间的动脉。

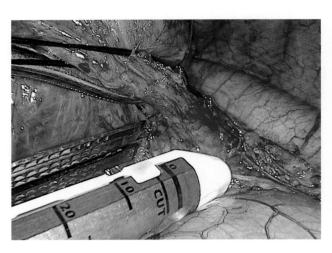

图 2-2-5　离断左下肺静脉

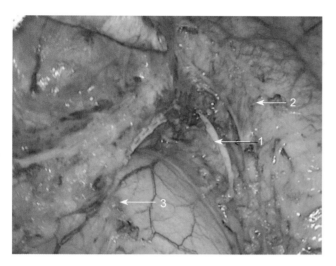

图 2-2-6　离断的左下肺静脉

1.离断的下肺静脉根部；2.降主动脉；3.心包

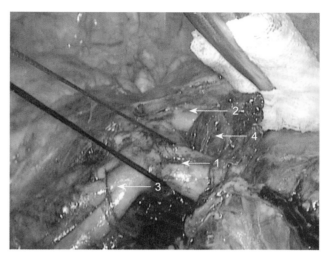

图 2-2-7 依次处理左肺下叶动脉各分支

1.左肺下叶基底干动脉；2.左肺下叶背段动脉；3.左肺上叶舌支动脉；4.第 13 组淋巴结

　　左肺下叶动脉与下叶支气管之间常有淋巴结粘连，部分淋巴结向上可蔓延至上叶舌段动脉根部，致下叶动脉分离困难。此外，下叶动脉根部较宽，分离时应尽量避免动脉后壁出血。此时如在胸腔镜下完成手术困难，仍可行传统开胸手术，并为安全考虑，可套线控制左肺动脉主干，而下叶基底干动脉和背段动脉可分别游离。如动脉间隙较窄，可以用丝线结扎切断，动脉分支的近心端宜结扎两道（图 2-2-8 至图 2-2-10 ）。

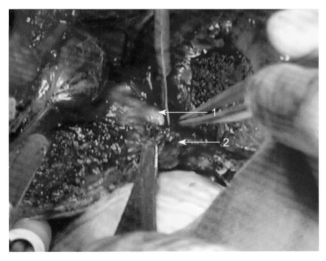

图 2-2-8　游离并控制左肺动脉主干后分离基底干动脉

1.基底干动脉；2.叶间肿大粘连的淋巴结

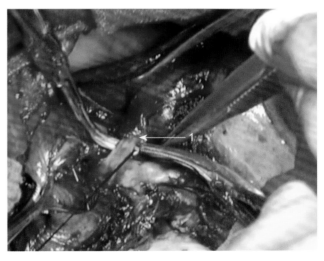

图 2-2-9　分别游离下叶动脉分支

1.下叶背段动脉

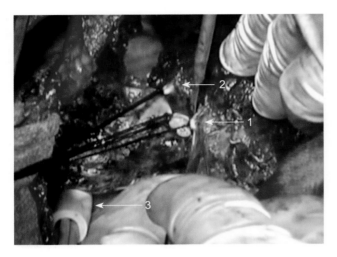

图 2-2-10　分别结扎切断下叶动脉分支

1.基底干动脉；2.背段动脉；3.控制动脉主干

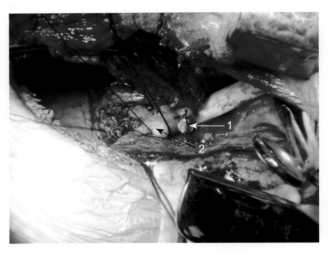

图 2-2-12　切断左肺下叶背段动脉

1.左肺下叶背段动脉；2.左肺下叶基底干动脉

另一例患者，同样在阻断左肺动脉主干后游离切断下叶各动脉分支（图 2-2-11 至图 2-2-13）。

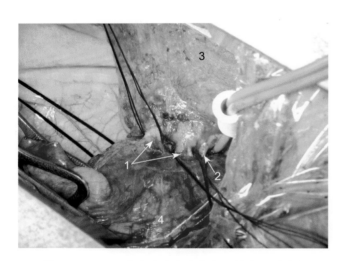

图 2-2-11　下叶动脉分支（背段及基底干动脉）

1.下叶基底干动脉诸支；2.下叶背段动脉；3.上叶；4.下叶

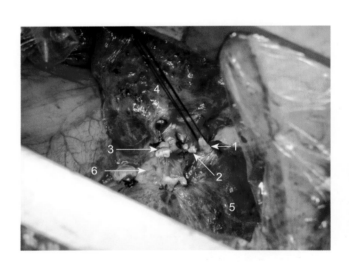

图 2-2-13　依次处理下叶动脉各分支

1.左肺下叶背段分支；2.左肺下叶基底干动脉分支；3.左肺下叶基底干动脉；4.上叶；5.下叶；6.下叶支气管

5. 处理左肺下叶支气管

结扎并切断下叶动脉各分支后，将其推开，其深面即为左肺下叶支气管，游离左肺下叶支气管直至显露左肺上叶支气管，在此过程中可一并清扫左肺门第 10 组淋巴结、下叶支气管旁第 12 组淋巴结。切割缝合器夹闭左肺下叶支气管，在距左肺上、下叶支气管夹角约 3 mm 处夹闭。夹闭后膨肺，证实左肺上叶复张良好后切断左肺下叶支气管，移除左肺下叶肺组织标本（图 2-2-14、图 2-2-15）。

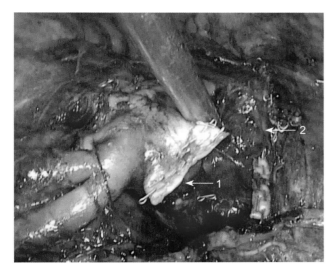

图 2-2-14　处理下叶血管及支气管旁淋巴结
1. 左肺下叶基底干动脉断端（近心端）；2. 左肺下叶第 12 组淋巴结

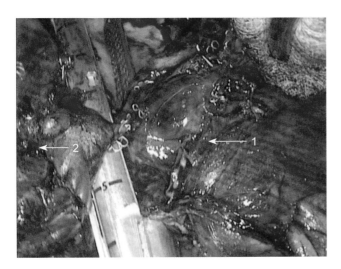

图 2-2-15　离断左肺下叶支气管
1. 左肺下叶；2. 左肺上叶

6. 纵隔淋巴结清扫（详见第五章）。

7. 冲洗胸腔，放置引流管，关胸。

四、专家评述

左肺下叶血管变异少，处理相对容易，在叶间裂中段切开叶间肺动脉鞘后可分辨出左肺下叶背段分支及基底干分支。左肺下叶背段动脉常自叶间肺动脉干的后外方发出，可分为 1~2 支。基底干动脉常为一支相对较粗的主干，远端分为 2~3 支，在做肺段切除时需要进行精细解剖。在解剖叶间动脉干时应注意辨认舌支动脉，避免误扎误断。叶间的第 11 组淋巴结可在游离肺动脉分支时予以清扫。

需注意的是在游离完左肺下叶支气管后，为方便操作，可先清扫第 7 组淋巴结，再切断左肺下叶支气管。

如遇叶间裂发育较差的患者，无法显露叶间动脉主干，可选择单向式手术方式，在切断下肺静脉后向上松解下叶支气管与肺动脉干的间隙，直角钳钝性分离后完全游离下叶支气管，以切割缝合器夹闭后切断，然后再以切割缝合器分别夹闭切断下叶动脉及连续切开斜裂，从而移除左肺下叶标本。此方法在下叶支气管与肺动脉之间无钙化融合淋巴结时可以使用，如将下叶动脉与斜裂一并夹闭切断时可能将部分上叶舌段动脉夹闭切断。

（王　亮）

37

右肺上叶切除

第三节　右肺上叶切除术

一、概述

　　右肺上叶切除术适用于：① 位于右肺上叶（无跨叶裂生长）且无亚肺叶切除指征的周围型病灶；② 距上叶支气管开口大于 0.5 cm 的中央型病灶。如病灶或淋巴结侵犯血管或上叶支气管开口则须在切除右肺上叶的基础上行血管或支气管成形手术（此部分另有章节论述）。

　　解剖学上，右侧肺门前缘以膈神经为界，上部分为奇静脉弓，下部分为右上肺静脉。奇静脉弓自后纵隔脊柱右前方紧贴右主支气管右侧向前汇入上腔静脉后壁，形成右肺门上缘。紧贴奇静脉弓下缘，靠前为右肺动脉及其尖前支，再向后则为右主支气管及上叶支气管起始部。右上叶支气管后壁、右中间干支气管后壁、左心房及下肺静脉由上至下构成右肺门后缘。下肺韧带构成右肺门下缘。右肺动脉分支变异较左侧更为规律。右肺动脉总干刚进入肺门即发出第一分支称为尖前支动脉（A^1+A^3），亦称右肺动脉上干。大部分尖前支动脉为单支，少部分为分别从总干发出的平行双支，分别供应前段（A^3）和尖段（A^1）。右肺动脉总干发出上干后进入肺实质，走行于上肺静脉后方进入叶裂之中，称之为叶间动脉，亦称右肺动脉下干。下干在叶裂附近发出第二分支，多数仅为一支进入后段称为后升支（Asc. A^2）；少数为两支分别进入后段和前段，后者称为前升支（亦偶见前升支起始于中叶动脉）。亦有部分病例后升支缺如，此种情形下供应后段的动脉分支一般来源于右肺动脉上干，称为后段返支（Rec. A^2）。右上肺静脉分为上、下两属支，分别收集上叶和中叶的回血后汇合成上肺静脉于肺门前方进入左心房，总长 0.8~1.5 cm。少数病例上、下支可分别单独汇入左心房；亦偶见中叶静脉不汇入上肺静脉而汇入下肺静脉。右主支气管平均长度为 2.31 cm，位于肺门后上方，其第一分支为右肺上叶支气管，平均长度约 0.8 cm，自右主支气管外侧壁贴奇静脉弓下缘发出。发出右肺上叶支气管后的右总支气管延续部分继续在叶裂下行，称为右中间干支气管。

二、切口选择

1. 胸腔镜切口

　　（1）三孔法：采用第 7 肋间腋前线或腋中线 1 cm 切口置入胸腔镜，第 3 或第 4 肋间腋前线与锁骨中线之间 3~4 cm 切口为主操作孔，第 7 或第 8 肋间腋后线与肩胛下角线之间 1.5~2.0 cm 切口为副操作孔。

　　（2）二孔法（单操作孔）：采用第 7 肋间腋前线或腋中线 1 cm 切口置入胸腔镜，第 4 肋间腋前线 4~5 cm 切口为操作孔。

　　（3）单孔法：采用第 4 或第 5 肋间腋前线与腋中线之间 4~6 cm 切口作为胸腔镜观察孔及操作孔。

2. 开放切口

　　采用右第 4 肋间或第 5 肋间后外侧切口。

三、手术步骤

1. 处理上叶静脉

　　将中上叶肺向后方牵拉，显露肺门前方及右侧膈神经。于膈神经后方纵行切开纵隔胸膜，辨认及游离上叶静脉。上叶静脉上、下缘一般采用锐性游离：上缘后上方为右肺动脉及其尖前支起始部，分离时应注意避免误伤（两者之间结缔组织往往较致密，亦可称动静脉间韧带）；下缘为中、上叶静脉汇合处，可依据水平裂位置辨认，此处亦常有淋巴结作为解剖标志，定位准确后可切开静脉表面鞘膜向肺内分离。上叶静脉后方为右肺动脉下干及中叶动脉起始部，与静脉之间为疏松结缔组织，可用直角钳钝性分离使静脉上、下缘贯通，同时导出牵引线。在使用切割缝合器切断上叶静脉前应再次确认中叶静脉的位置，避免误伤（图 2-3-1 至图 2-3-3）。

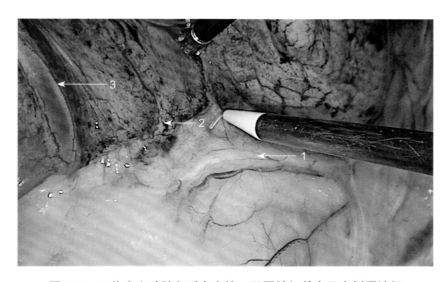

图 2-3-1　将中上叶肺向后方牵拉，显露肺门前方及右侧膈神经

1. 右侧膈神经；2. 上叶静脉；3. 中叶静脉

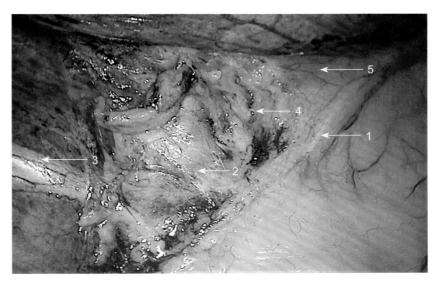

图 2-3-2　于膈神经后纵行切开纵隔胸膜，游离上叶静脉

1. 右侧膈神经；2. 上叶静脉；3. 中叶静脉；4. 尖前支动脉（ A^1+A^3 ）；5. 奇静脉弓

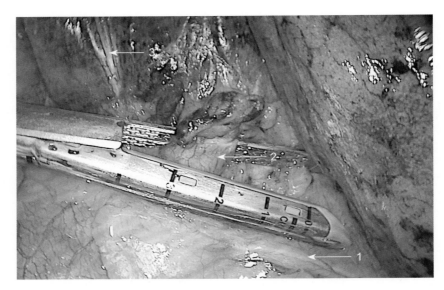

图 2-3-3　使用切割缝合器切断上叶静脉
1.右侧膈神经；2.上叶静脉；3.中叶静脉

2.处理尖前支动脉

切断上叶静脉后将上叶肺向后下牵拉，显露肺门前上缘，沿奇静脉弓下缘向后切开纵隔胸膜。继续向深方切开肺动脉表面鞘膜，即可游离出尖前支动脉（ A^1+A^3 ）。尖前支多数为单支，长 0.6~1.0 cm，较粗大；若发现尖前支较细小，则须小心是否存在双支，第二支往往与第一支平行由右肺动脉总干发出。充分游离后使用切割缝合器切断尖前支动脉。如双支一并切断时切割缝合器置入角度困难，可先后分别处理，不可勉强操作（图 2-3-4 至图 2-3-8 ）。

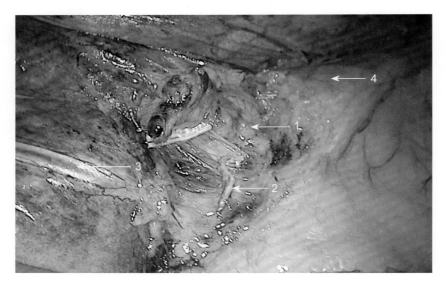

图 2-3-4　切断上叶静脉后将上叶肺向后下牵拉，显露肺门前上缘
1.尖前支动脉（ A^1+A^3 ）；2.上叶静脉断端；3.中叶静脉；4.奇静脉弓

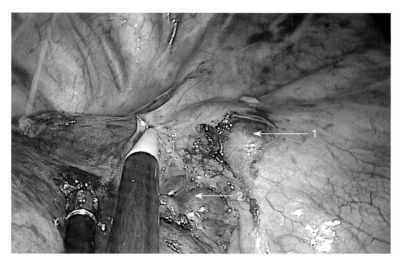

图 2-3-5　沿奇静脉弓下缘向后切开纵隔胸膜，清扫肺门淋巴结
1.奇静脉弓；2.肺门淋巴结

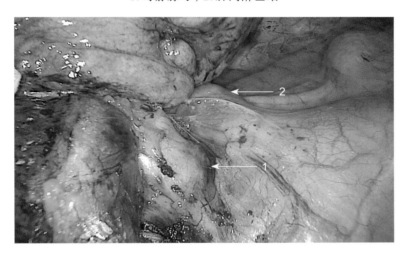

图 2-3-6　向深方切开肺动脉表面鞘膜显露尖前支动脉
1.尖前支动脉（ A^1+A^3 ）；2.奇静脉弓

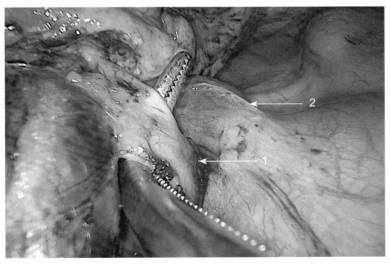

图 2-3-7　游离出尖前支动脉
1.尖前支动脉（ A^1+A^3 ）；2.奇静脉弓

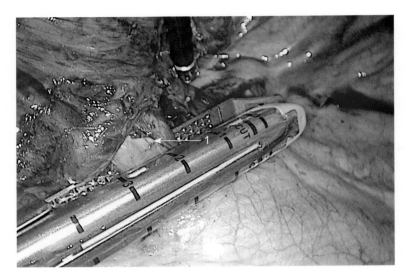

图 2-3-8　使用切割缝合器切断尖前支动脉
1. 尖前支动脉（A^1+A^3）

3. 处理后升支动脉

切断尖前支动脉后，继续将上叶向后下牵拉，沿右肺动脉下干向远心端游离，即可显露上叶支气管前壁。此区域多有淋巴结及支气管滋养血管走行，需谨慎操作，否则会导致出血污染术野而影响操作。

后升支动脉亦常于此区域由右肺动脉下干发出，大多数为 1 支，偶尔有 2 支，也可缺如。后升支动脉通常较细，故建议结扎或使用血管夹处理后切断；也可不做单独处理，待之后用切割缝合器随叶裂一并切断。如患者叶裂发育完整，也可经叶裂解剖后升支动脉，亦较为方便（图 2-3-9）。

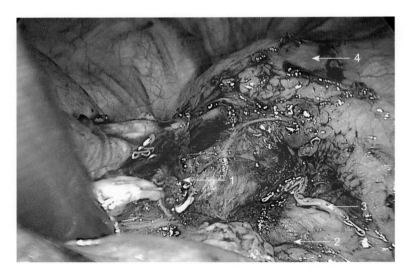

图 2-3-9　切断尖前支动脉后，沿右肺动脉下干向远心端游离，显露上叶支气管前壁
1. 上叶支气管前壁；2. 右肺动脉下干；3. 尖前支动脉断端；4. 奇静脉弓

4.处理上叶支气管

完整显露上叶支气管前壁直至与中间干支气管分叉处，此处常有淋巴结作为解剖标志，可一并清扫。再将上叶向前下牵拉，显露肺门后方。切开肺门后上的纵隔胸膜，即可由上至下显露右主支气管、上叶支气管及中间干支气管后壁（膜部）。寻找上叶支气管和中间干支气管的分叉处，可以叶裂或淋巴结为解剖标志。于分叉处向前方钝性游离，即可与上叶支气管前方贯通。将切割缝合器由上叶支气管与中间干支气管之间插入，从上叶支气管上缘伸出。激发前务必膨肺以确认无误，避免将中间干支气管一并切断这一灾难性事故的发生（图2-3-10至图2-3-12）。

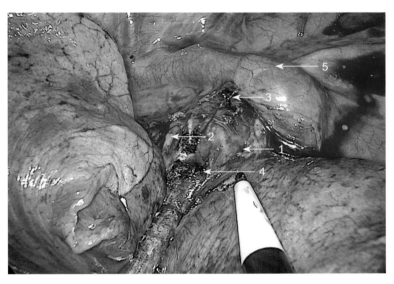

图2-3-10 切开肺门后上的纵隔胸膜，于上叶支气管和中间干支气管的分叉处向前方游离

1.上叶支气管；2.中间干支气管；3.右主支气管；4.支气管分叉处淋巴结；5.奇静脉弓

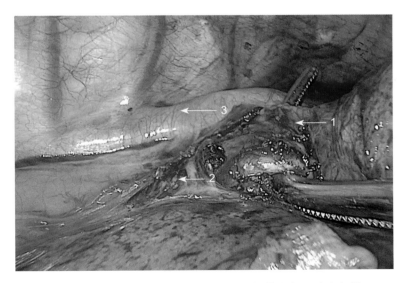

图2-3-11 与上叶支气管前方贯通，完整游离上叶支气管

1.上叶支气管；2.中间干支气管；3.奇静脉弓

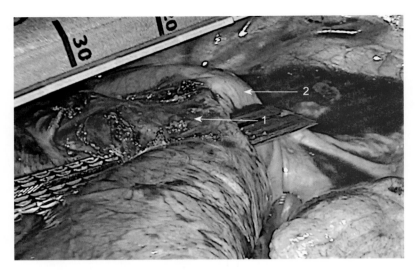

图 2-3-12　确认无误后使用切割缝合器切断上叶支气管
1. 上叶支气管；2. 奇静脉弓

5. 处理叶裂

用切割缝合器自前向后处理水平裂及斜裂后部，根据叶裂发育程度不同使用钉匣 1~4 支不等。放置切割缝合器时应注意避免误伤中叶静脉，同时保证上叶各血管及支气管远侧断端完整保留在上叶标本一侧。如之前未单独游离处理后升支动脉，则此时可随叶裂一并切断。操作时应注意轻柔牵拉翻动肺组织，避免后升支动脉撕裂（图 2-3-13 至图 2-3-17 ）。

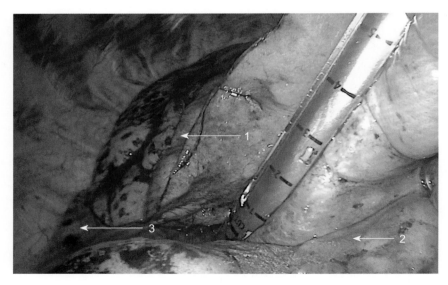

图 2-3-13　使用切割缝合器处理水平裂
1. 上叶肺；2. 中叶肺；3. 下叶肺

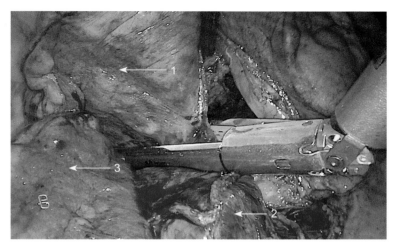

图 2-3-14　使用切割缝合器处理斜裂

1. 上叶肺；2. 中叶肺；3. 下叶肺

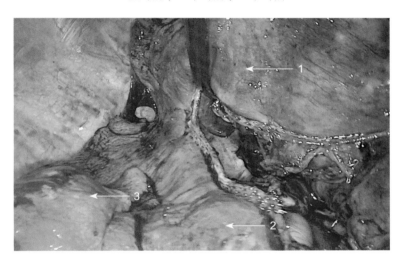

图 2-3-15　部分斜裂切开后

1. 上叶肺；2. 中叶肺；3. 下叶肺

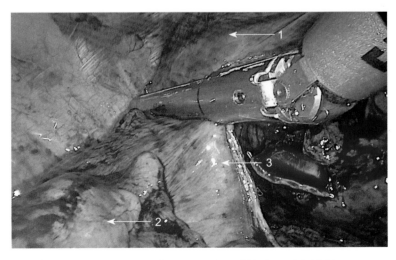

图 2-3-16　第二把切割缝合器继续处理剩余斜裂

1. 上叶肺；2. 中叶肺；3. 下叶肺

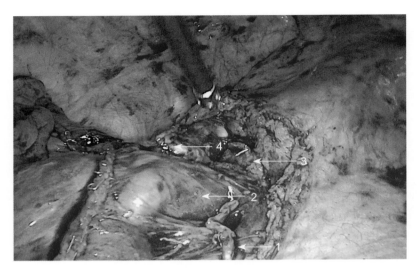

图 2-3-17　取出标本后的肺门结构

1.上叶静脉断端；2.右肺动脉下干；3.尖前支动脉断端；4.上叶支气管断端

四、开放（复杂）右肺上叶切除

对于一些难度较大且出血风险高的右肺上叶手术仍可选择传统开胸手术完成。开胸后，首先探查胸膜有无种植转移结节，右肺其他两叶有无可疑转移灶，并需要对可疑病灶进行活检。确定无转移后，探查上叶肿物，明确肿物所在肺段，脏胸膜有无侵犯，与下叶背段和中叶之间有无直接侵犯，是否需要扩大切除。与胸膜粘连紧密的病例，是否需要从胸膜外分离进行切除手术。部分肿瘤外侵累及奇静脉弓，需一并切除。肺门血管周围及叶间肺动脉干处是否有肿大融合的淋巴结，预先估计手术难度，特别是右肺上叶尖前支动脉能否完整游离至关重要。往往在上叶尖前支动脉和右肺动脉主干之间有一淋巴结，粗暴分离可造成血管分叉部位撕裂，出现难以控制的出血，必要时预先游离右肺动脉主干并留置阻断带，有时甚至需要切开心包游离右肺动脉主干。术中逐步解剖肺门血管及肺动脉各分支，部分可采用丝线结扎切断的方式处理。按照处理肺静脉、叶间裂、肺动脉、支气管的顺序，最终切除右肺上叶（图 2-3-18 至图 2-3-42）。

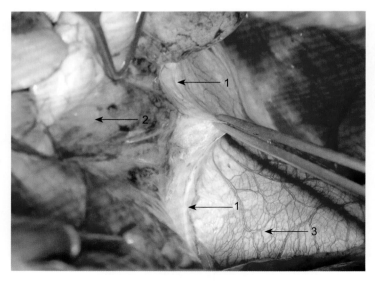

图 2-3-18　切开肺门前方纵隔胸膜

1.膈神经；2.上叶；3.心包

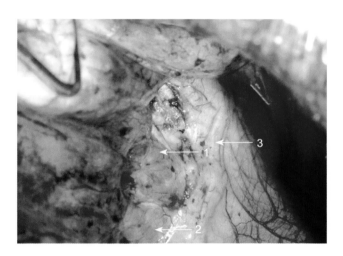

图 2-3-19　切开肺门前方纵隔胸膜后可见上叶静脉前缘

1.上叶静脉；2.中叶静脉；3.膈神经

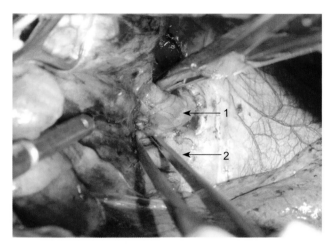

图 2-3-21　直角钳钝性分离上叶静脉后方鞘膜

1.上叶静脉；2.中叶静脉

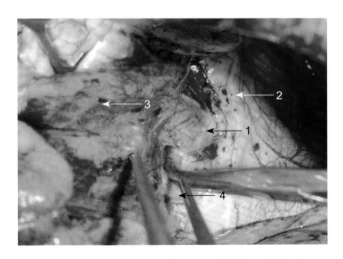

图 2-3-20　直角钳钝性分离上叶静脉下方鞘膜

1.上叶静脉；2.膈神经；3.上叶；4.中叶静脉

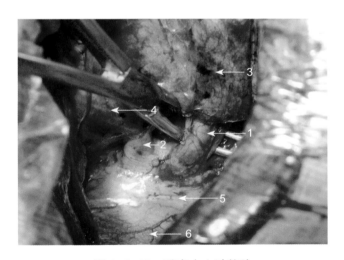

图 2-3-22　游离右上叶静脉

1.上叶静脉；2.中叶静脉；3.上叶；4.中叶；5.膈神经；6.心包

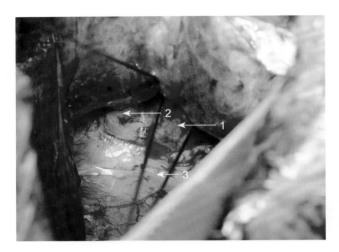

图 2-3-23 游离上叶静脉，套双 7 号线

1.上叶静脉；2.中叶静脉；3.膈神经

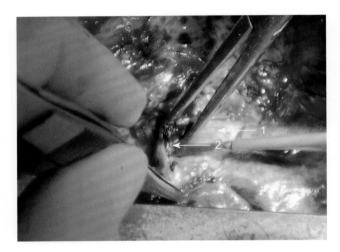

图 2-3-25 清扫第 11 组淋巴结

1.叶间肺动脉干；2.第 11 组淋巴结

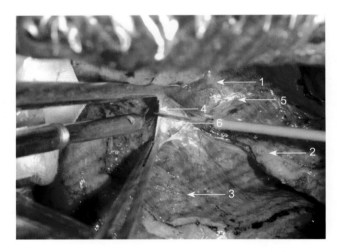

图 2-3-24 电刀解剖斜裂，寻找叶间肺动脉干

1.上叶；2.中叶；3.下叶；4.斜裂；5.水平裂；6.叶间肺动脉干

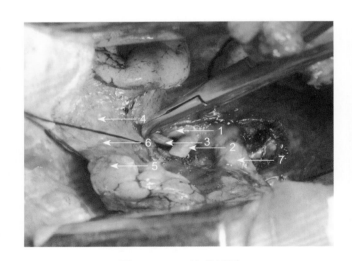

图 2-3-26 处理斜裂

1.上叶后升支动脉；2.下叶背段动脉；3.切割缝合器置入点；4.上叶；5.下叶；6.发育不全的斜裂；7.下叶基底干动脉

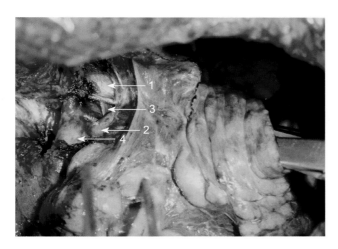

图 2-3-27 处理水平裂

1.上叶中心静脉（CV）；2.中叶动脉；3.切割缝合器置入点；4.下叶动脉

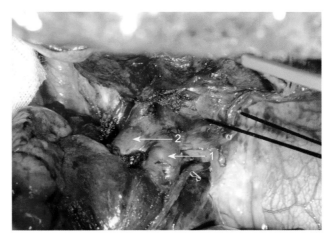

图 2-3-29 用直线切割缝合器切开斜裂及水平裂后

1.中叶动脉；2.下叶动脉

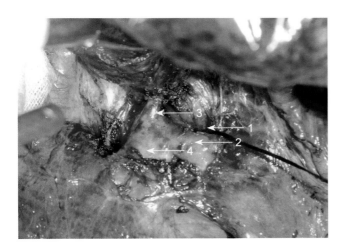

图 2-3-28 水平裂套线牵引，套线处位于中叶肺动脉和上叶静脉之间

1.切割缝合器置入点；2.中叶动脉；3.上叶后升支动脉（Asc.A^2）；4.下叶动脉

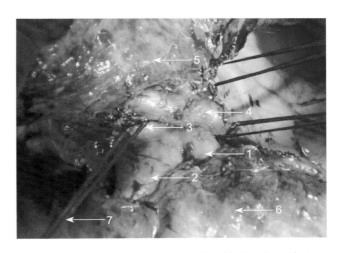

图 2-3-30 用直线切割缝合器切开斜裂及水平裂后

1.中叶动脉；2.下叶动脉；3.上叶后升支动脉；4.上叶静脉；5.上叶；6.中叶；7.下叶

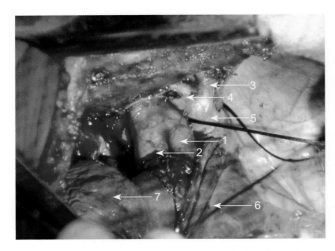

图 2-3-31　用直线切割缝合器切开斜裂及水平裂后

1. 中叶动脉；2. 下叶动脉；3. 上叶前段静脉（V³）；4. 上叶中心静脉（CV）；5. 上叶静脉；6. 中叶；7. 下叶

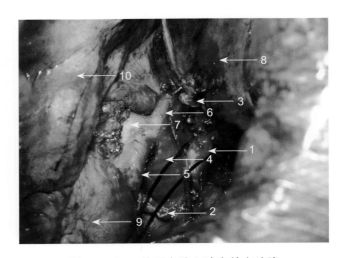

图 2-3-33　处理右肺上叶尖前支动脉

1. 上叶尖前支动脉；2. 上叶静脉近心端；3. 上叶静脉远心端；4. 右肺动脉主干；5. 中叶动脉；6. 上叶后升支动脉；7. 下叶动脉；8. 上叶；9. 中叶；10. 下叶

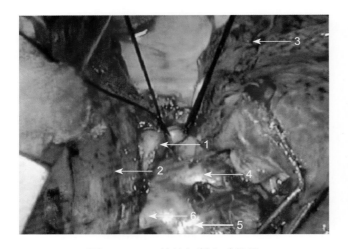

图 2-3-32　结扎切断上叶静脉

1. 上叶静脉；2. 上叶；3. 中叶；4. 中叶动脉；5. 下叶动脉；6. 上叶后升支动脉

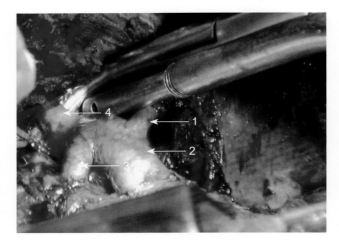

图 2-3-34　处理右肺上叶后升支动脉

1. 中叶动脉；2. 下叶基底干动脉；3. 下叶背段动脉；4. 上叶后升支动脉

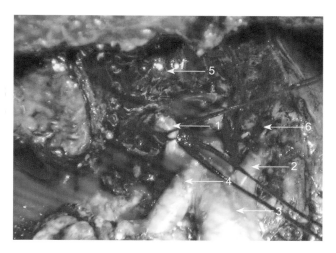

图 2-3-35　处理右肺上叶后升支动脉

1.上叶后升支动脉；2.中叶动脉；3.下叶基底干动脉；4.下叶背段动脉；5.上叶；6.中叶

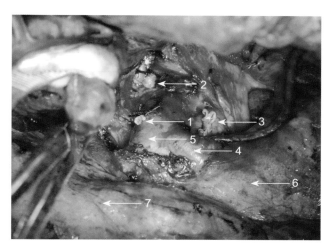

图 2-3-37　切断右肺上叶动、静脉后

1.上叶后升支动脉断端；2.上叶尖前支动脉断端；3.上叶静脉断端；4.中叶动脉；5.下叶动脉；6.中叶；7.下叶

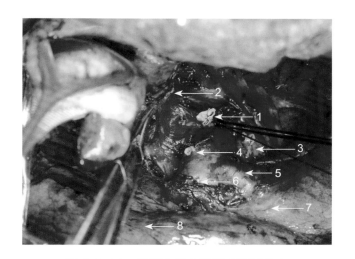

图 2-3-36　处理右肺上叶肺动脉诸分支

1.上叶尖前支动脉近心端；2.上叶尖前支动脉远心端；3.上叶静脉断端；4.上叶后升支动脉断端；5.中叶动脉；6.下叶动脉；7.中叶；8.下叶

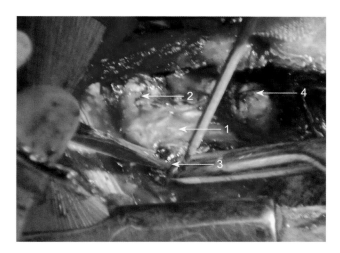

图 2-3-38　游离上叶支气管，清扫支气管周围淋巴结

1.上叶支气管；2.右主支气管；3.上叶支气管旁淋巴结；4.上叶

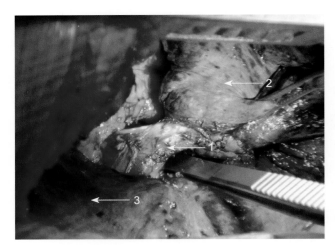

图 2-3-39 游离上叶支气管，清扫支气管周围淋巴结

1.上叶支气管；2.上叶；3.下叶

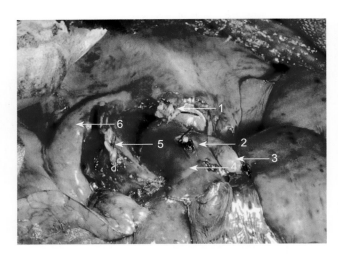

图 2-3-41 右肺上叶支气管切断后，移除上叶标本

1.上叶尖前支动脉断端；2.上叶后升支动脉断端；3.中叶动脉；4.下叶动脉；5.上叶支气管断端；6.奇静脉弓

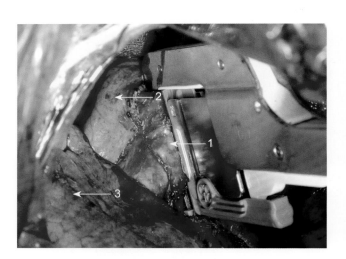

图 2-3-40 切断上叶支气管

1.上叶支气管；2.奇静脉弓；3.下叶

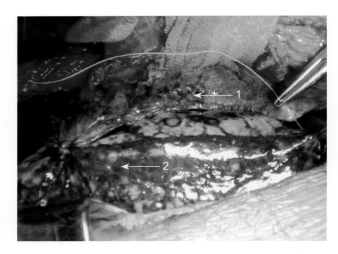

图 2-3-42 缝合固定右肺中叶与下叶，防止右肺中叶扭转

1.中叶；2.下叶

右肺上叶支气管根部与肺动脉主干之间常有肿大淋巴结粘连，部分近中心型病灶也可直接侵犯肺动脉主干，致肺动脉分支尤其是后升支动脉分离困难，此时可暂时阻断右肺动脉主干及中、下叶分支动脉，然后仔细分离受侵动脉主干侧壁。如后升支动脉可分离，则可以丝线结扎切断；如动脉侧壁完全受侵，应剪开肺动脉壁后用 4-0 prolene 线缝合修补，完成肺动脉侧壁成形（图 2-3-43 至图 2-3-48）。

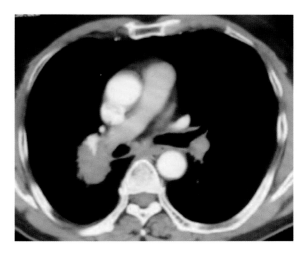

图 2-3-43　右肺上叶肿瘤邻近右肺动脉主干

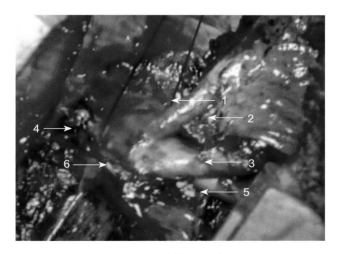

图 2-3-45　游离并控制右肺动脉主干

1. 右肺动脉主干；2. 中叶动脉；3. 下叶基底干动脉；4. 上叶尖前支动脉断端；5. 下叶背段动脉断端；6. 受侵肺动脉侧壁

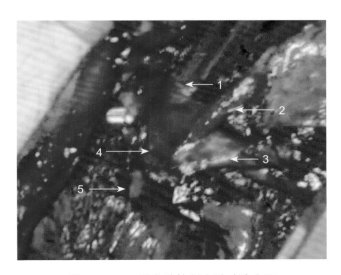

图 2-3-44　游离并控制右肺动脉主干

1. 右肺动脉主干；2. 中叶动脉；3. 下叶基底干动脉；4. 受侵肺动脉侧壁；5. 上叶肿瘤

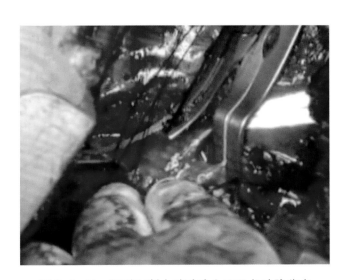

图 2-3-46　暂时阻断右肺动脉主干及各动脉分支

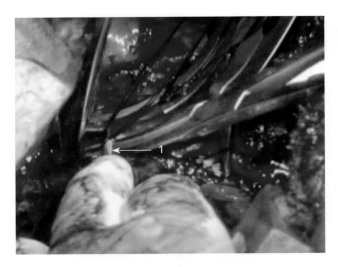

图 2-3-47 阻断肺动脉后仔细分离后升支动脉，并结扎切断

1. 上叶后升支动脉

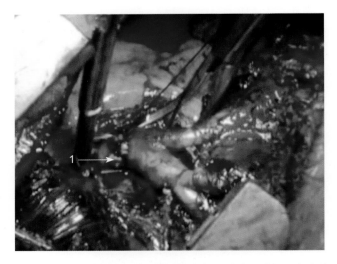

图 2-3-48 将肿瘤与肺动脉侧壁完全分离，松开肺动脉主干阻断钳

1. 上叶后升支动脉断端

五、专家评述

有学者强调肺癌手术宜先结扎肺静脉，意在防止肿瘤细胞经肺静脉血行播散；亦有人指出先处理肺动脉可减少肺内余血丢失，避免肺淤血，减少术中对心脏的压迫。目前此两种假说均没有足够的证据支持。笔者个人体会，一般情形下先处理上叶静脉似乎更有助于显露及游离尖前支动脉，术者亦可根据个人不同习惯或术中具体情况选择处理顺序，无须墨守一定之规。

当上叶静脉与尖前支动脉或右肺动脉下干之间组织致密或有淋巴结嵌顿时，游离切勿暴力，否则易损伤血管。此时可选择后入路游离顺序，即先游离切断右肺上叶支气管，再从后向前逐步处理血管。

胸腔镜下使用切割缝合器时，应尽量选择适合的置入角度。对于非单孔胸腔镜而言，处理上叶血管和支气管时从靠近足侧的操作孔置入切割缝合器可能较为合适。

胸腔镜操作下应尽可能游离足够长度的血管，使切割缝合器置入血管间隙时角度更灵活便捷，避免暴力操作，这在单孔胸腔镜操作下尤为关键。

在某些特定情况下（如置入角度合适时），右上叶静脉与尖前支动脉可使用一把切割缝合器同时处理。

中、上叶间水平裂常常发育不良，其间常有上叶前段静脉的属支横贯，处理时需注意。

在叶裂发育极好的患者中，右肺上叶切除后常导致中叶过于游离，宜在通气状态下将中叶与下叶固定，以防术后中叶扭转。

（王宇昭）

第四节　右肺中叶切除术

一、概述

右肺中叶较小，呈楔形，与右肺上叶及下叶毗邻，以水平裂及斜裂前部为其分界标记，约占右肺全部肺功能的15%，右肺中叶周围型肿瘤常选择中叶切除手术。

二、切口选择

1. 胸腔镜切口

（1）三孔法：采用第7肋间腋前线或腋中线1 cm切口置入胸腔镜，第3或第4肋间腋前线与锁骨中线之间3~4 cm切口为主操作孔，第7或第8肋间腋后线与肩胛下角线之间1.5~2.0 cm切口为副操作孔。

（2）二孔法（单操作孔）：采用第7肋间腋前线或腋中线1 cm切口置入胸腔镜，第4肋间腋前线4~5 cm切口为主操作孔。

（3）单孔法：采用第3或第4肋间腋前线与腋中线之间4~6 cm切口为胸腔镜观察孔及操作孔。

2. 开放切口

采用第4肋间或第5肋间右后外侧切口。

三、手术步骤

1. 手术探查

首先进行胸腔内探查。探查的内容包括：胸腔内是否存在胸膜转移征象，右肺中叶肿瘤的位置、大小、胸膜侵犯情况，右肺中叶肿瘤与动静脉、叶间裂的毗邻关系，是否有异常肿大的肺门、纵隔淋巴结，以及叶间裂的发育情况等。通过胸腔内探查，初步了解能否进行根治性手术，以及初步判断手术难度。探查时需动作轻柔，尽量避免因直接钳夹肿瘤等操作造成医源性转移。

2. 切开纵隔胸膜，处理中叶静脉

将右肺中叶、上叶向后牵开，显露肺门前方。显露肺门前方时，可用腔镜下肺钳在远离肿瘤的部位钳夹中叶肺组织进行显露，亦可利用小纱布块与中叶肺组织的摩擦力牵拉中、上叶。特别是后者，由于小纱布块受力面积更大，更有利于将前肺门解剖结构舒展开（图2-4-1）。

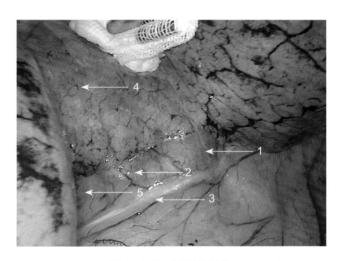

图2-4-1　显露前肺门

1.上叶静脉；2.中叶静脉；3.膈神经；4.右肺中叶；5.下肺静脉

　　显露前肺门后，于膈神经后方用电钩切开纵隔胸膜。有时中、上叶静脉交界处的静脉分支难以分辨隶属上叶还是中叶，此时该步骤可切开纵隔胸膜至上叶静脉上缘水平，便于判断各静脉分支的走行。

　　中叶静脉位于上叶静脉下方，充分游离中叶静脉上、下缘。游离时可用电钩进行锐性分离（图2-4-2、图2-4-3），亦可用弯形凯利钳进行钝性分离（图2-4-4），亦可锐性、钝性分离相结合。钝性分离更为安全，适合初学者更多地使用。锐性分离时，需避免电钩等能量器械误损伤周围正常组织结构。如能量器械距离周围正常组织结构较近，可利用吸引器等器械协助扩大能量器械周围操作空间（图2-4-5）。游离完中叶静脉上、下缘之后（图2-4-6），

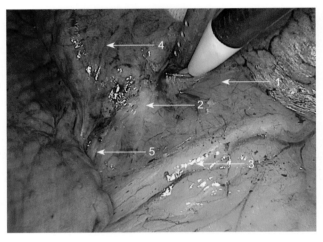

图 2-4-2　用电钩锐性分离中叶静脉上缘

1. 上叶静脉；2. 中叶静脉；3. 膈神经；4. 右肺中叶；5. 下肺静脉

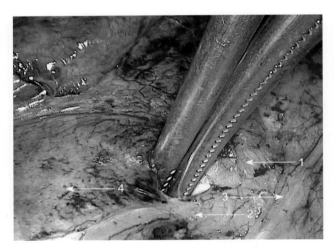

图 2-4-4　钝性分离中叶上缘

1. 上叶静脉；2. 中叶静脉；3. 膈神经；4. 右肺中叶

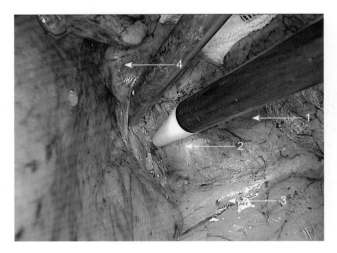

图 2-4-3　用电钩锐性分离中叶静脉下缘

1. 上叶静脉；2. 中叶静脉；3. 膈神经；4. 右肺中叶

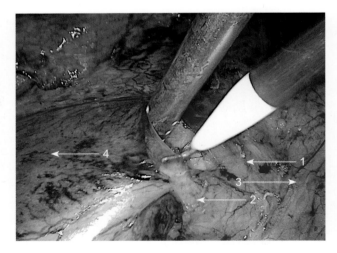

图 2-4-5　借助器械扩大操作空间

1. 上叶静脉；2. 中叶静脉；3. 膈神经；4. 右肺中叶

可用直角钳轻柔游离中叶静脉后壁与周围纤维结缔组织的疏松粘连（图2-4-7）。在用直角钳套过中叶静脉之前，可用直角钳或弯形凯利钳或扁桃体止血钳经中叶静脉上、下缘路径分别钝性分离中叶静脉后壁，为套过中叶静脉创造更有利、安全的条件（图2-4-8）。为了便于使用腔镜切割缝合器，可在游离好中叶静脉全周之后，将丝线套过中叶静脉作为牵引（图2-4-9）。套过牵引线后，可轻柔向肺门前方牵拉中叶静脉，继续用直角钳扩大中叶静脉后方空间，以便于放置腔镜切割缝合器抵钉座（图2-4-10）。

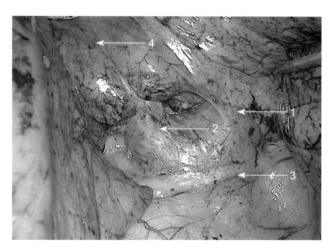

图2-4-6 中叶静脉上、下缘充分游离后

1.上叶静脉；2.中叶静脉；3.膈神经；4.右肺中叶

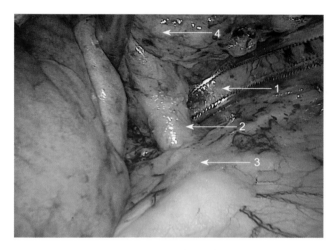

图2-4-8 用器械游离中叶静脉全周

1.上叶静脉；2.中叶静脉；3.膈神经；4.右肺中叶

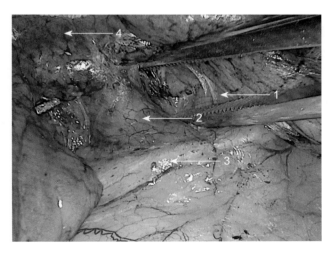

图2-4-7 直角钳游离中叶静脉后壁

1.上叶静脉；2.中叶静脉；3.膈神经；4.右肺中叶

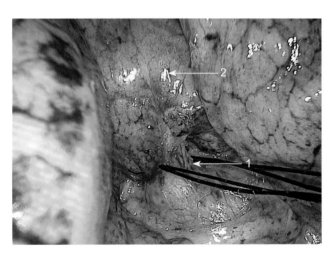

图2-4-9 丝线套过中叶静脉作为牵引

1.中叶静脉；2.右肺中叶

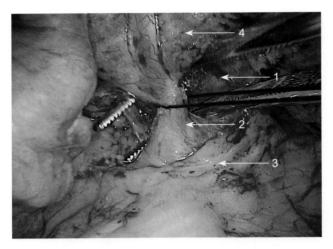

图 2-4-10　用直角钳扩大中叶静脉后方空间
1.上叶静脉；2.中叶静脉；3.膈神经；4.右肺中叶

游离中叶静脉全周后，可放置腔镜直线型切割缝合器，准备闭合、切断中叶静脉（图 2-4-11）。由于中叶静脉位于上叶静脉及下肺静脉之间，即使游离了中叶静脉全周，其可供放置腔镜切割缝合器的空间亦十分有限，通常选择将较薄的抵钉座一侧插入中叶静脉后方的间隙。置入抵钉座的长度不宜过

长，以免伤及下肺静脉（图 2-4-12）。在此狭小空间内放置切割缝合器，需注意放置器械的方向及摆放空间。在放置过程中，将抵钉座置于下肺静脉前方较宽广的空间内，既便于操作，又可避免误伤下肺静脉（图 2-4-13、图 2-4-14）。激发腔镜切割缝合器，切断中叶静脉（图 2-4-15）。

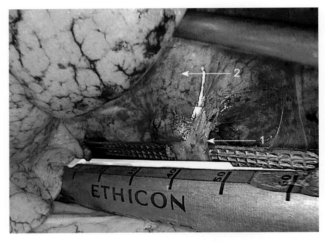

图 2-4-12　避免伤及下肺静脉
1.中叶静脉；2.右肺中叶

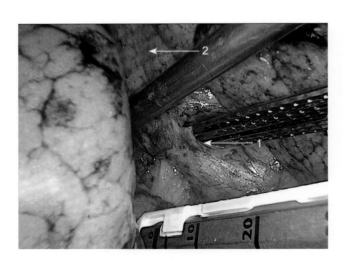

图 2-4-11　放置腔镜切割缝合器
1.中叶静脉；2.右肺中叶

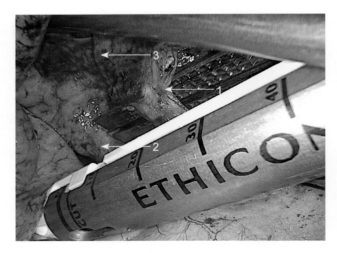

图 2-4-13　抵钉座置于下肺静脉前方
1.中叶静脉；2.下肺静脉；3.右肺中叶

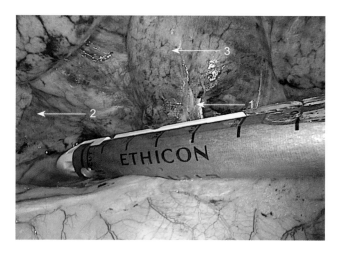

图 2-4-14　抵钉座置于下肺静脉前方

1.中叶静脉；2.右肺下叶；3.右肺中叶

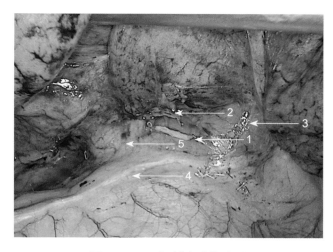

图 2-4-15　切断中叶静脉后

1.中叶静脉近端断端；2.中叶静脉远端断端；3.上叶静脉；
4.膈神经；5.下肺静脉

3. 处理中叶支气管

中叶静脉切断后，位于肺门前方最表浅的解剖结构即为中叶支气管（图 2-4-16）。在中叶支气管上、下缘常可见陈旧性淋巴结（图 2-4-17）。切除这些淋巴结有利于显露中叶支气管（图 2-4-18、图 2-4-19）。

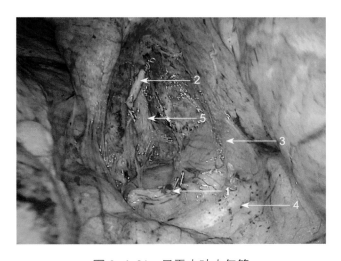

图 2-4-16　显露中叶支气管

1.中叶静脉近端断端；2.中叶静脉远端断端；3.上叶静脉；
4.膈神经；5.中叶支气管

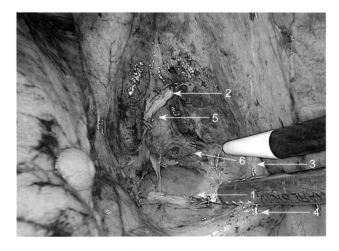

图 2-4-17　显露中叶支气管上缘淋巴结

1.中叶静脉近端断端；2.中叶静脉远端断端；3.上叶静脉；
4.膈神经；5.中叶支气管；6.中叶支气管上缘淋巴结

切除中叶支气管周围淋巴结之后，更易分辨中叶支气管解剖边界（图 2-4-20）。充分游离中叶支气管上、下缘，游离时可用电钩进行锐性分离（图 2-4-21、图

2-4-22），亦可用长弯钳进行钝性分离。游离完中叶支气管上、下缘之后，可用直角钳经中叶支气管上、下缘路径分别钝性分离中叶支气管后壁与周围纤维

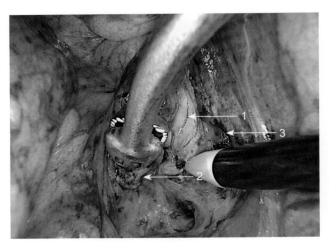

图 2-4-18　切除中叶支气管下缘淋巴结

1. 中叶支气管；2. 中叶支气管下缘淋巴结；3. 中叶支气管上缘淋巴结

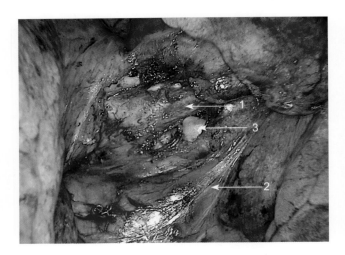

图 2-4-20　中叶支气管周围淋巴结切除后

1. 中叶支气管；2. 上叶静脉；3. 中叶内侧段动脉

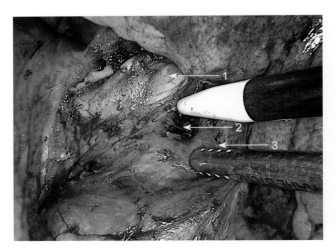

图 2-4-19　切除中叶支气管上缘淋巴结

1. 中叶支气管；2. 中叶支气管上缘淋巴结；3. 上叶静脉

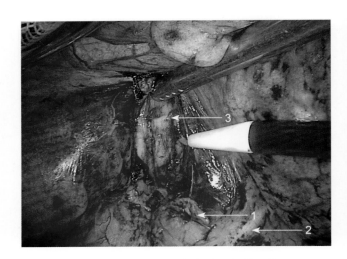

图 2-4-21　锐性分离中叶支气管上缘

1. 中叶静脉近端断端；2. 上叶静脉；3. 中叶支气管

结缔组织的疏松粘连（图 2-4-23），然后用直角钳套过中叶支气管，扩大中叶支气管后方空间，以便于放置腔镜切割缝合器抵钉座（图 2-4-24）。由于此时尚未处理肺动脉，故在游离中叶支气管上、下缘时，尽可能充分了解肺动脉走行（图 2-4-25、图 2-4-26）。在游离中叶支气管后壁时，应紧贴中叶支气管后缘，避免伤及中叶支气管深方的叶间肺动脉干及其分支。

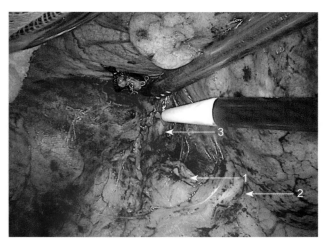

图 2-4-22　锐性分离中叶支气管上缘
1. 中叶静脉近端断端；2. 上叶静脉；3. 中叶支气管

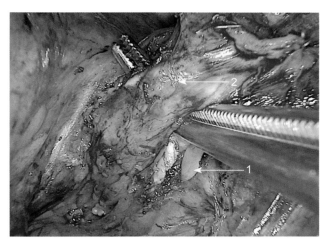

图 2-4-24　利用器械扩大中叶支气管后方空间
1. 中叶内侧段动脉；2. 中叶支气管

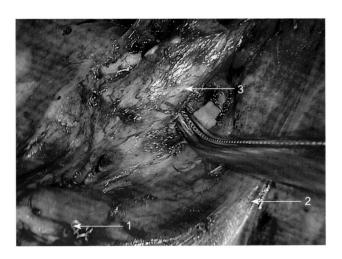

图 2-4-23　直角钳钝性分离中叶支气管后壁
1. 中叶静脉近端断端；2. 上叶静脉；3. 中叶支气管

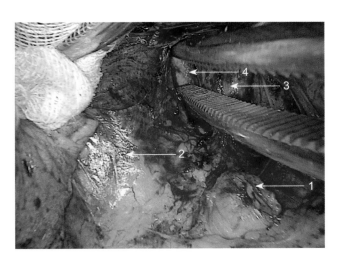

图 2-4-25　充分了解肺动脉走行
1. 中叶静脉近端断端；2. 下肺静脉；3. 中叶支气管；4. 叶间肺动脉干

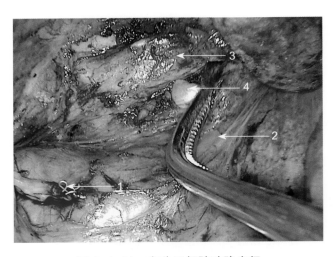

图 2-4-26　充分了解肺动脉走行

1. 中叶静脉近端断端；2. 上叶静脉；3. 中叶支气管；4. 中叶内侧段动脉

游离中叶支气管全周后，放置腔镜切割缝合器，准备闭合、切断中叶支气管（图 2-4-27）。由

于中叶支气管深方即是叶间肺动脉干，放置腔镜切割缝合器的空间十分有限，故该步骤同处理中叶静脉类似，亦常选择将较薄的抵钉座一侧插入中叶支气管后方的间隙。在放置抵钉座过程中，应尤其注意避免抵钉座对中叶支气管深方叶间肺动脉干的损伤。一种对策是，放置抵钉座时动作"上挑"，方向向后，这样的操作方式可以降低误伤肺动脉的风险（图 2-4-28）。为了扩大中叶支气管后方空间，便于放置腔镜切割缝合器，可在游离好中叶支气管全周之后，将丝线套过中叶支气管作为牵引（图 2-4-29）。另一种对策是，将腔镜切割缝合器抵钉座从中叶支气管上缘置入，旋即调整方向向下，腔镜切割缝合器闭合后，整个闭合部均位于肺门前方（图 2-4-30、图 2-4-31）。这种方式需注意抵钉座置入长度不宜过长，以免误伤前肺门正常解剖结构。腔镜切割缝合器闭合中叶支气管后，嘱麻醉师吸痰、膨肺，检查右肺上叶及下叶是否复张良好。确认无误后，激发腔镜切割缝合器，切断中叶支气管（图 2-4-32）。

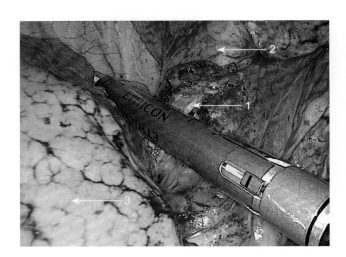

图 2-4-27　腔镜切割缝合器闭合中叶支气管

1. 中叶支气管；2. 右肺中叶；3. 右肺下叶

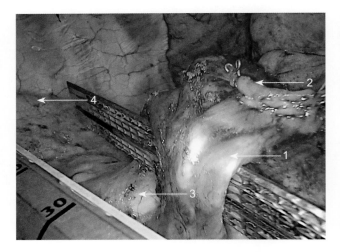

图 2-4-28　放置抵钉座时避免损伤叶间肺动脉干

1. 中叶支气管；2. 中叶静脉远端断端；3. 叶间肺动脉干；4. 右肺下叶

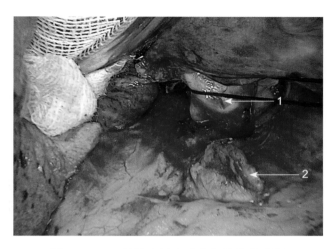

图 2-4-29 丝线套过中叶支气管作为牵引

1. 中叶支气管；2. 中叶静脉近端断端

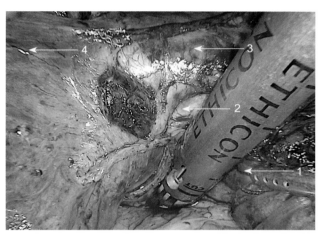

图 2-4-31 腔镜切割缝合器闭合部位于肺门前方

1. 右肺中叶；2. 右肺下叶支气管；3. 叶间肺动脉干；4. 右肺下叶

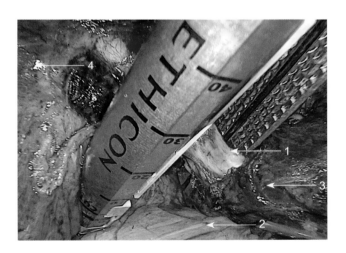

图 2-4-30 置腔镜切割缝合器于肺门前方

1. 中叶支气管；2. 膈神经；3. 右肺中叶；4. 右肺下叶

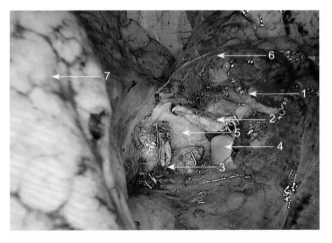

图 2-4-32 切断中叶支气管后

1. 中叶静脉远端断端；2. 中叶支气管远端断端；3. 中叶支气管近端断端；4. 中叶内侧段动脉；5. 叶间肺动脉干；6. 右肺中叶；7. 右肺下叶

4. 处理中叶动脉

切断中叶支气管后，将支气管远端断端向上牵拉（图2-4-33），有助于显露叶间肺动脉干（图2-4-34）。沿叶间肺动脉干向中叶动脉分支游离，常可见中叶动脉分支根部的淋巴结，可作为中叶动脉分支的标识（图2-4-35）。切除中叶动脉分支根部的淋巴结，有利于显露中叶动脉各分支（图2-4-36）。

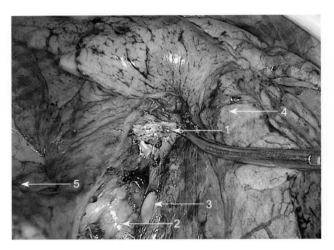

图2-4-33 将中叶支气管远端断端向上牵拉

1. 中叶支气管远端断端；2. 叶间肺动脉干；3. 中叶内侧段动脉；4. 右肺中叶；5. 右肺下叶

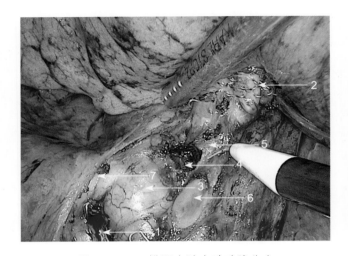

图2-4-35 辨识右肺中叶动脉分支

1. 中叶支气管近端断端；2. 中叶支气管远端断端；3. 叶间肺动脉干；4. 中叶外侧段动脉根部淋巴结；5. 中叶外侧段动脉；6. 中叶内侧段动脉；7. 下叶动脉

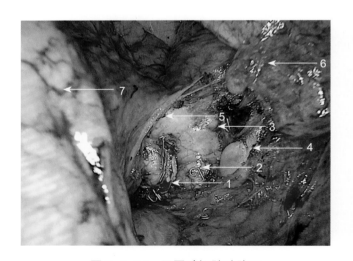

图2-4-34 显露叶间肺动脉干

1. 中叶支气管近端断端；2. 叶间肺动脉干；3. 中叶外侧段动脉；4. 中叶内侧段动脉；5. 下叶动脉；6. 右肺中叶；7. 右肺下叶

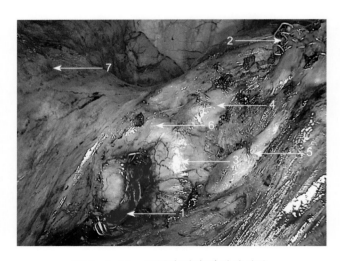

图2-4-36 显露右肺中叶动脉分支

1. 中叶支气管近端断端；2. 中叶支气管远端断端；3. 叶间肺动脉干；4. 中叶外侧段动脉；5. 中叶内侧段动脉；6. 下叶动脉；7. 右肺下叶

游离中叶外侧段动脉（图 2-4-37），放置腔镜切割缝合器（图 2-4-38），激发切断中叶外侧段动脉（图 2-4-39）。如前所述，常将抵钉座置入中叶外侧段动

脉深方的空隙。如空间有限，可将丝线套过肺动脉作为牵引（图 2-4-40）。如因空间狭小无法放置抵钉座，或术者判断放置抵钉座容易导致损伤动脉风

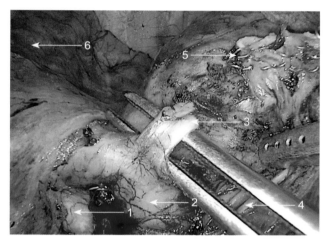

图 2-4-37　游离中叶外侧段动脉

1.下叶支气管；2.叶间肺动脉干；3.中叶外侧段动脉；4.中叶内侧段动脉；5.中叶支气管远端断端；6.右肺下叶

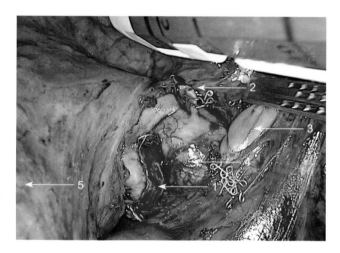

图 2-4-39　切断中叶外侧段动脉后

1.中叶支气管近端断端；2.中叶外侧段动脉近端断端；3.中叶内侧段动脉；4.叶间肺动脉干；5.右肺下叶

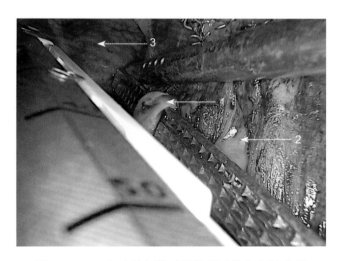

图 2-4-38　中叶外侧段动脉放置腔镜切割缝合器

1.中叶外侧段动脉；2.中叶内侧段动脉；3.右肺下叶

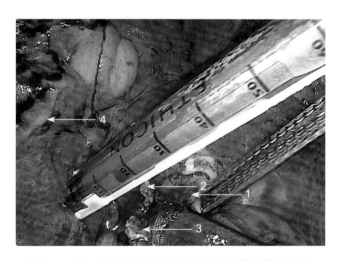

图 2-4-40　丝线牵引中叶外侧动脉以扩大操作空间

1.中叶外侧段动脉；2.中叶支气管近端断端；3.中叶支气管远端断端；4.右肺下叶

险，亦可选择丝线结扎肺动脉（图 2-4-41）。同样方法游离中叶内侧段动脉（图 2-4-42），放置腔镜切割缝合器（图 2-4-43），激发切断中叶内侧段动脉（图 2-4-44）。

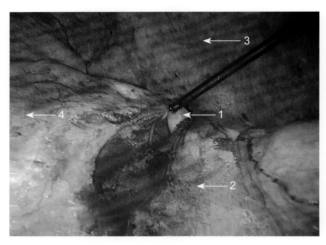

图 2-4-41　结扎中叶外侧段动脉

1. 中叶外侧段动脉；2. 右肺中叶；3. 右肺上叶；4. 右肺下叶

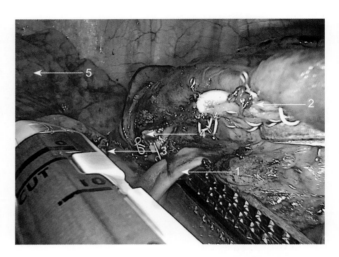

图 2-4-43　中叶内侧段动脉放置腔镜切割缝合器

1. 中叶内侧段动脉；2. 中叶支气管远端断端；3. 中叶外侧段动脉近端断端；4. 中叶外侧段动脉远端断端；5. 右肺下叶

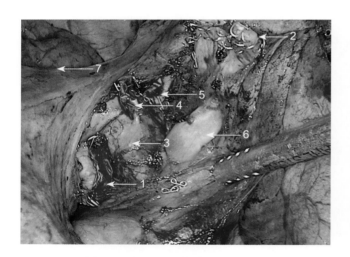

图 2-4-42　显露中叶内侧段动脉

1. 中叶支气管近端断端；2. 中叶支气管远端断端；3. 叶间肺动脉干；4. 中叶外侧段动脉近端断端；5. 中叶外侧段动脉远端断端；6. 中叶内侧段动脉；7. 右肺下叶

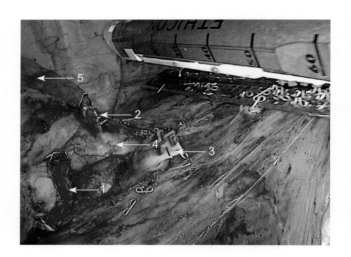

图 2-4-44　切断中叶内侧段动脉后

1. 中叶支气管远端断端；2. 中叶外侧段动脉近端断端；3. 中叶内侧段动脉近端断端；4. 叶间肺动脉干；5. 右肺下叶

5. 处理叶间裂，移除中叶标本

切断中叶静脉、中叶支气管和中叶动脉之后，右肺中叶仅存水平裂及斜裂前半部分别与右肺上叶及下叶相连。斜裂前半部常发育良好，仅有少量膜性粘连。如斜裂前半部发育不全，可在中叶支气管下方向后游离，用直角钳或血管游离钳从叶间肺动脉干与下肺静脉之间的空隙处贯穿形成隧道（图2-4-45），在此隧道放置腔镜切割缝合器（图2-4-46），激发裁开斜裂前半部（图2-4-47）。裁开斜裂前半部的操作也常在处理中叶支气管之前进行，有利于显露中叶支气管下缘（图2-4-48）。

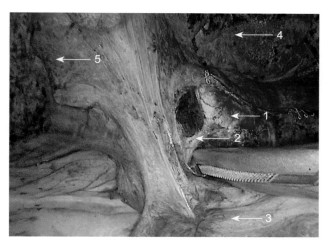

图2-4-45　从叶间肺动脉干与下肺静脉之间的空隙处贯穿形成隧道
1. 叶间肺动脉干；2. 下叶动脉；3. 右肺中叶；4. 右肺上叶；5. 右肺下叶

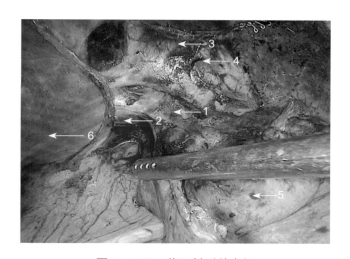

图2-4-47　裁开斜裂前半部
1. 中叶支气管；2. 下叶支气管；3. 叶间肺动脉干；4. 中叶外侧段动脉近端断端；5. 右肺中叶；6. 右肺下叶

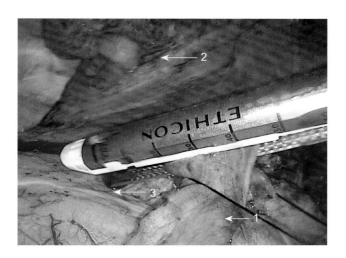

图2-4-46　隧道内放置腔镜切割缝合器
1. 右肺中叶；2. 右肺下叶；3. 膈神经

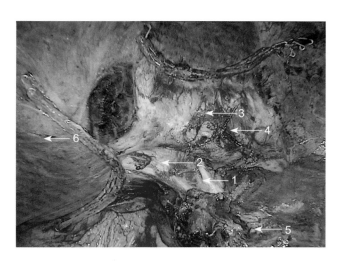

图2-4-48　裁开斜裂前半部有利于显露中叶支气管下缘
1. 中叶支气管；2. 下叶支气管；3. 叶间肺动脉干；4. 中叶外侧段动脉近端断端；5. 右肺中叶；6. 右肺下叶

水平裂常发育不全，并难以用腔镜切割缝合器一次性裁开。将右肺上叶与中叶交界处展平，在水平裂处放置腔镜切割缝合器，并可用卵圆钳调整缝合器位置（图 2-4-49），激发前需检查缝合器勿损伤上叶静脉（图 2-4-50）。第一把缝合器裁开后（图 2-4-51），继续按既定路线放置腔镜切割缝合器（图

2-4-52）。如预估可将水平裂完全裁开，此次需越过叶间肺动脉干区域，并注意检查中叶动脉近端断端勿受损伤（图 2-4-53）。激发后检查水平裂切面情况（图 2-4-54）。移除右肺中叶标本。冲洗胸腔，检查胸腔无异常后关胸。

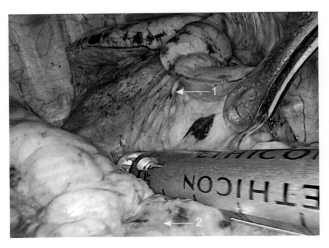

图 2-4-49　卵圆钳调整切割缝合器位置
1. 右肺上叶；2. 右肺中叶

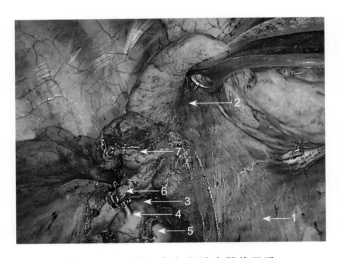

图 2-4-51　第一把切割缝合器裁开后
1. 右肺上叶；2. 右肺中叶；3. 叶间肺动脉干；4. 中叶外侧段动脉近端断端；5. 中叶内侧段动脉近端断端；6. 中叶支气管远端断端；7. 中叶静脉远端断端

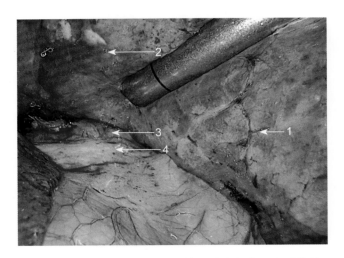

图 2-4-50　激发切割缝合器前需检查勿伤及上叶静脉
1. 右肺上叶；2. 右肺中叶；3. 上叶静脉；4. 膈神经

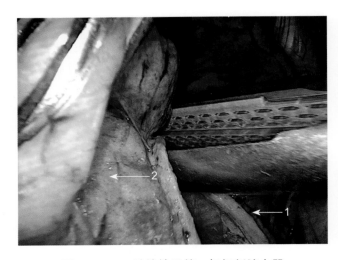

图 2-4-52　继续放置第二把切割缝合器
1. 右肺上叶；2. 右肺中叶

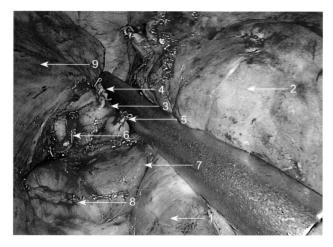

图 2-4-53 激发切割缝合器前检查中叶动脉近端断端勿受损伤

1.右肺上叶；2.右肺中叶；3.叶间肺动脉干；4.中叶外侧段动脉近端断端；5.中叶内侧段动脉近端断端；6.中叶支气管近端断端；7.上叶静脉；8.中叶静脉近端断端；9.右肺下叶

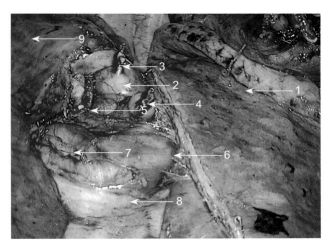

图 2-4-54 裁开水平裂，移除中叶标本后

1.右肺上叶；2.叶间肺动脉干；3.中叶外侧段动脉近端断端；4.中叶内侧段动脉近端断端；5.中叶支气管近端断端；6.上叶静脉；7.中叶静脉近端断端；8.膈神经；9.右肺下叶

虽然当前已进入腔镜手术技术广泛应用的时代，但开放手术仍不应该被忽视。在一些特殊情境下，开放手术是保证术中安全的最后防线。在腔镜手术过程中意外遭遇血管严重粘连，甚至已经出现术中

大出血时，如无腔镜下处理的把握，应果断中转开胸。在开放手术的视野和操作空间下，会有更大的补救把握（图 2-4-55）。

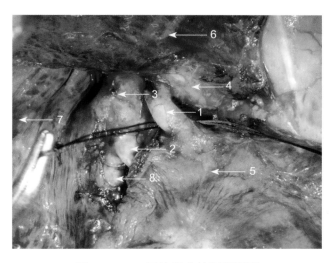

图 2-4-55 开放手术的开阔视野

1.右肺中叶内侧段动脉；2.右肺中叶外侧段动脉；3.右肺下叶肺动脉主干；4.右肺上叶静脉；5.右肺中叶；6.右肺上叶；7.右肺下叶；8.右肺下叶前基底干动脉

四、专家评述

右肺中叶切除是最有"迷惑性"的肺叶切除术：如果水平裂及斜裂前半部发育良好，且中叶动脉、静脉、支气管周围无粘连，则中叶较为游离，此时中叶切除术难度较小；如果水平裂及斜裂前部发育不全，又不巧遇到动脉、静脉、支气管周围大量陈旧性钙化淋巴结，此时的中叶切除术则充满危险，甚至有被迫全肺切除的风险。所以，应该充分重视每一台右肺中叶切除术，在术前仔细阅读影像学资料，尽量准确地评估血管及支气管周围是否存在陈旧性粘连组织。如术前即判断出手术具有高风险，应在游离右肺中叶动脉之前，预防性阻断右肺动脉主干或叶间动脉主干，以备右肺中叶动脉出血时可以立刻进行阻断，避免大出血时被迫行右全肺切除术。

（阎 石）

右肺下叶切除

第五节 右肺下叶切除术

一、概述

手术指征同其他肺叶切除术，病灶需局限于右肺下叶，本节将对该术式进行详细讲解。

二、切口选择

1. 胸腔镜切口

（1）三孔法：观察孔可选择第 7 肋间腋前线，第 4 肋间腋前线与锁骨中线之间 3~4 cm 切口为主操作孔，第 7 或第 8 肋间腋后线与肩胛下角线之间 1.5~2.0 cm 切口作为副操作孔。

（2）二孔法（单操作孔）：主操作孔常位于腋前线第 4 或第 5 肋间 4~6 cm，观察孔可选择第 6 或第 7 肋间腋前线。

（3）单孔法：采用第 5 肋间腋前线与腋中线之间 4~6 cm 切口作为观察孔及操作孔。

2. 开放切口

可选择经典的第 5 肋间后外侧切口入胸。

三、手术步骤

1. 手术探查

除常规步骤探查外，右肺下叶探查需结合术前影像学检查，注意探查肿瘤是否侵犯下肺静脉，是否存在静脉内瘤栓。极少数患者下肺静脉内存在瘤栓，手术时需要非常小心，首先阻断瘤栓近端的下肺静脉，防止瘤栓脱落造成手术台上意外。如果心包外下肺静脉距离很短或受侵严重，需要直接切开心包探查心包内下肺静脉，并予以阻断。

探查叶间肺动脉干时，如斜裂发育不全或叶间陈旧淋巴结较重时，可考虑处理下肺静脉后先处理下叶支气管再处理下叶动脉及叶间裂。

邻近下叶支气管起始部的肿瘤，需结合电子纤维支气管镜等检查，决定是否需要一并将中叶切除。

2. 松解下肺韧带，处理下肺静脉

将右肺下叶向前上牵拉，显露下肺韧带（图 2-5-1），切断下肺韧带（图 2-5-2），直至下肺静脉下缘。在此处可见纵隔第 9 组淋巴结（下肺韧带淋巴结），一并清扫之（图 2-5-3）。

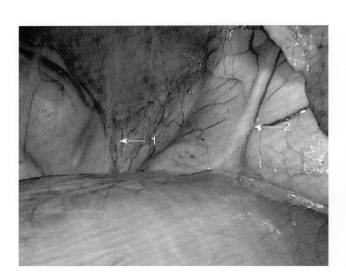

图 2-5-1 松解下肺韧带

1. 下肺韧带；2. 膈神经

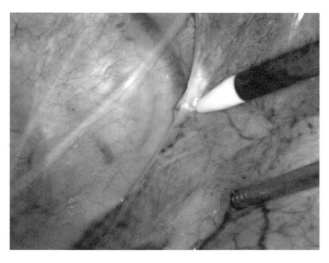

图 2-5-2 松解下肺韧带

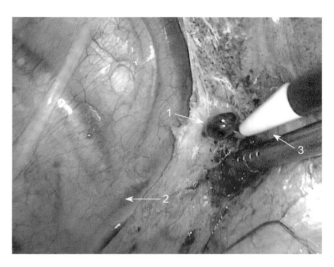

图 2-5-3 切除第 9 组淋巴结
1. 第 9 组淋巴结；2. 奇静脉；3. 下肺静脉

切开前后肺门的纵隔胸膜。笔者习惯将后侧纵隔胸膜游离至奇静脉弓下缘，并充分游离上叶支气管与中间干支气管交角处，以便后续处理斜裂（图 2-5-4）；同时为方便牵拉显露，可在此时一并清扫纵隔第 7 组（隆突下）淋巴结。对于前肺门的游离，

笔者习惯游离至超过下肺静脉并足以确认中叶静脉单独存在或与上叶静脉共干（图 2-5-5、图 2-5-6），因在极少数患者中，中叶静脉与下肺静脉共干，如贸然切断且未发现，可造成右肺中叶湿性坏疽等严重合并症。

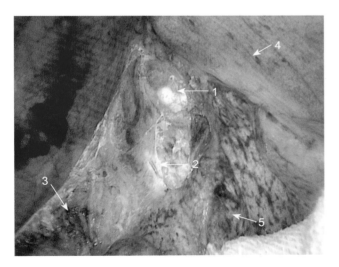

图 2-5-4 切开肺门后方纵隔胸膜
1. 上叶支气管；2. 右中间干支气管；3. 隆突下淋巴结；4. 上叶；5. 下叶

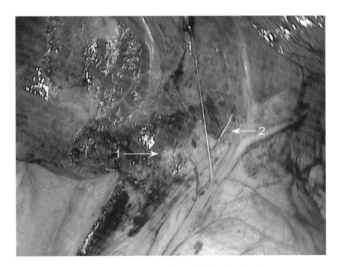

图 2-5-5 切开肺门前方纵隔胸膜
1. 下肺静脉；2. 中叶静脉

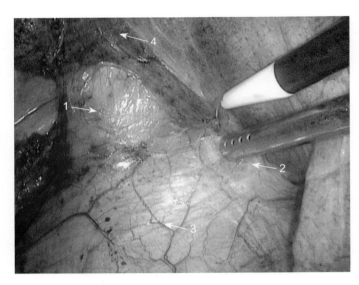

图 2-5-6　切开肺门前方纵隔胸膜

1.下肺静脉；2.中叶静脉；3.心包；4.右肺下叶

游离下肺静脉及下叶支气管之间的结缔组织，清楚显露下肺静脉后，用直角钳套过下肺静脉（图2-5-7、图2-5-8），带双7号线牵引，也可直接切断（图2-5-9）。部分患者背段静脉汇入下肺静脉较晚，游离时需注意是否遗漏背段静脉。

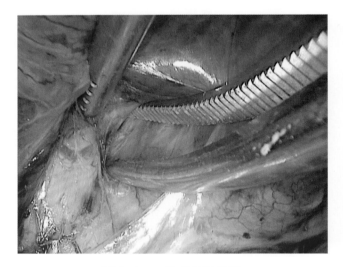

图 2-5-7　游离下肺静脉

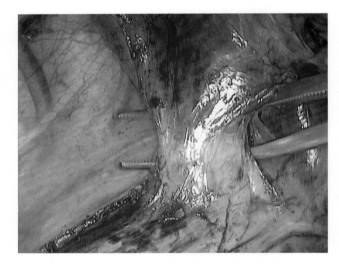

图 2-5-8　游离下肺静脉

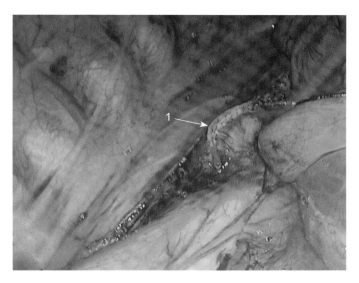

图 2-5-9 离断下肺静脉

1. 下肺静脉断端

有时下肺静脉内可见瘤栓形成（图 2-5-10）。此时应小心游离下肺静脉，避免瘤栓脱落形成栓子。应尽快切开心包（图 2-5-11），尽量在下肺静脉汇入心房处用无创血管钳暂时阻断下肺静脉根部（图 2-5-12），注意不要夹住瘤栓，以免造成人为的瘤栓脱落（图 2-5-13、图 2-5-14）。

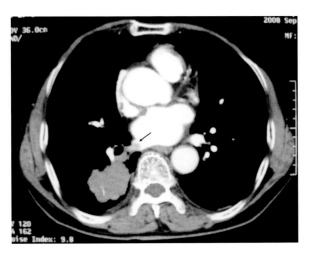

图 2-5-10 下肺静脉瘤栓影像学表现（箭头所指处为下肺静脉内瘤栓）

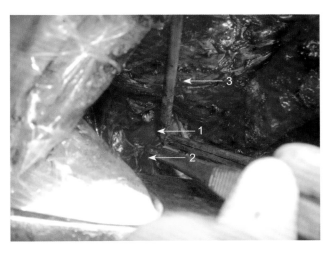

图 2-5-11 切开心包

1. 左心房；2. 心包；3. 右肺下叶

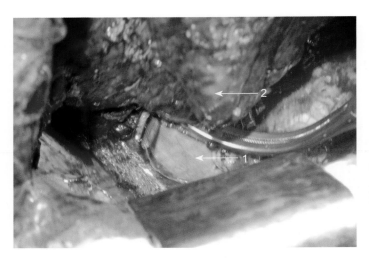

图 2-5-12　用无创血管钳暂时阻断下肺静脉根部
1. 左心房；2. 下叶

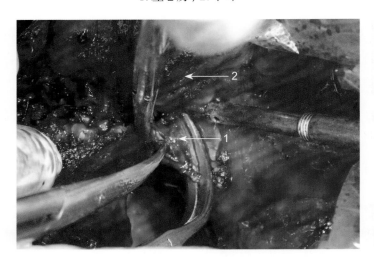

图 2-5-13　剪断下肺静脉
1. 下肺静脉；2. 下叶

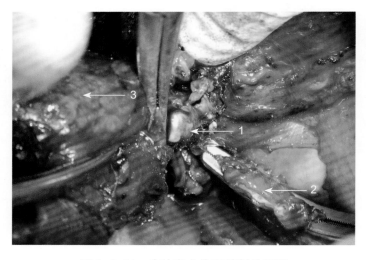

图 2-5-14　瘤栓完全位于剪断处远端
1. 下肺静脉瘤栓；2. 下肺静脉近心端；3. 下叶

3. 处理右肺下叶动脉

在斜裂与水平裂交界处切开斜裂胸膜（图 2-5-

15、图 2-5-19），此处常可见淋巴结，应一并清扫（图
2-5-16、图 2-5-19）。淋巴结清扫后有利于动脉的显
露，为安全处理动脉创造条件。显露各分支后，妥

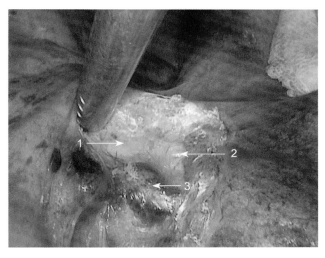

图 2-5-15 打开叶间斜裂胸膜

1. 基底干动脉；2. 中叶动脉；3. 第 11 组（叶间）淋巴结

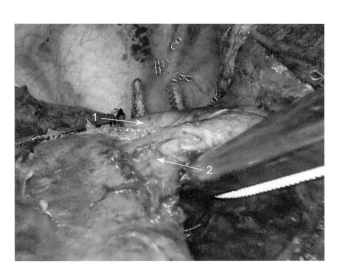

图 2-5-17 游离下叶动脉

1. 背段动脉；2. 基底干动脉

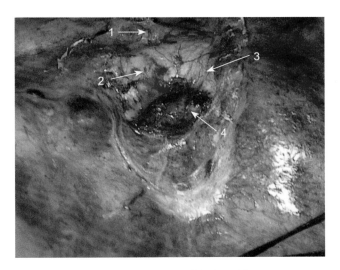

图 2-5-16 清扫叶间淋巴结

1. 背段动脉；2. 基底干动脉；3. 中叶动脉；4. 第 11 组（叶
间）淋巴结

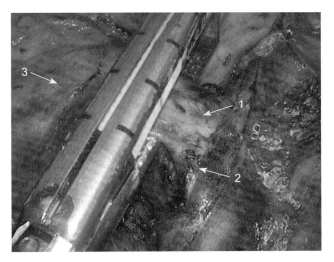

图 2-5-18 离断下叶动脉

1. 叶间动脉干；2. 中叶动脉；3. 右肺下叶

善保护中叶肺动脉、后升支动脉,可逐支或一并离断右肺下叶背段动脉及基底干动脉(图 2-5-17 至图 2-5-22)。注意有时下叶背段动脉和上叶后升支动脉相邻,需要再次辨认血管走行方向,避免误断上叶血管。甚至少数患者的上叶后升支动脉发自背段动脉,更需谨慎。

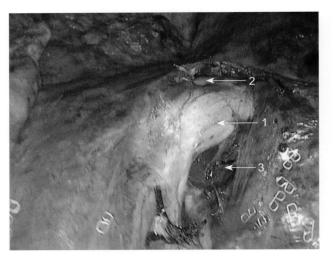

图 2-5-19 打开叶间斜裂胸膜

1. 基底干动脉;2. 背段动脉;3. 第 11 组(叶间)淋巴结

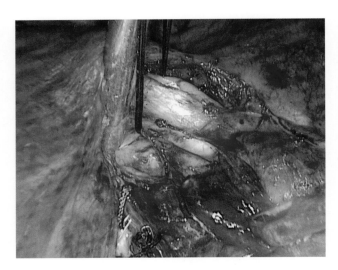

图 2-5-21 游离下叶动脉

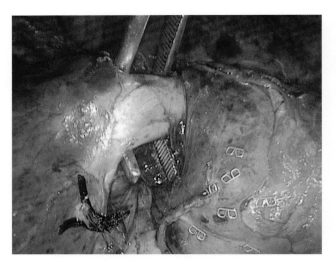

图 2-5-20 游离下叶动脉

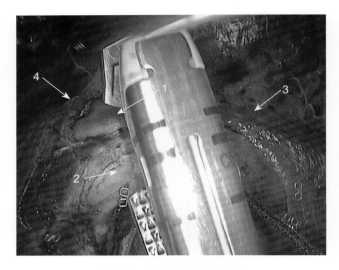

图 2-5-22 离断下叶动脉

1. 背段动脉;2. 基底干动脉;3. 右肺中叶;4. 右肺下叶

4. 处理斜裂

如果斜裂发育不全，需处理斜裂。右肺下叶切除术中斜裂的处理分为两部分，斜裂后半部分和斜裂前半部分。

斜裂后半部分的处理方法如下：此前已充分游离肺门后方纵隔胸膜，离断下叶动、静脉后，右肺下叶仅靠右肺下叶支气管及发育不全之斜裂与肺门及右肺上叶相连。将肺动脉向上推开，自叶间向上叶支气管与中间干支气管分叉方向分离并贯通（图2-5-23、图2-5-25），放置切割缝合器，切断斜裂后半部分（图2-5-24、图2-5-26）。

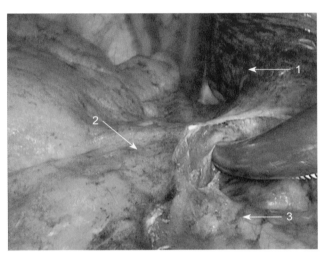

图 2-5-23 游离斜裂后半部分

1. 上叶；2. 下叶；3. 叶间动脉干

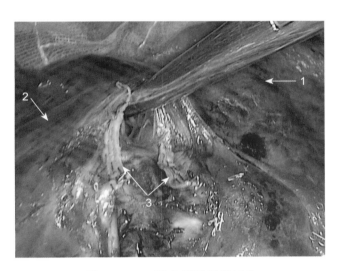

图 2-5-25 游离斜裂后半部分

1. 上叶；2. 下叶；3. 下叶肺动脉断端

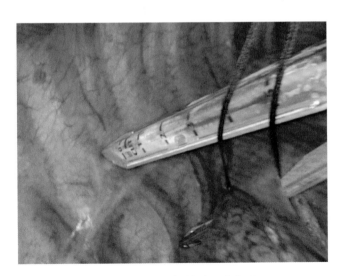

图 2-5-24 切断斜裂后半部分

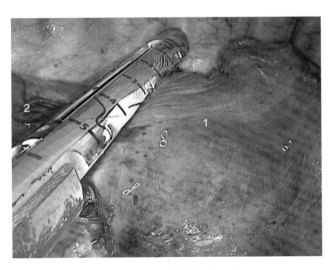

图 2-5-26 切断斜裂后半部分

1. 上叶；2. 下叶

斜裂的前半部分常发育良好，为一层胸膜，可直接切开，如遇斜裂完全没有发育，可在中叶静脉和下肺静脉之间的间隙向肺动脉方向游离直至贯通此间隙（图 2-5-27），使用切割缝合器将斜裂前半部分切开（图 2-5-28），注意避免损伤中叶动脉及中叶支气管。

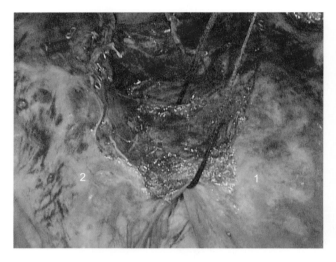

图 2-5-27　游离斜裂前半部分

1. 中叶；2. 下叶

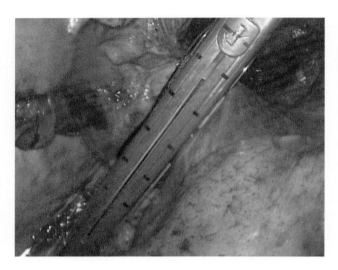

图 2-5-28　切断斜裂前半部分

5. 处理下叶支气管

动、静脉及斜裂处理完毕后，右肺下叶仅剩下叶支气管与肺门相连。以右肺下叶为牵引，向后下牵拉右肺下叶，清扫右肺下叶支气管周围淋巴结（图 2-5-29）。

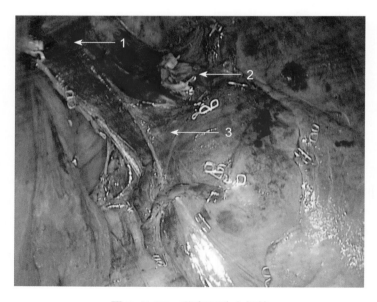

图 2-5-29　游离下叶支气管

1. 下叶支气管；2. 下叶肺动脉断端；3. 中叶支气管

清扫下叶支气管周围淋巴结后，下叶支气管可清楚显露，充分游离下叶支气管，直至显露右肺中叶开口水平。放置切割缝合器，注意确认中叶支气管不受夹闭或受压变形（图 2-5-30）。此时需要麻醉师配合双肺通气，观察中叶复张情况并确认气道阻力无明显异常，方可切断下叶支气管，移除标本（图 2-5-31）。

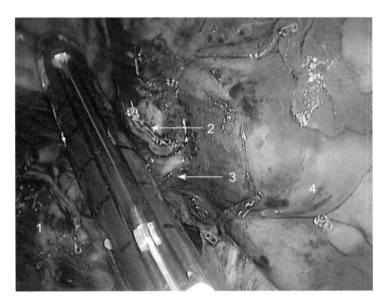

图 2-5-30　夹闭下叶支气管

1.下叶；2.下叶肺动脉断端；3.中叶支气管；4.中叶（通气后可复张）

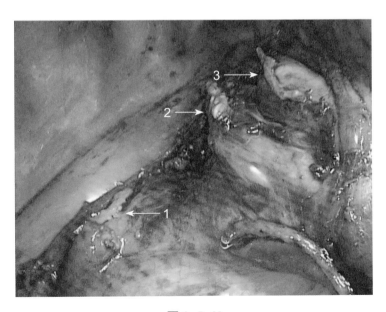

图 2-5-31

1.下肺静脉断端；2.下叶支气管断端；3.下叶动脉断端

如斜裂发育不全或叶间陈旧淋巴结较重时，无法正向切开斜裂游离下叶肺动脉，此时可考虑在切断下肺静脉后向上松解下叶支气管与肺动脉干的间隙（图 2-5-32 至图 2-5-35），直角钳钝性分离后完全

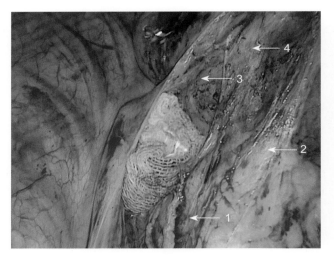

图 2-5-32　展露下叶支气管

1. 下肺静脉断端；2. 中叶静脉；3. 中间干支气管；4. 下叶支气管

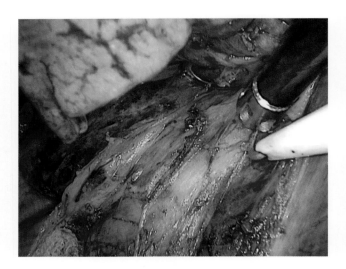

图 2-5-34　游离下叶支气管

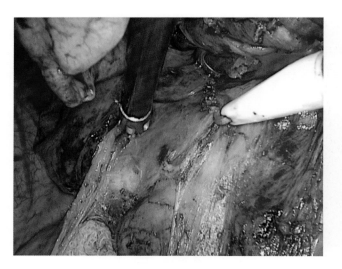

图 2-5-33　游离下叶支气管

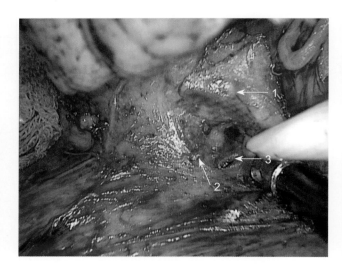

图 2-5-35　游离下叶支气管

1. 下叶支气管；2. 中叶支气管；3. 叶间淋巴结

游离下叶支气管（图 2-5-36 至图 2-5-38 ），以切割缝合器夹闭后切断（图 2-5-39、图 2-5-40 ）；然后再以切割缝合器将肺动脉及叶间裂一并切开，移除标本（图 2-5-41 至图 2-5-46 ）。

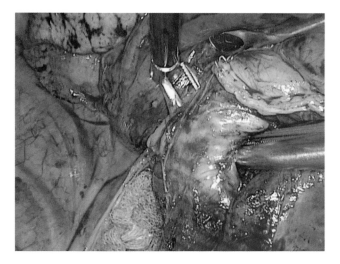

图 2-5-36　游离下叶支气管

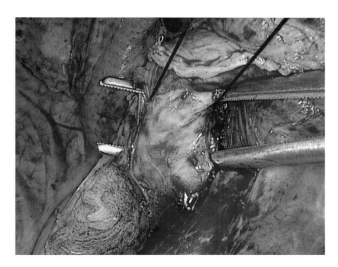

图 2-5-38　游离下叶支气管

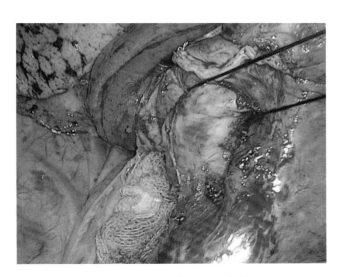

图 2-5-37　游离下叶支气管

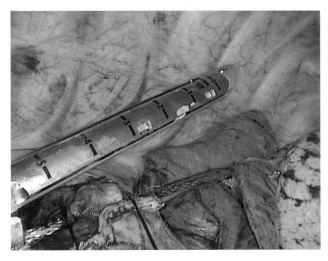

图 2-5-39　离断下叶支气管

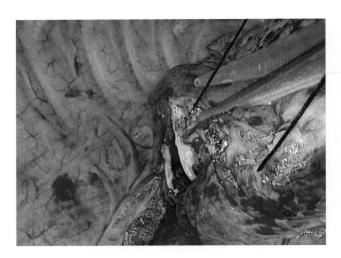

图 2-5-40　离断下叶支气管

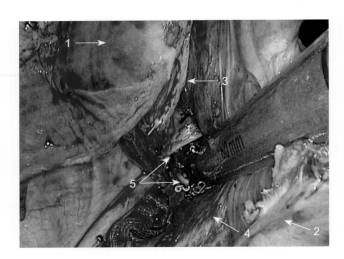

图 2-5-42　切断斜裂及下叶动脉

1.下叶；2.中叶；3.下肺静脉断端；4.中叶静脉；5.下叶支气管断端

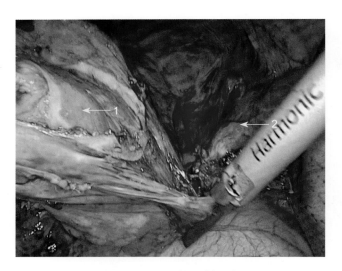

图 2-5-41　处理叶间裂

1.下叶；2.中叶

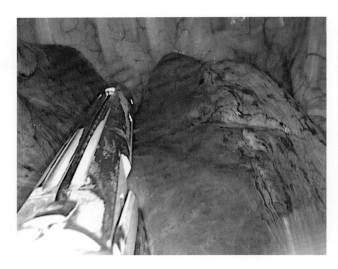

图 2-5-43　切断斜裂及下叶动脉

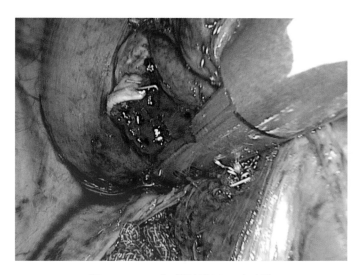

图 2-5-44　切断斜裂及下叶动脉

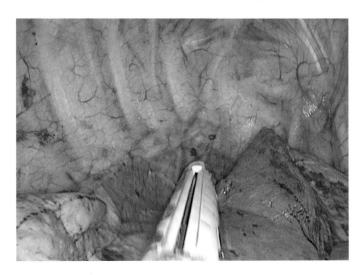

图 2-5-45　切断斜裂

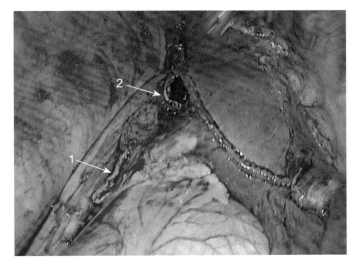

图 2-5-46　切除右肺下叶后

1. 下肺静脉断端；2. 下叶支气管断端

有时一些难度较大的手术在胸腔镜下完成存在一定困难，需根据术者熟练程度及患者自身条件决定具体手术方式，笔者认为无论是开放手术还是胸腔镜手术，均应在相对安全且根治的前提下进行，从而尽量减少术中严重出血及术后并发症的发生（图2-5-47 至图 2-5-62）。

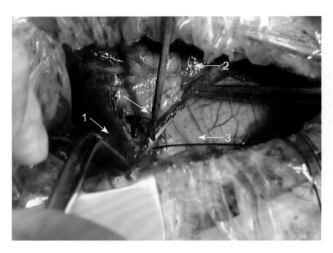

图 2-5-47　传统开放手术，处理斜裂

1. 右肺下叶；2. 右肺中叶；3. 心包；4. 斜裂

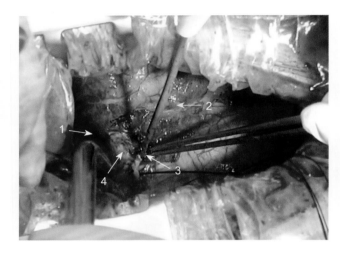

图 2-5-49　清扫第 11 组淋巴结

1. 右肺下叶；2. 右肺中叶；3. 第 11 组淋巴结；4. 基底干动脉

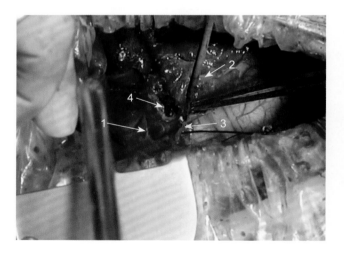

图 2-5-48　处理斜裂

1. 右肺下叶；2. 右肺中叶；3. 斜裂（前半部分）；4. 第 11 组淋巴结

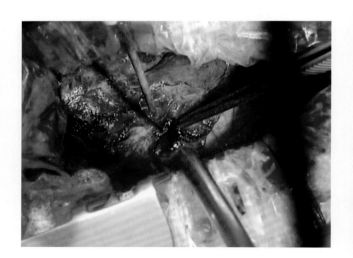

图 2-5-50　清扫第 11 组淋巴结

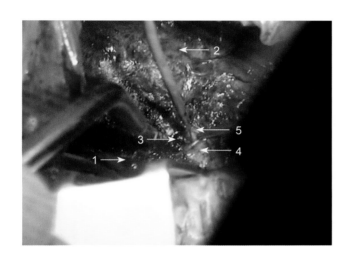

图 2-5-51 切开斜裂（后半部分）

1.右肺下叶；2.右肺上叶；3.第 11 组淋巴结；4.背段动脉；
5.后升支动脉

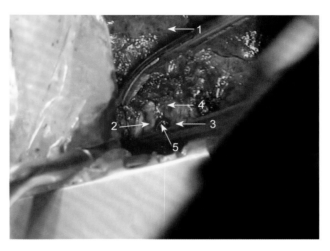

图 2-5-53 游离下叶肺动脉各分支（锐性剥离肺动脉外膜）

1.右肺上叶；2.背段动脉；3.基底干动脉；4.叶间动脉干；
5.第 12 组淋巴结

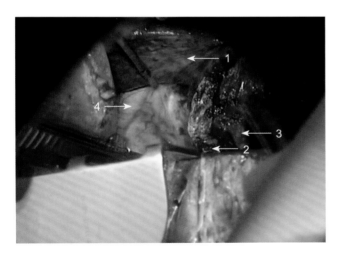

图 2-5-52 切开斜裂（后半部分）

1.右肺上叶；2.右肺下叶；3.叶间动脉干；4.奇静脉弓

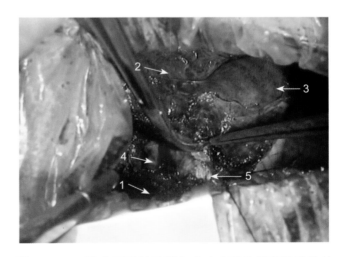

图 2-5-54 游离下叶肺动脉各分支（锐性剥离肺动脉外膜）

1.右肺下叶；2.右肺上叶；3.右肺中叶；4.背段动脉；5.基底干动脉

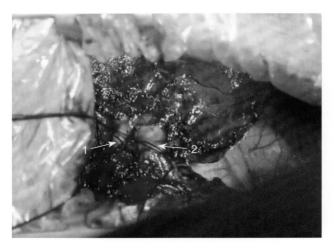

图 2-5-55　游离下叶肺动脉各分支

1.背段动脉；2.基底干动脉

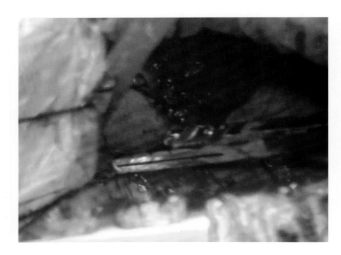

图 2-5-57　闭合下肺静脉

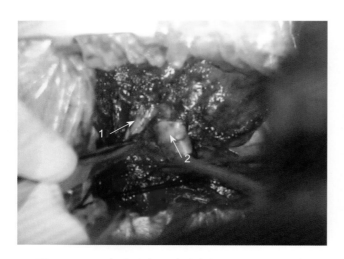

图 2-5-56　充分游离下叶动脉各分支，以便离断

1.背段动脉；2.基底干动脉

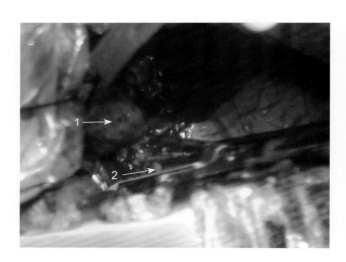

图 2-5-58　离断下肺静脉

1.右肺下叶；2.右下肺静脉断端

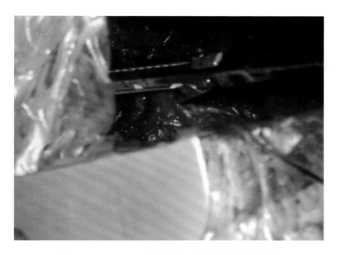

图 2-5-59　闭合右肺下叶肺动脉各分支

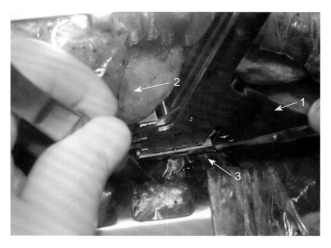

图 2-5-62　离断右肺下叶支气管
1.右肺中叶；2.右肺上叶；3.下叶支气管根部

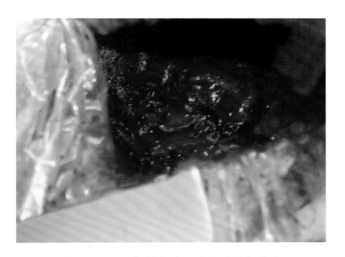

图 2-5-60　离断右肺下叶肺动脉各分支

四、专家评述

右肺下叶肿瘤有时会侵犯下肺静脉，如果心包外下肺静脉距离很短或受侵严重，需要直接切开心包探查心包内下肺静脉，并予以切断。在极少数患者中，中叶静脉与下肺静脉共干，如贸然切断且未发现，可造成右肺中叶湿性坏疽等严重合并症，故离断下肺静脉前建议确认保留中叶静脉。处理下叶动脉时，需充分显露各分支，注意保护中叶肺动脉、后升支动脉，偶有上叶后升支动脉发自背段动脉，此时更需谨慎。在处理斜裂前半部分时，尤其是叶裂发育不良的患者，需注意避免误断中叶支气管。

较其他部位肺叶切除手术，该术式解剖变异相对较少，手术操作难度和风险相对稍小，但仍不可掉以轻心，术中需谨慎操作。常见手术风险包括术中出血、术后持续肺漏气、术后支气管胸膜瘘、肺部感染等。

（鲁方亮）

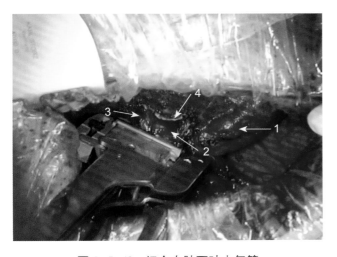

图 2-5-61　闭合右肺下叶支气管
1.右肺中叶；2.中叶支气管；3.中间干支气管；4.下叶肺动脉断端

右肺中下叶切除

第六节　右肺中下叶切除术

一、概述

　　病变起源于下叶或中叶支气管，肿瘤或转移淋巴结可侵犯中间干支气管或叶间动脉干，需同时切除右肺中下叶，本节将对该术式进行讲解。

二、切口选择

1. 胸腔镜切口

　　（1）三孔法：观察孔可选择第7肋间腋前线，第4肋间腋前线与锁骨中线之间3~4 cm切口为主操作孔，第7或8肋间腋后线与肩胛下角线之间1.5~2.0 cm切口作为副操作孔。

　　（2）二孔法（单操作孔）：主操作孔常位于腋前线第4或第5肋间4~6 cm，观察孔可选择第6或第7肋间腋前线。

　　（3）单孔法：采用第5肋间腋前线与腋中线之间4~6 cm切口作为观察孔及操作孔。

2. 开放切口

　　可选择经典的第5肋间后外侧切口入胸。

三、手术步骤

1. 手术探查

　　胸腔内探查内容与右肺下叶切除相似。

2. 松解下肺韧带，切开纵隔胸膜，处理下叶和中叶肺静脉

　　将右肺下叶向前上牵拉，显露下肺韧带，切断下肺韧带（图2-6-1），直至下肺静脉下缘。在此处可见纵隔第9组淋巴结（下肺韧带淋巴结），一并清

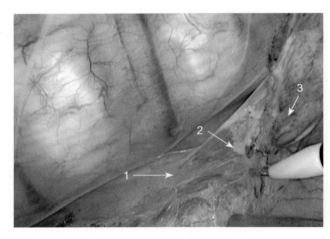

图2-6-1　松解下肺韧带
1. 食管；2. 下肺韧带；3. 右肺下叶

扫之（图2-6-2）。将右肺下叶向前牵开，于肺门后方，将后侧纵隔胸膜向上游离至奇静脉弓下缘（图2-6-3）。将右肺上叶向后牵开，于肺门前方、膈神经后方自下肺静脉下缘切开纵隔胸膜，并将此切口向上延长至上叶静脉水平（图2-6-4）。

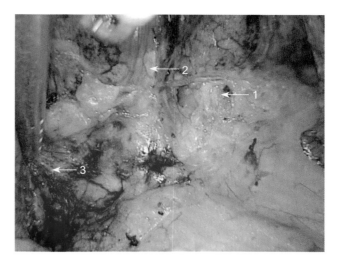

图2-6-4　切开肺门前方纵隔胸膜
1.上叶静脉；2.中叶静脉；3.下肺静脉

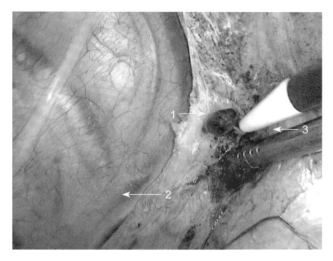

图2-6-2　松解下肺韧带并切除第9组淋巴结
1.第9组淋巴结；2.奇静脉；3.下肺静脉

充分游离下肺静脉表面的静脉鞘膜，清楚显露下肺静脉后，用直角钳套过下肺静脉，带双7号线牵引或直接离断下肺静脉（图2-6-5至图2-6-7）。

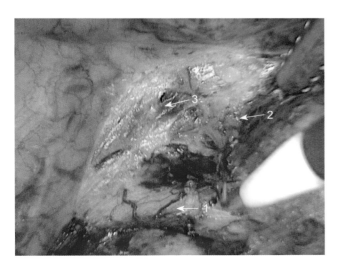

图2-6-3　切开肺门后方纵隔胸膜
1.下肺静脉；2.中间干支气管；3.隆突下淋巴结

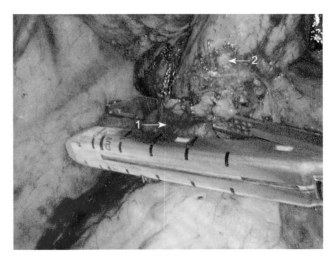

图2-6-5　游离并离断下肺静脉
1.下肺静脉；2.下叶

中叶静脉常与上叶静脉共干。游离中叶肺静脉（图 2-6-8、图 2-6-9），分离出中叶静脉并用直角钳带双 7 号线牵引或直接离断中叶静脉（图 2-6-10、图 2-6-11）。亦有中叶静脉直接发自左心房者。

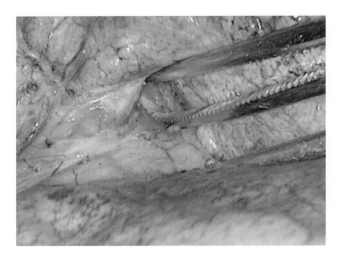

图 2-6-6　游离下肺静脉

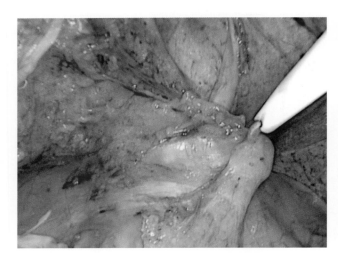

图 2-6-8　游离中叶静脉

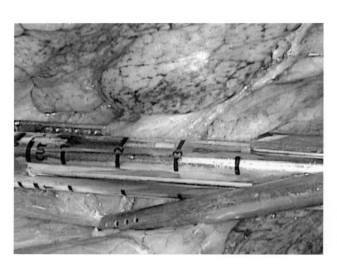

图 2-6-7　离断下肺静脉

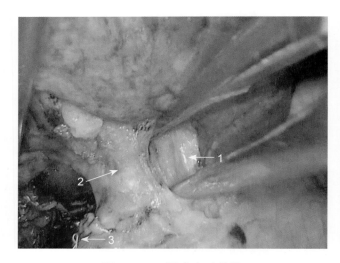

图 2-6-9　游离中叶静脉
1. 上叶静脉；2. 中叶静脉；3. 下肺静脉断端

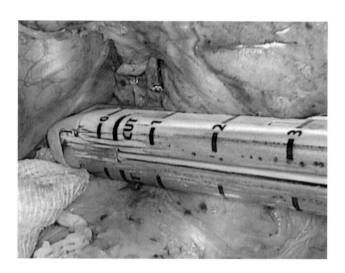

图 2-6-10 离断中叶静脉

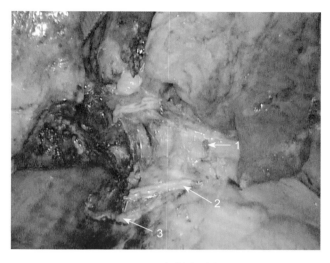

图 2-6-11 离断中叶静脉

1. 上叶静脉；2. 中叶静脉断端；3. 下肺静脉断端

3. 处理叶间裂

游离中下叶需处理水平裂。打开叶间裂，显露叶间动脉干，于上叶静脉下缘向叶间中叶动脉上缘方向贯穿，以超声刀及切割缝合器夹闭切开水平裂（图 2-6-12 至图 2-6-15）；然后将斜裂后部提起，于下叶背段动脉上缘向上叶支气管与中间干支气管夹角处贯穿，肺门处淋巴结可一并切除，以切割缝合

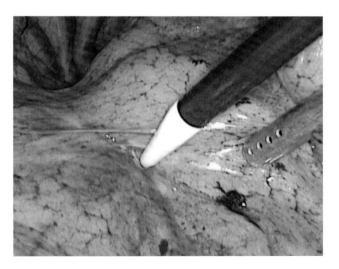

图 2-6-12 打开水平裂

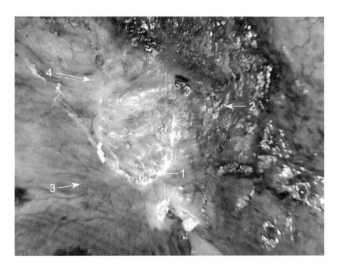

图 2-6-13 打开叶间裂胸膜

1. 水平裂；2. 上叶；3. 中叶；4. 叶间动脉干

器夹闭切开斜裂后部，部分斜裂后部发育好者也可直接以电钩或超声刀切开（图2-6-16、图2-6-17）。有时右肺中下叶肿物侵及斜裂后半部分或右肺上叶后段，此时斜裂后半部分的分离应注意避免切开瘤体，保证切缘安全距离，避免造成医源性播散转移等。

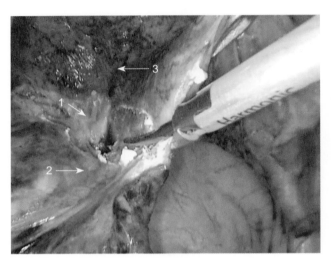

图 2-6-14　处理水平裂

1. 叶间动脉干；2. 中叶；3. 上叶

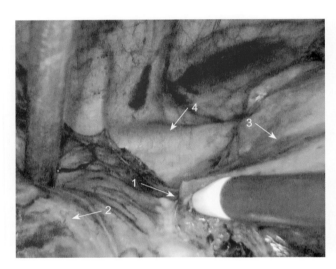

图 2-6-16　处理斜裂后半部分

1. 斜裂；2. 下叶；3. 上叶；4. 奇静脉弓

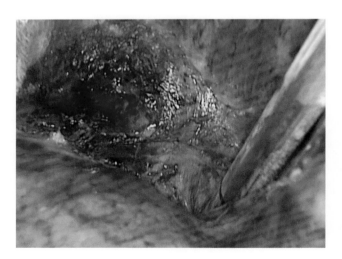

图 2-6-15　切断水平裂

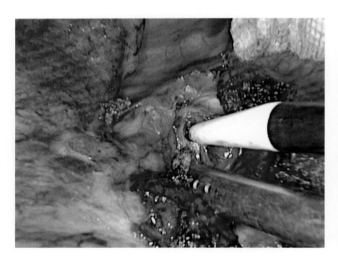

图 2-6-17　打开斜裂后半部分

4. 处理中下叶肺动脉

将叶间裂处理好之后，可较为容易游离叶间肺动脉干（图 2-6-18），逐支分离并离断中叶肺动脉及下叶肺动脉，分离过程中应同时清扫动脉周围淋巴结；也可一并离断中叶及下叶肺动脉，但需注意避免损伤上叶后升支动脉（图 2-6-19 至图 2-6-21）。

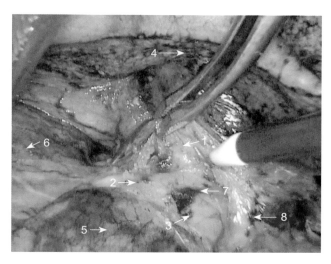

图 2-6-18　游离叶间动脉干

1. 上叶后升支动脉；2. 下叶动脉；3. 中叶动脉；4. 上叶；
5. 中叶；6. 下叶；7. 叶间动脉干；8. 上叶静脉

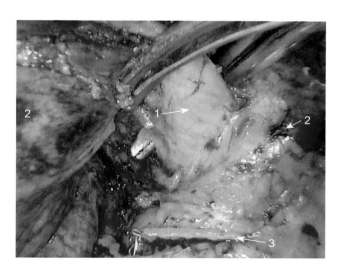

图 2-6-20　游离叶间动脉干

1. 叶间动脉干；2. 上叶静脉；3. 中叶静脉断端

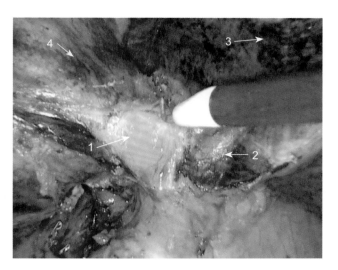

图 2-6-19　游离叶间动脉干

1. 叶间动脉干；2. 上叶静脉；3. 上叶；4. 中叶

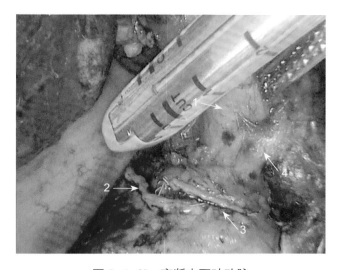

图 2-6-21　离断中下叶动脉

1. 叶间动脉干；2. 下肺静脉断端；3. 中叶静脉断端；4. 上叶静脉

5. 处理中间干支气管

显露后方肺门，切开奇静脉弓与下肺韧带之间的纵隔胸膜，清扫中间干支气管周围淋巴结及隆突下淋巴结（图 2-6-22），可见右肺下叶支气管，再向近端可见右肺中叶支气管与下叶支气管汇合为中间干支气管。清晰显露中间干支气管后，以右肺中下叶为牵引，离断中间干支气管（图 2-6-23、图 2-6-24）。切割缝合器激发之前，嘱麻醉师双肺通气，观察上叶复张顺利后，方可切断中间干支气管，移除标本。

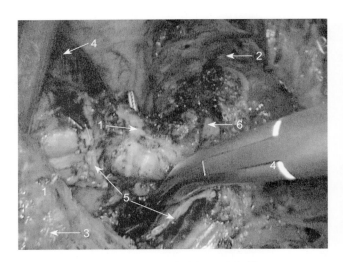

图 2-6-23　游离中间干支气管

1. 中间干支气管；2. 上叶；3. 中叶；4. 下叶；5. 中下叶肺动脉断端；6. 上叶后升支动脉

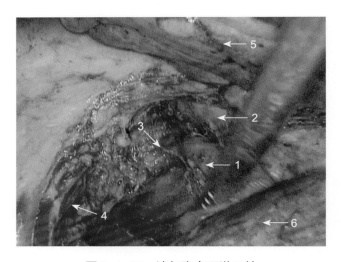

图 2-6-22　清扫隆突下淋巴结

1. 隆突下淋巴结；2. 右主支气管；3. 左主支气管；4. 食管；5. 上叶；6. 下叶

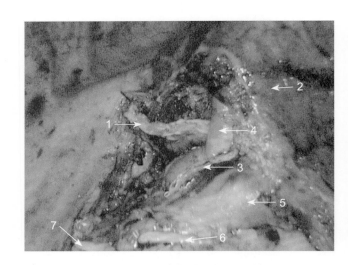

图 2-6-24　离断中间干支气管

1. 中间干支气管断端；2. 上叶；3. 中下叶肺动脉断端；4. 上叶后升支动脉；5. 上叶静脉；6. 中叶静脉断端；7. 下肺静脉断端

如遇叶间动脉主干游离困难或放置切割缝合器角度不合适，也可在清扫隆突下淋巴结后游离中间干支气管与肺动脉之间的间隙，完全游离中间干支

气管后以切割缝合器夹闭切断（图2-6-25至图2-6-28），然后再切断中下叶肺动脉干（图2-6-29、图2-6-30）。

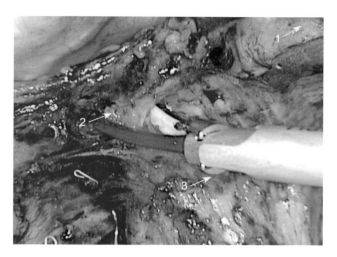

图 2-6-25 清扫隆突下淋巴结
1.上叶；2.隆突下淋巴结；3.中间干支气管

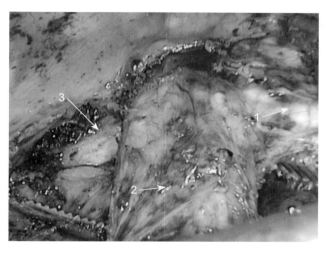

图 2-6-27 游离中间干支气管
1.上叶支气管；2.中间干支气管；3.左主支气管

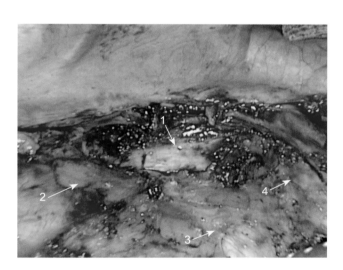

图 2-6-26 清扫隆突下淋巴结
1.左主支气管；2.食管；3.心包；4.中间干支气管

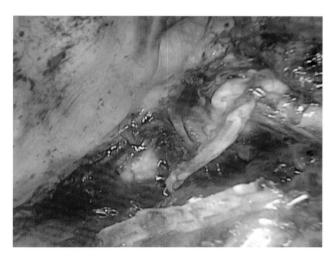

图 2-6-28 离断中间干支气管

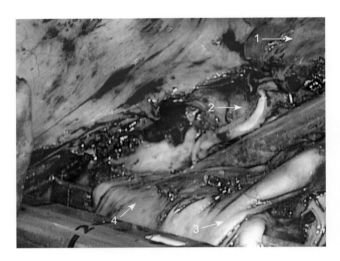

图 2-6-29　夹闭中下叶肺动脉

1.上叶；2.中间干支气管断端；3.中叶动脉；4.下叶动脉各分支

对于难度较大的手术在胸腔镜下完成存在一定困难，可根据术者熟练程度及患者自身条件选择行传统开放手术方式（图 2-6-31 至图 2-6-46）。

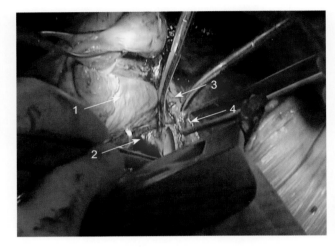

图 2-6-31　心包内处理下肺静脉，肺门前方、膈神经后方切开心包

1.右肺下叶；2.下肺静脉；3.膈神经；4.心包

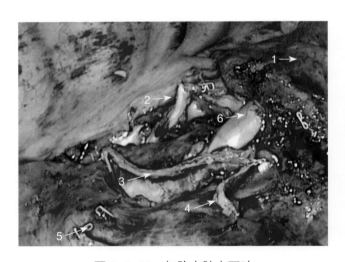

图 2-6-30　切除右肺中下叶

1.上叶；2.中间干支气管断端；3.叶间动脉干断端；4.中叶静脉断端；5.下肺静脉断端；6.上叶后升支动脉

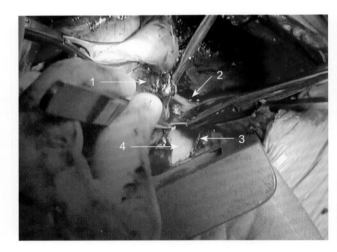

图 2-6-32　心包内游离下肺静脉根部

1.右肺下叶；2.膈神经；3.心包切缘；4.左心房

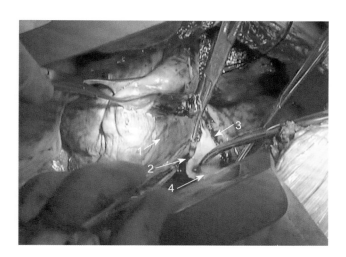

图 2-6-33 绕下肺静脉从肺门前方逐步向后方游离

1. 右肺下叶；2. 下肺静脉根部；3. 心包切缘；4. 左心房

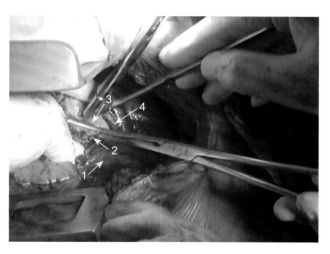

图 2-6-35 心包内夹闭并离断下肺静脉

1. 右肺下叶；2. 下肺静脉根部；3. 左心房；4. 肺门前方切开的心包切缘

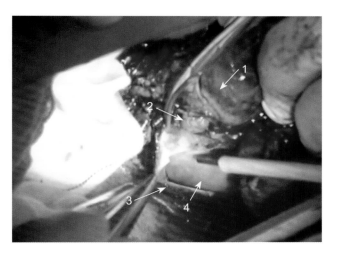

图 2-6-34 心包内游离下肺静脉根部

1. 右肺下叶；2. 下肺静脉根部；3. 心包切缘；4. 左心房

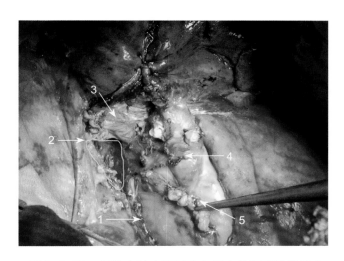

图 2-6-36 切除右肺中下叶（心包内处理下肺静脉）

1. 心包切缘；2. 隆突下；3. 中间干支气管断端；4. 右肺动脉断端；5. 右下肺静脉断端

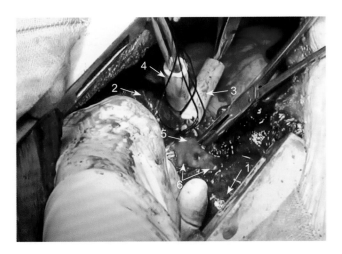

图 2-6-37 叶间动脉干处理困难，提前阻断右肺动脉主干

1. 右肺下叶；2. 右肺上叶；3. 右肺动脉主干阻断带；4. 右上叶静脉阻断带；5. 叶间动脉干；6. 下叶背段及基底干动脉

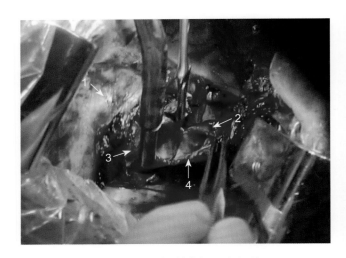

图 2-6-39 切断中间干支气管

1. 右肺上叶；2. 中间干支气管远侧切缘；3. 右主支气管；4. 支气管膜部

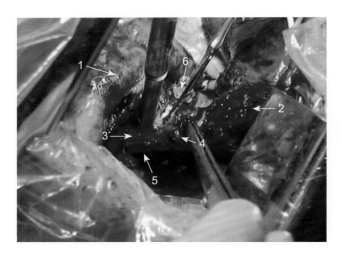

图 2-6-38 病变累及中间干支气管时，有时需切开支气管行支气管成形术

1. 右肺上叶；2. 右肺下叶；3. 右主支气管；4. 右中间干支气管；5. 隆突下；6. 肺动脉断端

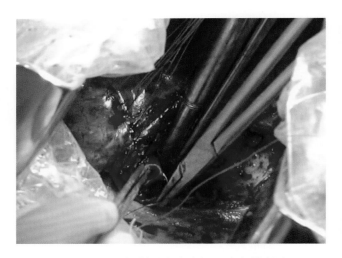

图 2-6-40 间断缝合右中间干支气管断端

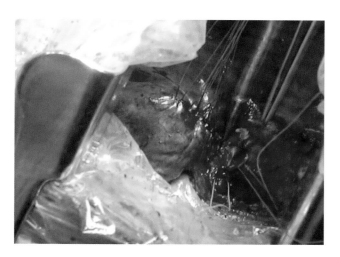

图 2-6-41　间断缝合右中间干支气管断端

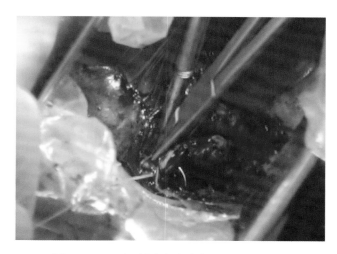

图 2-6-43　间断缝合右中间干支气管断端

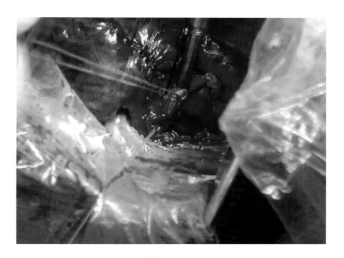

图 2-6-42　间断缝合右中间干支气管断端

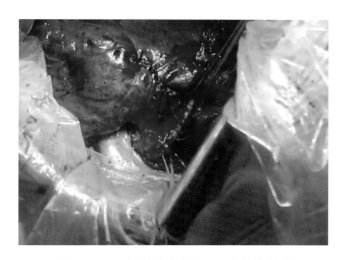

图 2-6-44　间断缝合右中间干支气管断端

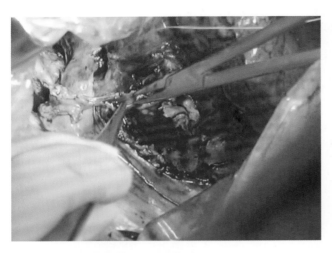

图 2-6-45　游离带蒂纵隔胸膜（或心包外脂肪），加固缝合支气管断端

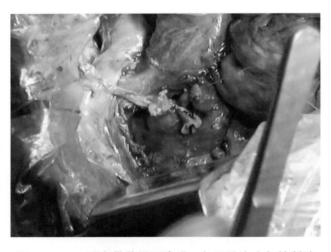

图 2-6-46　游离带蒂纵隔胸膜，加固缝合支气管断端

四、专家评述

鉴于解剖学特点，发生于右肺中间干支气管或者右肺下叶及中叶支气管开口的中心型肺癌，术中为保证切缘阴性，多数需行右肺中下叶切除。

对于肺动脉及支气管周围的转移性淋巴结，手术切除时应一并清扫彻底。部分淋巴结与肺动脉及其分支关系密切，手术中应仔细分离。并应在周围解剖结构分离清楚的前提下进行。必要时可提前游离右肺动脉主干以备阻断之需。

术前需充分评估患者的肺功能及手术可耐受性。部分患者病灶侵犯范围可能超过术前预期，手术可能转为右全肺切除，因此术中充分探查后应考虑该手术的可切除性，避免被动的右全肺切除。

右肺中下叶切除后，支气管断端承受的气流压力近似于右全肺切除术。因此，支气管胸膜瘘发生的风险较其他肺叶切除术增加。必要时术中可游离带蒂心包外脂肪，加固中间干支气管断端。

（鲁方亮）

第三章　支气管袖式肺切除、气管重建及全肺切除术

第一节　支气管及肺动脉成形术概述

一、支气管成形术概述

历史上第一例支气管袖式切除术，是由 Price Thomas 在 1947 年完成的。第一次使用此式式治疗肺癌是由 Allison 于 1952 年完成的。从 1955 年开始，Paulson 和 Shaw 使用支气管成形术来称呼此类手术。支气管成形术有效地避免了全肺切除，在很大程度上提高了患者术后的生活质量。但是由于支气管成形术对于麻醉、手术技术要求高，术后并发症发生率相对较高，在一定程度上限制了其推广。

支气管成形术所涉及的支气管通常是左、右主支气管及各肺叶支气管。在解剖学上，这些支气管与气管一样，管壁由马蹄形或 C 形的透明环状软骨支撑，环状软骨之间由环状韧带相连；无软骨的空隙区，由纤维组织和平滑肌所构成，称为气管 / 支气管的膜性壁。而肺内支气管没有膜性壁结构，其管壁由不规则的透明软骨组成，其切面呈铺路石样。在不同的支气管吻合时，应注意两断端管径的不同，做出相应的调整。支气管的血液供应较为丰富，支气管动脉常走行在后壁，切断支气管时，应注意结扎支气管动脉。而在行支气管吻合时，断端游离长度不宜超过 1 cm，以免断端血供不足影响吻合口愈合。

二、支气管成形术术前评估和手术探查

支气管成形术的术前评估甚为重要。对于决定行支气管成形手术的患者，应有完整的术前分期评估，除外手术禁忌。其中胸部增强 CT 对于支气管成形手术的术前评估具有重要意义。常规肺功能检查评价手术后余肺功能。

行支气管成形手术的患者多为中心型肺癌患者。此类患者要求术前行纤维支气管镜检查，了解各支气管受侵范围，特别是 CT 检查无法确定的支气管黏膜病变，以制订合适的手术方案。此类患者麻醉时行双腔气管插管有利于保证单肺通气顺利进行，对手术干扰小，推荐使用。

开胸后应对患者进行详细探查，了解肿瘤的侵犯范围，以及行支气管成形术的可行性。部分患者术中探查后有可能转行全肺切除，此时结合术前心肺功能、动脉血气分析及超声心动检查决策，并征求患者授权的监护人的意见。另有部分常规肺叶切除术前纤维支气管镜检查亦未见管腔内异常的患者，肿瘤可能由腔外侵犯至管壁，术中探查需根据病变范围确定行支气管侧壁成形或袖式切除。

手术中必须将切除的支气管断端送冰冻病理检查，吻合需在保证断端阴性的情况下进行。如果断端有癌残留，在支气管长度允许的情况下，可进一步切除后再次送断端冰冻病理检查；若支气管长度不允许，则应考虑行全肺切除术。

三、支气管成形术手术操作

最常见、最实用的支气管成形术包括两种类型：支气管侧壁成形术和支气管袖式切除术。

1. 支气管侧壁成形术

此类手术通常用于肿瘤位于叶支气管开口内但未外浸出开口，或仅仅侵犯主支气管壁部分（图3-1-1）。此时无须将主支气管完全离断，只需切除环形管壁中受侵的部分，冰冻病理检查手术切缘无癌残留后直接将切除部分侧壁的支气管修补缝合即可。这种方法易操作、吻合口血供较好、吻合口瘘发生率较低。缺点是"V"形成形后的支气管可能出现成角，严重时远侧出现阻塞性肺炎。在侧壁的修补缝合中，根据支气管侧壁切除的多少，有两种不同的缝合方式：

（1）若支气管侧壁周径切除较少，连接在一起的环状结构多，此时缝合支气管侧壁造成的支气管缩窄程度轻，不至影响通气时，可直接沿支气管走行方向间断缝合支气管侧壁（图3-1-2）。

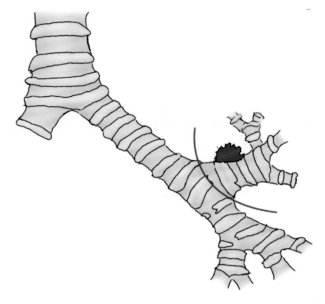

图3-1-1 红线示意切除左肺上叶支气管及部分左主支气管侧壁

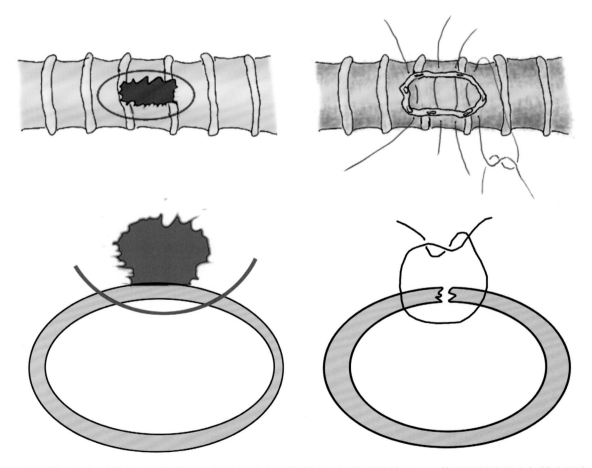

图3-1-2 支气管局部切除修补：沿红线所示切除部分支气管侧壁，切缘阴性情况下，截面两侧端沿支气管走行方向缝合

具体操作如下：探查确定需要行支气管侧壁成形术，切除肿瘤所在肺叶并同时切除受侵的部分支气管侧壁，在侧壁两侧分别缝线作为牵引用（图3-1-3）。切除的支气管侧壁手术切缘送冰冻病理检查，确认无癌残留可行下一步操作。若有癌残留，则应继续切除支气管侧壁，直至冰冻病理检查结果阴性。用可吸收线间断贯穿缝合支气管侧壁，缝线方向与支气管走行方向一致，每针缝线与支气管走行方向垂直（图3-1-4）。分别结扎缝线，完成缝合（图3-1-5）。测试缝合的支气管侧壁是否漏气，若发现漏气，应予修补。

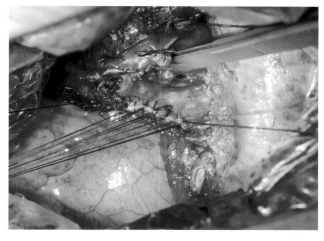

图 3-1-5　支气管侧壁缝合完成后

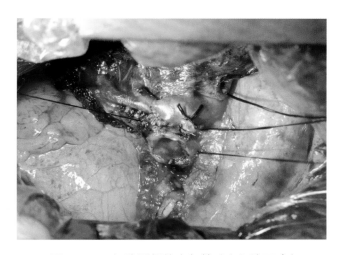

图 3-1-3　切除受侵的支气管壁（左肺下叶）

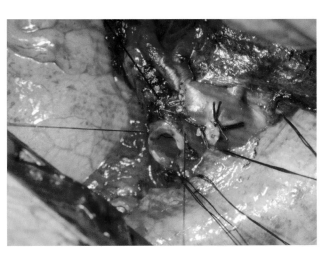

图 3-1-4　间断缝合支气管侧壁

（2）若支气管侧壁周径受侵犯较多，切除后连接在一起的环状结构少，缝合支气管侧壁将会导致支气管严重狭窄而影响通气，此时应选择垂直于支气管走行方向间断缝合支气管侧壁（图3-1-6）。该法缝合时需注意避免支气管呈"V"形折叠导致管腔变形而引起术后远端阻塞性肺炎甚至肺不张。必要时应完全离断行袖式切除后再吻合。

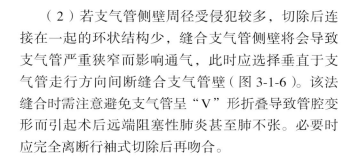

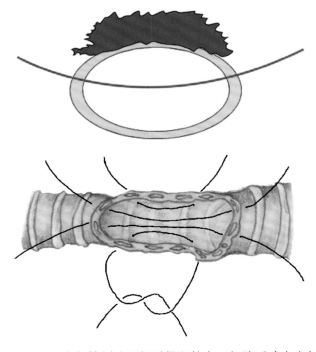

图 3-1-6　支气管侧壁周径受侵犯较多，切除后残余支气管环状结构按图3-1-2形式缝合将造成严重的气道狭窄，此时应考虑垂直于支气管走行方向间断缝合支气管壁

具体操作如下：探查确定需要行支气管侧壁成形术，切除肿瘤所在肺叶并同时切除受侵的部分支气管侧壁，在侧壁两侧分别缝线作为牵引用（图3-1-7）。切除的支气管侧壁手术切缘送冰冻病理检查，确认无癌残留可行下一步操作。若有癌残留，则应继续切除支气管侧壁，直至冰冻病理检查结果阴性。用可吸收线间断贯穿缝合支气管侧壁，缝线方向与支气管走行垂直（图3-1-8至图3-1-11）。测试缝合的支气管侧壁是否漏气，若发现漏气，应予以修补。

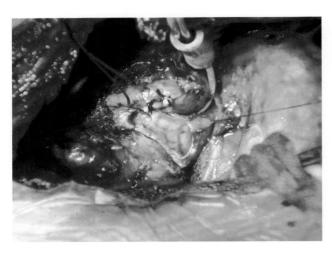

图3-1-7　切除受侵的支气管壁（左肺下叶）

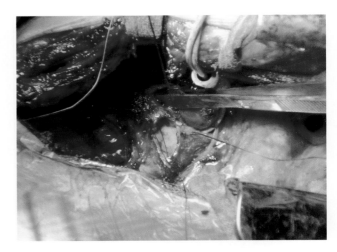

图3-1-9　间断缝合支气管壁

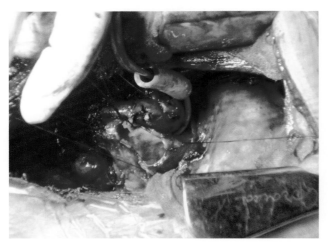

图3-1-8　与支气管走行方向垂直间断缝合支气管壁

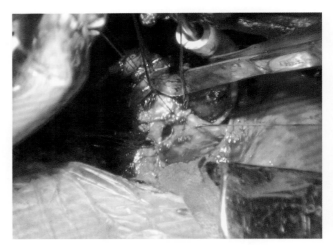

图3-1-10　间断缝合支气管壁

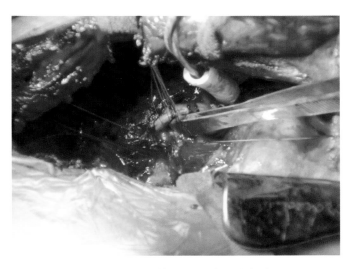

图 3-1-11 支气管壁缝合并结扎完成后

2. 支气管袖式切除术

当支气管侧壁成形不能保证完整切除肿物，或者侧壁切除过于广泛无法吻合时，需要在肿瘤的远、近端分别切断正常支气管，确认断端无癌残留后，行支气管端 - 端吻合。必须强调的是，切断受累支气管后，需将断端送冰冻病理检查，近侧及远侧断端均无癌残留时，方可缝合两断端。否则应扩大切除范围，直至断端病理结果阴性。若反复扩大切除范围仍不能使断端病理检查阴性，应考虑行全肺切除术。

需要特别注意的是切忌过度游离支气管断端，否则造成支气管断端缺血而影响吻合口愈合。支气管断端通常使用可吸收线间断缝合。具体步骤如下：远、近支气管断端冰冻病理均未见癌残留时，于远、近断端支气管壁各缝一针作为牵引线。

吻合方法 1：间断缝合远、近支气管断端。首先从有血管结构遮挡或显露困难的一侧壁（后壁）开始贯穿间断缝合，缝合的针距一般在 0.2~0.3 cm，线结应打在支气管外壁（不可内翻缝合）（图 3-1-12），逐渐缝合到对侧壁（前壁），同样是间断贯穿缝合。为了断端对应整齐，可以在缝线后暂不打结，待所有缝合完毕后，再逐一打结（图 3-1-13）。

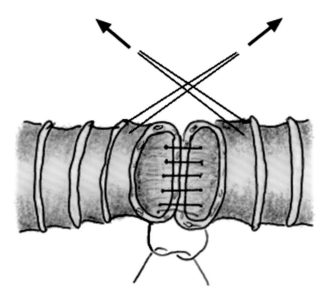

图 3-1-12 间断缝合支气管后壁

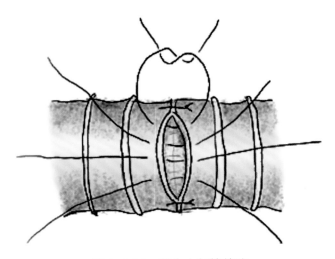

图 3-1-13 缝合支气管前壁

吻合方法 2：以滑线（3-0 prolene 线）或倒刺线连续缝合，该方法将在本部分后续章节中详细介绍。支气管吻合全部完成后，应检测是否漏气。若发现漏气，应及时予以修补。可将心包外带蒂的脂肪连同部分纵隔胸膜游离包裹吻合口，用以加固吻合口而防止术后支气管胸膜瘘。

支气管端 - 端吻合是袖式肺叶切除的重要方法，也是掌握复杂肺癌手术甚至气管外科手术的基本技能之一，具体病例将在接下来的各章节中重点介绍。

四、肺动脉成形术简介

肺动脉重建术通常用于肺动脉主干受侵的情况。第一例肺动脉重建治疗肺癌手术是由 Allison 于 1952 年完成的。与支气管袖式切除一样，肺动脉重建的主要目的也是避免全肺切除，改善患者的术后生活质量，并为肺癌患者术后的辅助治疗创造条件。常见的肺动脉重建术主要包括肺动脉主干侧壁成形术和肺动脉袖式切除术。术前评估和术中的探查至关重要。术前 CT 有助于手术前拟定手术方式，而开胸后则应详细探查肿物情况，包括其位置、大小、侵犯范围等，与术前评估对照，适当调整手术方式。

五、肺动脉成形手术操作

常见的肺动脉重建术主要包括肺动脉主干侧壁成形术和肺动脉袖式切除术，均为肺动脉受侵（图 3-1-14）采用的手术方式。

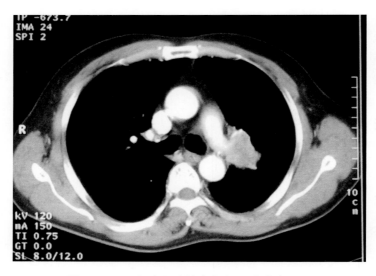

图 3-1-14　左肺上叶鳞癌侵犯左肺动脉主干

1. 肺动脉侧壁成形术

肿瘤侵犯肺动脉侧壁，范围不大的情况下，可切除部分肺动脉侧壁后缝合。具体操作如下：游离肺动脉主干根部，并置临时肺动脉阻断带或无创血管钳，这是肺动脉侧壁成形的第一步，有利于在操作过程中出现肺动脉远端意外出血时及时控制。然后游离病变肺叶（切断病变肺叶的静脉、支气管及肺动脉分支），显露病变侵犯的肺动脉主干。探明受侵肺动脉范围后，以无创血管钳暂时阻断受侵部分的远、近段动脉，切除受侵的肺动脉壁（图 3-1-15、图 3-1-16）。注意断端必须送冰冻病理检查。受侵的肺动脉侧壁切除后，移除病变肺叶标本，为肺动脉侧壁的缝合取得良好的手术视野。用 4-0 prolene 线连续缝合缺损的肺动脉侧壁，针距 0.2~0.3 cm（图 3-1-17）。连续缝合至对侧端后返回缝合第二层（图 3-1-18），进针在第一层连续缝合的针距间，与第一层末端的线头打结固定。两层连续缝合线呈交叉状（图 3-1-19）。

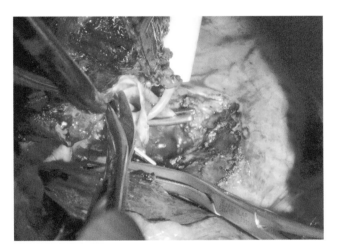

图 3-1-15　切除受侵的肺动脉侧壁

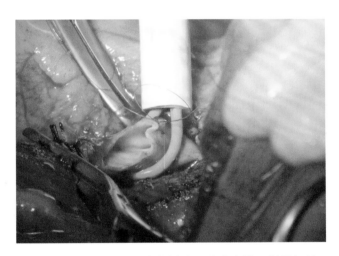

图 3-1-17　缺损的肺动脉侧壁一端缝合第一针并打结

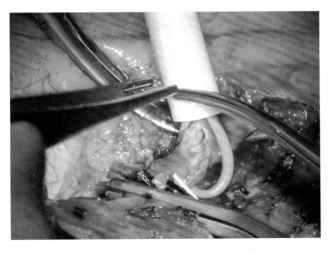

图 3-1-16　受侵的肺动脉侧壁切除后

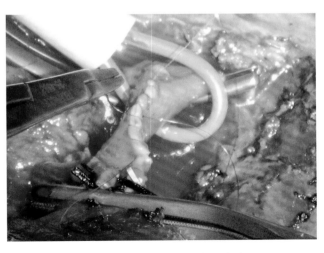

图 3-1-18　第二层连续缝合线

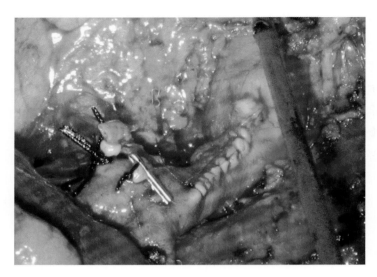

图 3-1-19　缝合完成后

2. 肺动脉干袖式切除术

　　肿瘤侵犯肺动脉侧壁范围较大，无法行肺动脉侧壁成形时，可根据实际情况行肺动脉干袖式切除术。即：将受侵部分肺动脉主干切除一段，远近断端吻合，其切除和吻合模式类似支气管袖式切除术。肺动脉干断端吻合方法较多，从后壁开始连续缝合的吻合技术操作较容易掌握，吻合确切，具体操作

方法如下：游离肺动脉主干并套线控制，以备在肺动脉远端意外出血时及时阻断。充分游离肿瘤侵犯的肺动脉主干远、近端，分别以无创血管钳夹闭。切除受侵肺动脉干，移除肿瘤所在的肺叶标本（图3-1-20）。以 4-0 prolene 线从肺动脉后壁开始连续缝合，注意进针方向。首先从一侧肺动脉断端外壁向其内壁缝线，然后从另一侧肺动脉断端的内壁进针，穿出外壁（图3-1-21）。此方法连续缝合 4~5 针后将

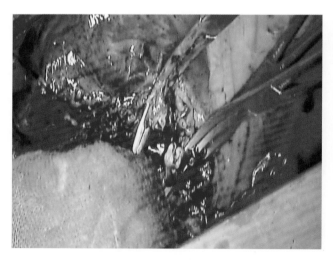

图 3-1-20　切除受侵肺动脉，移除标本

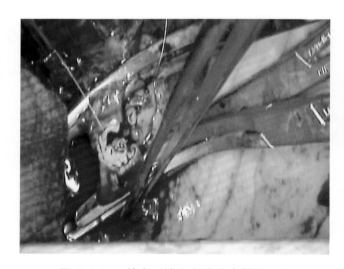

图 3-1-21　首先开始缝合肺动脉断端后壁

两侧肺动脉后壁拉紧，然后用该 prolene 双头针分别沿两侧肺动脉做连续外翻缝合（图 3-1-22、图 3-1-23）。肺动脉壁全层缝合完成后，两根线在肺动脉前壁打结。打结前先缓慢放松肺动脉远端的无创血管钳排气，然后打结。缝合完成后缓慢松开肺动脉吻合口远端无创血管钳，观察有无渗血，再缓慢松开近端无创血管钳（图 3-1-24）。若发现吻合口有出血应予以修补。

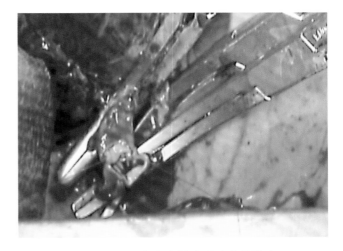

图 3-1-23　肺动脉断端后壁连续缝合

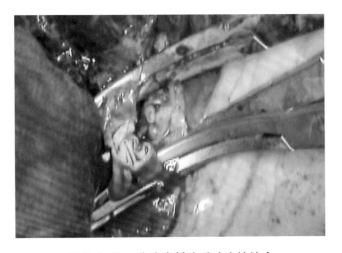

图 3-1-22　肺动脉断端后壁连续缝合

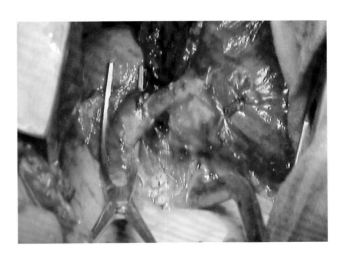

图 3-1-24　肺动脉主干吻合完成后

（冯　源）

左肺上叶袖式
切除

第二节　支气管袖式左肺上叶切除术

一、概述

左肺上叶中央型肿瘤，常起源于左肺上叶支气管，肿瘤可局限于上叶支气管腔内，或超出上叶支气管开口向近端侵犯左主支气管，向远端侵犯下叶支气管开口。左肺上叶中央型肿瘤可导致左肺上叶阻塞性肺不张伴阻塞性肺炎，累及左主支气管可致左全肺不张。肿瘤向前可侵及左上肺静脉，向上可侵及左肺动脉主干及其分支，向后可侵及叶间动脉干，巨大肿瘤也可侵及叶间裂和左肺下叶。部分支气管腔内型肿瘤可能因为病变较大堵塞管腔，术前无法通过气管镜和胸部增强 CT 明确支气管壁实际受侵部位，需要根据术中切开支气管探查方能确定病变根部的具体位置。解剖学上左主支气管长约 5 cm，上叶开口距下叶背段开口长 1.0~1.5 cm。支气管袖式左肺上叶切除仍是左肺上叶中心型肿瘤常用的成形术式。

二、切口选择

1. 胸腔镜切口

（1）三孔法：采用第 7 肋间腋中线 1 cm 切口置入胸腔镜，第 3 肋间或第 4 肋间腋前线与锁骨中线之间 3~4 cm 切口为主操作孔，第 7 肋间或第 8 肋间腋后线与肩胛下角线之间 1.5~2.0 cm 切口为副操作孔。

（2）二孔法（单操作孔）：采用第 7 肋间腋中线 1 cm 切口置入胸腔镜，第 4 肋间腋前线 4~5 cm 切口为操作孔。

（3）单孔法：采用第 4 或第 5 肋间腋前线与腋中线之间 4~6 cm 切口作为胸腔镜观察孔和操作孔。

2. 开放切口

采用第 4 肋间或第 5 肋间左后外侧切口。

三、手术步骤

1. 手术探查

首先需要探查肺叶及胸膜有无播散转移，必要时做胸膜活检，确认无播散转移；接着探查肺门，有无转移性淋巴结或陈旧性钙化淋巴结包绕肺门结构，是否有条件切除肿瘤；最后探查肿瘤与周围重要组织脏器的关系，如肿瘤是否侵及纵隔胸膜、膈神经，是否侵及肺静脉、左肺动脉主干及分支，是否侵及叶间动脉干及左肺下叶。传统开胸手术可用手直接探查肺叶及肺门结构，但胸腔镜手术无法直观感受，因此更需要仔细分析胸部增强影像，必要时行三维重建，判断肿瘤及淋巴结与肺动、静脉的关系（图 3-2-1、图 3-2-2）。

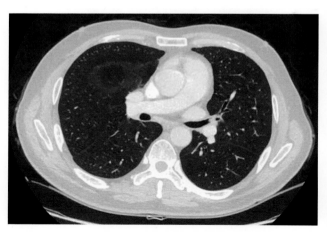

图 3-2-1　左肺上叶中心型肿瘤

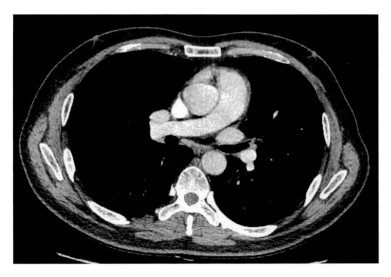

图 3-2-2　左肺上叶中心型肿瘤

2. 松解肺门结构

松解下肺韧带至下肺静脉水平，该操作有利于肺门向上松解，既可减少支气管吻合口张力，又可使术后下叶更好地填充上叶缺损的空间，松解下肺韧带可同时切除第 9 组淋巴结（图 3-2-3、图 3-2-4）。将上叶向后牵拉，显露肺门前方，于膈神经后方切开纵隔胸膜，向下至下肺静脉水平，向上至左肺动

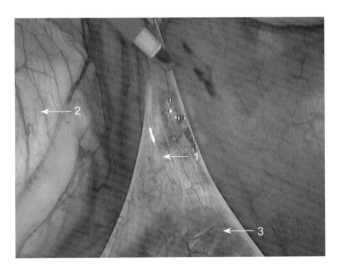

图 3-2-3　松解下肺韧带
1. 下肺韧带；2. 心包；3. 膈肌

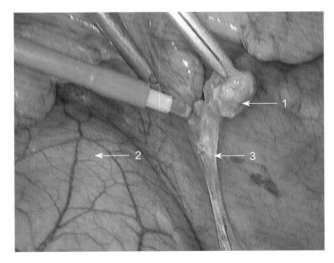

图 3-2-4　切除第 9 组淋巴结
1. 第 9 组淋巴结；2. 心包；3. 下肺韧带

脉主干。将肺门向前下牵拉，继续切开肺门上方及后方纵隔胸膜（图3-2-5至图3-2-7）。松解肺门结构可同时清扫肺门周围淋巴结（第10组），笔者认为此处可同时清扫隆突下淋巴结（第7组），有利于显露左主支气管，便于后续支气管切除及成形（图

3-2-8、图3-2-9）。如果肿瘤可疑侵及肺动脉，同时清扫上纵隔淋巴结（第4L、5、6组），有利于显露左肺动脉主干，便于动脉套线阻断（图3-2-10、图3-2-11）。

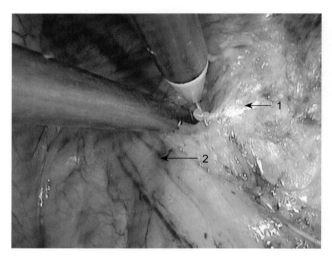

图 3-2-5　切开前纵隔胸膜

1. 上肺静脉；2. 膈神经

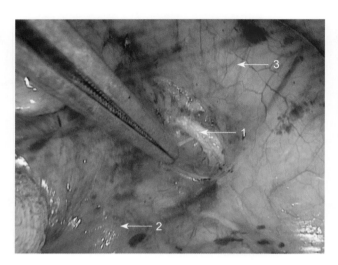

图 3-2-7　切开后纵隔胸膜

1. 迷走神经；2. 左下肺；3. 降主动脉

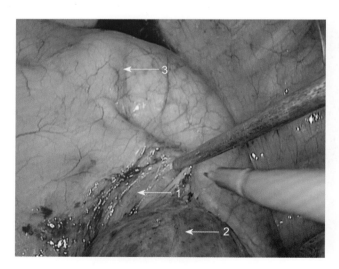

图 3-2-6　切开上纵隔胸膜

1. 左肺动脉主干；2. 左上肺；3. 主动脉弓

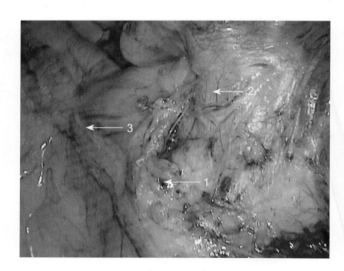

图 3-2-8　清扫第 10 组淋巴结

1. 第 10 组淋巴结；2. 上肺静脉；3. 膈神经

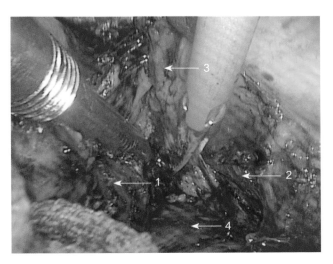

图 3-2-9　清扫第 7 组淋巴结

1.下叶支气管；2.食管；3.第 7 组淋巴结；4.心包

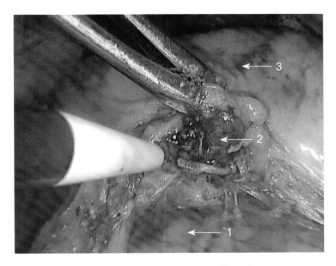

图 3-2-10　清扫上纵隔淋巴结

1.左肺动脉主干；2.第 5 组淋巴结；3.主动脉弓

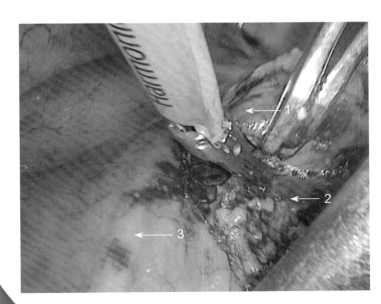

图 3-2-11　清扫上纵隔淋巴结

1.第 6 组淋巴结；2.左肺动脉主干；3.膈神经

3. 处理上叶各支血管

将上叶向后牵拉，显露左上肺静脉，分别游离出静脉上缘与肺动脉间隙及静脉下缘与支气管间隙，以直角钳钝性分离后穿过，游离过程中避免损伤静脉后壁及肺动脉主干侧壁。如果术前增强 CT 提示纵隔型舌段动脉，钝性分离过程有阻力，切忌暴力分离造成舌段动脉损伤。如果中心型肿瘤侵犯左上肺静脉壁，或淋巴结嵌顿无法游离出静脉间隙，可考虑打开心包，从心包内处理左上肺静脉。游离出左上肺静脉后，明确肿瘤可切除后切割缝合器夹闭切断该静脉（图 3-2-12、图 3-2-13）。

左肺动脉主干发出左上肺动脉分支多数 4~5 支，变异较大，数量不等。牵拉上肺向后下方，松解左肺动脉主干表面纤维组织后，可以看到左肺上叶前支（A³）、尖后段动脉（A¹⁺² a+b），这两支动脉

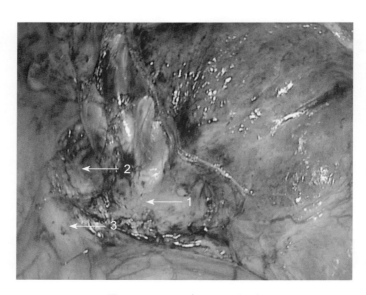

图 3-2-12　游离左上肺静脉

1. 左上肺静脉；2. 左肺动脉主干；3. 膈神经

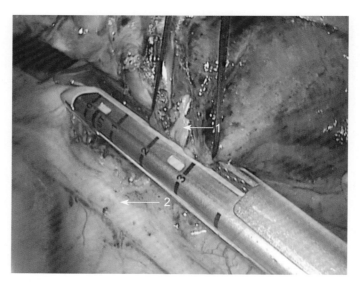

图 3-2-13　离断左上肺静脉

1. 左上肺静脉；2. 膈神经

常共干（尖前支动脉）。可于叶间裂处游离尖后段动脉（A^{1+2}c）及舌段动脉（A^{4+5}）。笔者习惯从叶间裂优先处理舌段动脉，再沿叶间裂向上处理尖后段动脉分支，最后处理尖前支动脉，可根据动脉分支粗细情况选择丝线结扎、prolene 线缝扎或切割缝合器夹闭切断。胸腔镜手术处理尖前支动脉时，在离断左上肺静脉后，可向后下方牵拉肺组织，松解尖前支动脉与支气管间隙组织，于上叶支气管上缘处分

离尖前支动脉间隙，通常局部有支气管周围淋巴结，需要充分游离后显露尖前支动脉。解剖时应注意尖前支动脉较粗短，且与左肺动脉主干呈锐角，如果牵拉不当可能导致根部撕裂出血，故操作时动作应轻柔。术中发现动脉主干或分支与肿瘤及淋巴结严重粘连或受侵犯，建议预先游离出左肺动脉主干及叶间动脉后套阻断带，防止术中意外出血，或为血管成形提前做好准备（图 3-2-14 至图 3-2-17）。

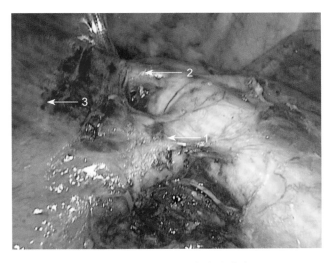

图 3-2-14　左肺上叶动脉分支
1.舌段动脉（A^{4+5}）；2.尖后段动脉（A^{1+2}c）；3.左上叶

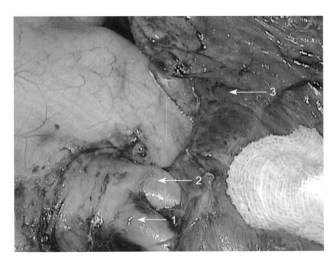

图 3-2-16　左肺上叶动脉分支
1.前段动脉（A^3）；2.尖后段动脉（A^{1+2}a+b）；3.左上叶

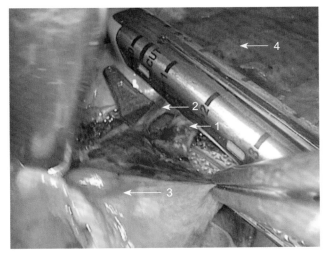

图 3-2-15　离断左肺上叶动脉分支
1.舌段动脉（A^{4+5}）；2.尖后段动脉（A^{1+2}c）；3.左上叶；4.左下叶

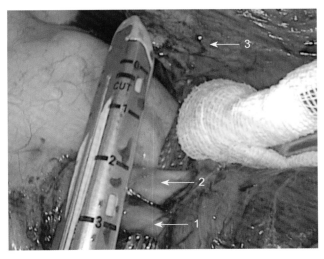

图 3-2-17　离断左肺上叶动脉分支
1.前段动脉（A^3）；2.尖后段动脉（A^{1+2}a+b）；3.左上叶

4. 处理叶间裂

叶间裂发育良好者松解后可顺利显露出左上肺各分支动脉。若叶裂部分发育，可于叶间裂中部仔细分离至叶间动脉表面。通常叶间淋巴结是寻找叶间动脉的良好标志，而后向前游离出舌段动脉与基底干动脉间隙与前肺门贯通，向后游离出背段动脉与肺动脉干间隙与后纵隔贯通，利用切割缝合器裁开叶裂（图3-2-18至图3-2-21）。如患者叶间裂发育较差，尤其在胸腔镜手术中解剖叶间裂困难，笔者建议在明确肿瘤可切除的情况下，可切断上肺静脉及尖前支动脉后，以组织剪剪开上叶支气管根部（拟侧壁成形）或完全离断左主支与左下叶支气管（拟袖式成形），然后将左肺上叶提起，分别离断其余左上肺动脉分支，最后以切割缝合器沿叶间动脉表面裁开叶间裂。剪裁过程中注意切缘与肿瘤足够距离，

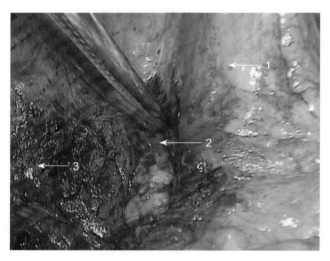

图 3-2-18　游离并切开斜裂后部分
1.左下叶；2.第11组叶间淋巴结；3.左上叶

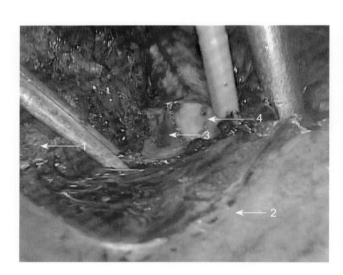

图 3-2-20　游离并切开斜裂前部分
1.左上肺；2.左下肺；3.第13组舌段淋巴结；4.基底干动脉

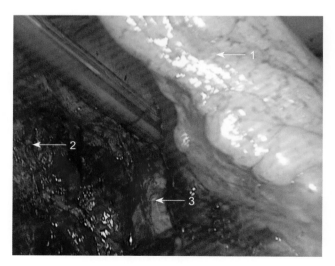

图 3-2-19　游离并切开斜裂后部分
1.左下叶；2.左上叶；3.叶间动脉

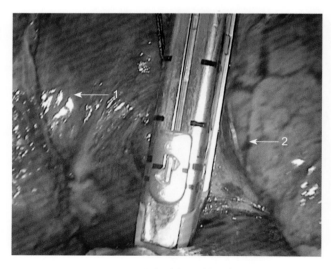

图 3-2-21　游离并切开斜裂前部分
1.左上叶；2.左下叶

并注意勿将叶间淋巴结切割残留，在移除左肺上叶标本后再行支气管成形。如患者叶间裂未发育并且肿瘤已侵犯叶间动脉无法分离，此时全胸腔镜手术切除风险较大，建议转为开胸手术，游离左肺动脉主干备左全肺切除，并仔细分离叶间裂，根据肺动脉受侵情况明确有无肺动脉成形可能以保留左下叶。

5. 支气管/肺动脉成形术

左肺动脉主干向后、向上绕过左上叶支气管到叶间裂发出下叶分支，因此需要助手将左肺动脉主干向后上方推压，以充分显露和解剖左主支气管、上叶支气管及下叶支气管近端，注意游离支气管长度，避免游离过长影响吻合口血供。开放手术时通常在左主支气管和下叶支气管缝线作为牵引线（胸腔镜手术省略此步骤），在保证肿瘤完全切除的前提下，注意不要伤及下叶背段支气管（图 3-2-22 至图 3-2-24）。移除左肺上叶标本，将支气管切缘近端（左主支气管远侧端）、支气管切缘远端（下叶支气管近侧端）分别送冰冻病理。如病理提示切缘有癌细胞残留，则扩大支气管切除范围，如病理回报为阴性，则可缝合左主支气管和左下叶支气管两侧断端。如果同时需要血管成形，考虑支气管位于血管深方，因此优先完成支气管成形后方可进行血管吻合。

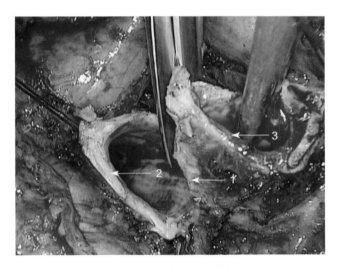

图 3-2-23　剪开近端支气管

1.支气管近端切缘；2.左主支气管断端；3.上叶支气管断端

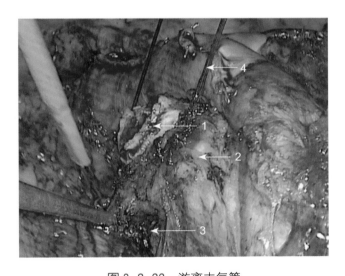

图 3-2-22　游离支气管

1.上叶支气管断端；2.左下叶支气管；3.隆突下；4.牵引线

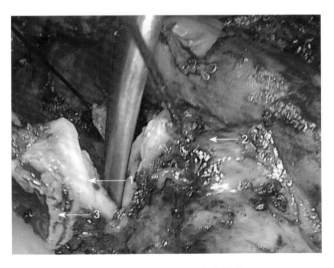

图 3-2-24　剪开远端支气管

1.支气管远端切缘；2.左下叶支气管；3.上叶支气管断端

支气管成形通常先间断缝合显露较差的后壁，然后缝合前壁，胸腔镜下也可选择 3-0 prolene 线或者倒刺线连续缝合。此处以间断缝合为例：缝合时左主支气管可由腔外向腔内进针缝合，下叶支气管

由腔内向腔外缝合，第 1 针缝合选择在支气管后上壁软骨部与膜部交界处（图 3-2-25、图 3-2-26），接着 2~3 针可吸收线"8"字缝合支气管膜部（图 3-2-27 至图 3-2-29），然后继续向前向上连续外翻缝合支气

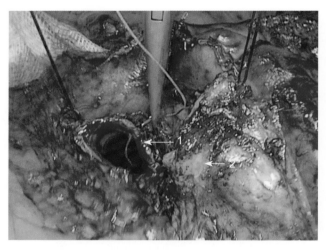

图 3-2-25 吻合支气管软骨部与膜部交界处
1. 左主支气管断端；2. 左下叶支气管

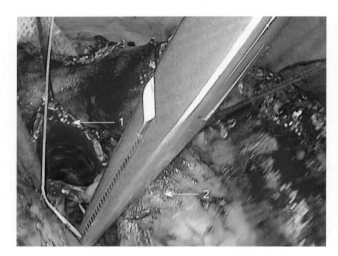

图 3-2-27 吻合支气管膜部
1. 左主支气管断端；2. 左下叶支气管

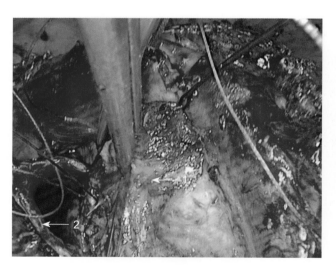

图 3-2-26 吻合支气管软骨部与膜部交界处
1. 左下叶支气管；2. 左主支气管断端

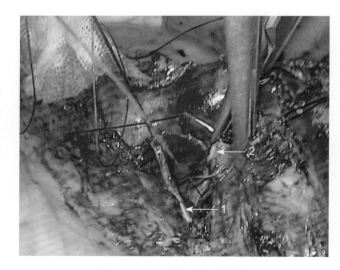

图 3-2-28 吻合支气管膜部
1. 左主支气管断端；2. 左下叶支气管断端

管软骨部至第 1 针处（图 3-2-30、图 3-2-31）。吻合完毕后，嘱麻醉师恢复左下叶通气，水下观察是否漏气，下叶是否能完全膨胀，注意通气过程中有无异常阻力及漏气。

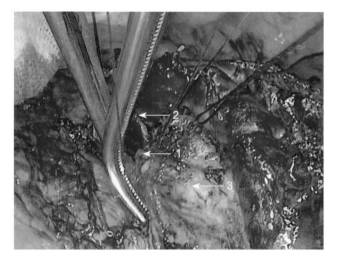

图 3-2-29　吻合支气管膜部

1. 左下叶支气管断端；2. 左主支气管断端；3. 左下叶支气管

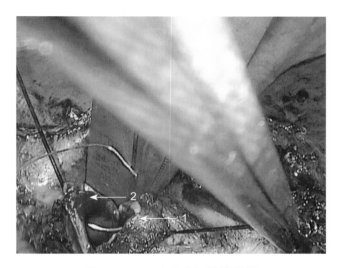

图 3-2-30　吻合支气管软骨部

1. 左下叶支气管断端；2. 左主支气管断端

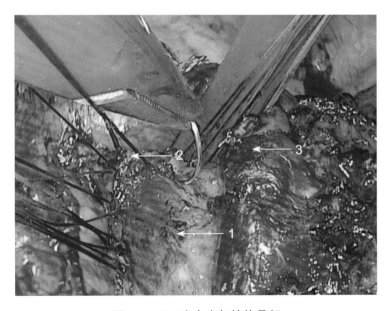

图 3-2-31　吻合支气管软骨部

1. 左下叶支气管；2. 左主支气管；3. 叶间动脉

吻合过程中避免同一位置反复进出针损伤支气管。左主支气管与左下肺支气管开口口径不一致应注意调整两侧针距，提线方向与支气管平行避免垂直撕裂支气管。缝合过程中助手应注意向后推压肺动脉避免损伤。下叶支气管切除较多时，缝合应避免将下叶背段支气管开口缝窄，以免术后出现背段不张。支气管吻合后可用奈维补片包绕吻合口，或游离带蒂心包外脂肪包绕，以减少术后吻合口瘘发生（图3-2-32、图3-2-33）。

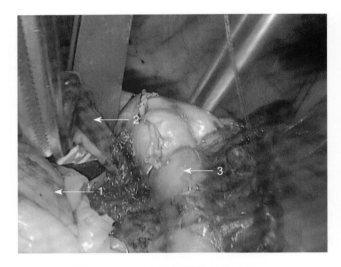

图3-2-33　心包外脂肪包绕吻合口
1.心包外脂肪近端；2.心包外脂肪远端；3.叶间动脉

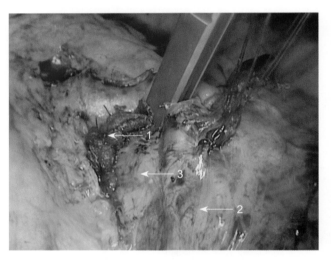

图3-2-32　奈维补片环周包绕吻合口
1.奈维补片；2.左下肺；3.左下叶支气管

四、专家点评

左肺上叶支气管开口距离隆突较长，但距离下叶背段开口较近，因此近侧端支气管有足够的切缘距离，而远侧端支气管更需注意切缘阴性以及吻合后肺复张情况。左主支气管被主动脉弓及左肺动脉主干遮挡，同时左上叶支气管周围被动静脉包绕，肿瘤向外侵及血管可能性大，而且血管分支变异度高，这些特点决定了支气管袖式左肺上叶切除难度系数高。笔者认为，经验丰富的中心可选择性进行胸腔镜下支气管和（或）血管成形手术，但无论是传统开放手术还是胸腔镜手术，均应遵循肺癌外科治疗的两个最大原则，即最大限度地切除病变肺组织，同时最大限度地保留健康肺组织，尽量减少围手术期严重并发症的发生。

（张善渊）

第三节 支气管袖式左肺下叶切除术

左肺下叶袖式切除

一、概述

与经典的右肺上叶袖式切除术相比，需行左肺下叶袖式切除术的患者相对较少。此类患者肿物通常位于左肺下叶开口，或侵犯部分左肺上叶支气管开口而未深入左肺上叶支气管内。故切除部分左肺上叶支气管开口后仍有足够的长度使左肺上叶支气管断端与左主支气管行端 - 端吻合。

二、切口选择

开放手术通常选择经典的第 5 肋间后外侧切口入胸，以便于直接探查游离。也可根据患者条件及肿瘤位置，选择胸腔镜手术。如为单操作孔手术，主操作孔可选择第 5 肋间腋前线（3~5 cm），而观察孔可位于第 7 肋间腋前线。

三、手术步骤

1. 手术探查

进胸后需首先探查胸膜及全肺有无转移结节，必要时取活检确诊。由于需行左肺下叶袖式切除术的患者，其肿物通常为中心型，因此需特别注意的是进一步手术前必须探明肿瘤侵犯部位，肿瘤与支气管、血管的关系，确定是否能行袖式切除并保障断端无癌残留。部分患者在探查后可能需改行左全肺切除术。

2. 切开下肺韧带，处理下肺静脉，同时清扫第 9 组淋巴结

术中操作时对于肺的牵拉和压迫，难以避免对肿瘤组织造成牵拉或挤压，尤其对于中心型肺癌的

处理更是如此，由此可能会导致癌细胞脱落进入血液。因此笔者推荐在肺癌手术时，优先处理肿瘤所在肺叶的肺静脉。

切开下肺韧带，并游离下肺静脉，带双 7 号线套过下肺静脉留作牵引线（图 3-3-1）。血管线性缝合器闭合下肺静脉（图 3-3-2、图 3-3-3），也可使用切割缝合器闭合并直接切断下肺静脉。

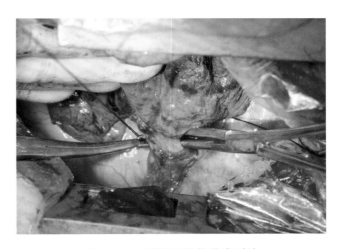

图 3-3-1 留置下肺静脉牵引线

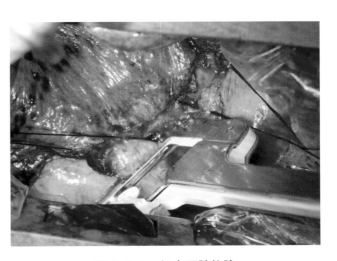

图 3-3-2 闭合下肺静脉

121

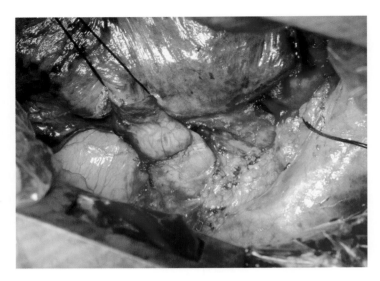

图 3-3-3　下肺静脉闭合后

3. 切开叶间裂，处理下肺动脉各分支

将左肺上、下叶分别拉向上、下方，显露并切开叶间裂（图 3-3-4）。在其中找到叶间动脉鞘（图 3-3-5），切开后显露下叶肺动脉各分支（图 3-3-6）。除显露出叶间血管分支以外，还应继续向两侧完全切开叶间裂。

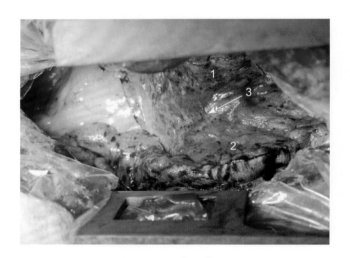

图 3-3-4　显露叶间裂

1. 上叶；2. 下叶；3. 叶间裂

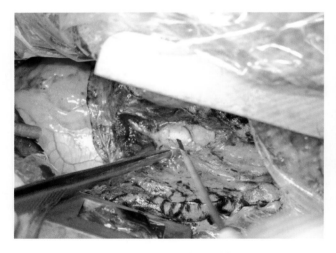

图 3-3-5　切开叶间血管鞘

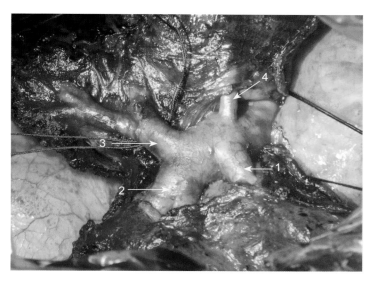

图 3-3-6 切开叶间裂，显露下叶肺动脉各分支

1. 下叶背段动脉；2. 下叶基底干动脉；3. 上叶舌段动脉；4. 上叶后升支动脉

游离出左肺下叶背段和基底干动脉，分别以小直角钳穿过带出 7 号丝线结扎。分别切断下叶肺动脉各分支（图 3-3-7、图 3-3-8）。基底干动脉较粗，可应用血管线性缝合器或切割缝合器闭合并切断。切断后视情况可应用 prolene 线连续缝合加固断端（图 3-3-9）。

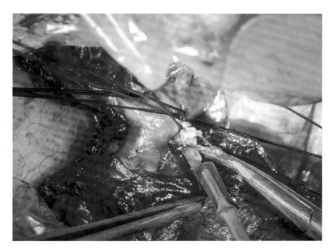

图 3-3-7 切断左肺下叶背段动脉

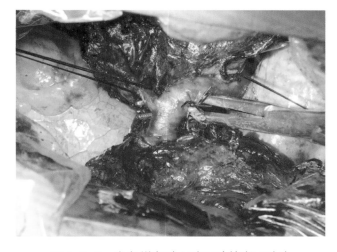

图 3-3-8 直角钳穿过左肺下叶基底干动脉

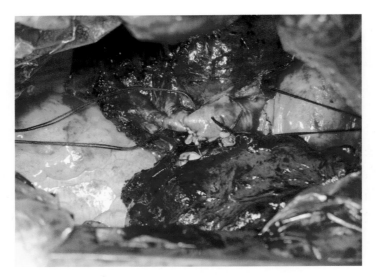

图 3-3-9　左肺下叶基底干动脉断端连续缝合加固

4. 切断左下肺静脉

将左肺下叶轻拉向后上方，显露已闭合的下肺静脉。无创血管钳暂时阻断闭合缝钉的近端，血管钳钳夹远端。切断下肺静脉后，远端缝扎（图3-3-10）。检查无出血后缓缓松开无创血管钳（图3-3-11）。

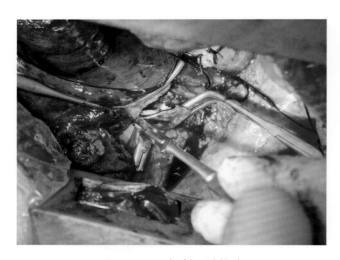

图 3-3-10　切断下肺静脉

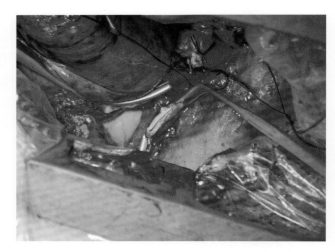

图 3-3-11　切断下肺静脉后缓慢松开无创血管钳

5. 支气管切除及成形

动、静脉均处理完毕后，推开下叶肺动脉分支断端，沿左肺下叶支气管向上端游离，显露左主支气管及左肺上叶支气管。切断左主支气管及左肺上叶支气管，移除左肺下叶标本。应注意左肺上叶支气管较短，不宜切除过长，以免吻合困难或因无法吻合而改行左全肺切除术。

切除后左主支气管断端及左肺上叶支气管断端均应送冰冻病理检查，确保两处断端均无癌残留后

方可吻合；否则应继续切除支气管，直至断端阴性，必要时扩大切除左肺上叶舌段，将上叶固有段支气管和左主支气管进行吻合，或者最终改行左全肺切除术。

在左主支气管断端及左肺上叶支气管断端缝牵引线。间断缝合支气管断端（图 3-3-12 ）。首先从前壁（支气管软骨部）开始贯穿间断缝合，缝合的针距一般在 0.2~0.3 cm，线结应打在支气管壁外（图 3-3-13、图 3-3-14 ）。前壁缝合完成后开始缝合后壁（支气管膜部）（图 3-3-15、图 3-3-16 ）。后壁

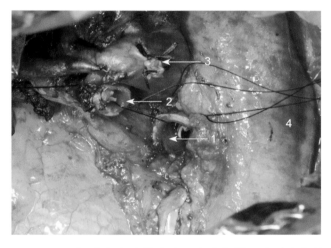

图 3-3-12　切除病变肺并吻合左主支气管及上叶支气管断端

1. 左主支气管断端；2. 上叶支气管断端；3. 下叶背段动脉断端；4. 胸主动脉

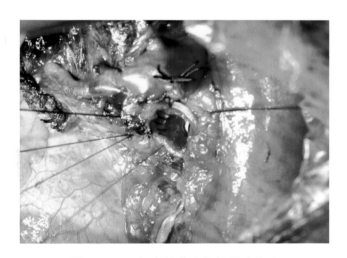

图 3-3-14　间断缝合支气管断端前壁

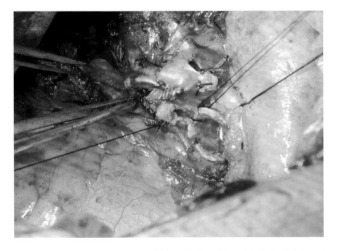

图 3-3-13　从前壁（支气管软骨部）开始间断缝合支气管壁

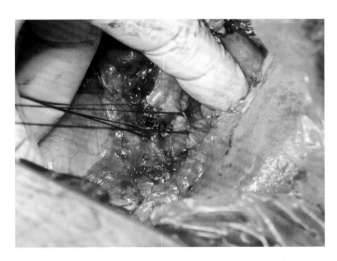

图 3-3-15　前壁缝合完成后开始缝合后壁（支气管膜部）

同样是间断贯穿缝合。为了断端对应整齐，可以在缝线后暂不打结（图3-3-17），待后壁所有线缝完后，再逐一打结（图3-3-18）。

进行水下试验，请麻醉师双肺通气，检查左肺上叶复张情况，并检查吻合口是否漏气（图3-3-19）。如果发现左肺上叶不张要及时查找原因予以纠正。

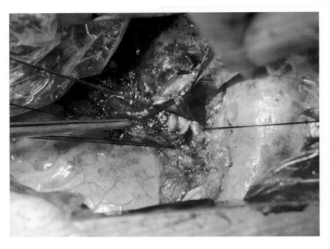

图3-3-16　前壁缝合完成后开始缝合后壁

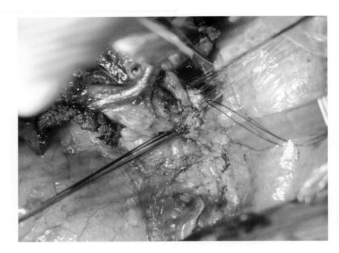

图3-3-18　支气管断端缝合完成

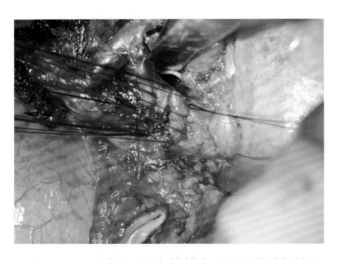

图3-3-17　间断缝合支气管断端后壁（缝线未打结）

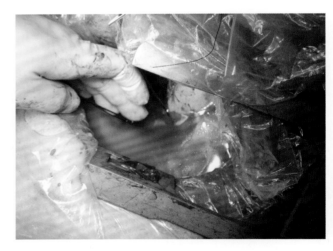

图3-3-19　冲洗胸腔，检查是否有漏气

6. 清扫纵隔淋巴结并加固吻合口

清扫纵隔淋巴结，操作详见相关章节。游离带蒂的心包外脂肪及部分纵隔胸膜，包埋支气管吻合口（图 3-3-20）。检查胸腔有无出血，严格止血，冲洗胸腔后关胸。

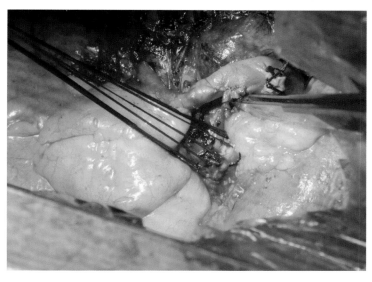

图 3-3-20　游离心包外脂肪包埋支气管吻合口

四、专家评述

解剖学上左肺上叶支气管较短，而左肺下叶中心型肿瘤易累及二级隆突，且肿瘤易侵犯叶间肺动脉干至上叶舌段，因此临床上左肺下叶完全袖式切除应用较少。其难点在于左肺上叶支气管短小且位置较深，术中需将其与周围肺静脉充分游离，并游离肺动脉便于吻合时牵拉；而向前牵拉上叶时常造成上叶支气管断端与左主支气管断端有角度旋转，并且上叶支气管与左主支气管在管径上有明显差异，因此无论是间断缝合还是腔镜下 prolene 线连续缝合，吻合时都要注意随时调节针距，需将支气管膜部和软骨部对齐，防止术后吻合口扭转狭窄，造成上叶复张不良。

（冯　源）

右肺上叶袖式
切除

第四节　支气管袖式右肺上叶切除术

一、概述

　　右肺上叶中心型肺癌在临床中较为常见，病变起源于右肺上叶支气管，病变位于上叶支气管内，但多侵犯上叶支气管开口，部分可向外延伸至右主支气管及右中间干支气管。病变可造成上叶支气管开口阻塞，致右肺上叶阻塞性肺炎及肺不张，部分病变可向前侵犯右肺动脉主干、右肺上叶尖前支动脉（$A^1 + A^3$ 根部）或后升支动脉（Asc. A^2），向上可侵犯奇静脉弓至上腔静脉汇合处。因右中间干支气管较长，有 3~4 cm，解剖上常留有足够距离与右主支气管吻合，因此支气管袖式右肺上叶切除也成为中心型肺癌支气管成形的经典术式。本节将对该术式进行详细讲解。

二、切口选择

1. 胸腔镜切口

　　（1）三孔法：采用第 6 肋间腋前线 1 cm 切口置入胸腔镜，第 4 肋间腋前线 3~4 cm 切口为主操作孔，第 7 肋间肩胛下角线 1.5 cm 切口为副操作孔。

　　（2）二孔法（单操作孔）：采用第 6 肋间腋前线 1 cm 切口置入胸腔镜，第 4 肋间腋前线 3~4 cm 切口为操作孔。

　　（3）单孔法：采用第 4 肋间腋前线与腋中线之间 4 cm 切口作为胸腔镜观察孔及操作孔。

2. 传统切口

　　开放手术可选择经典的第 5 肋间后外侧切口入胸，以便于直接探查游离。

三、手术步骤

1. 手术探查

　　右肺上叶袖式切除术遵循了肺癌外科治疗的两个最大原则，即最大限度地切除病变肺组织，同时最大限度地保留健康肺组织。因此对于开放手术，首先探查叶间裂发育情况，确认胸膜和中下叶无肿瘤种植或转移灶，能进行外科手术治疗；然后探查右肺门结构：肿瘤及肺门淋巴结与右肺动脉干、奇静脉和上腔静脉的关系，初步判断手术的可切除性；最后探查支气管，确认肿瘤位于右肺上叶支气管起始部，右主支气管和隆突尚存留足够的吻合长度，右侧中间干支气管远端也应该存留足够的长度进行吻合。如手术选择胸腔镜微创手术，则直接探查肺门结构较为困难，因此要求术者在术前应仔细阅读患者胸部增强 CT 影像资料，必要时行影像的三维重建，判断肿瘤及淋巴结可能与支气管及肺血管的关系，从而在手术方式选择及手术游离过程中有所准备（图 3-4-1、图 3-4-2）。

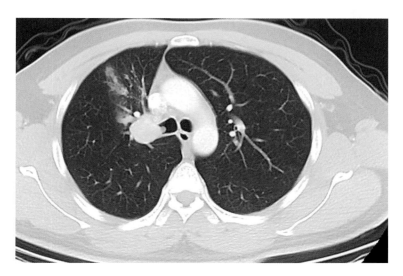

图 3-4-1　右肺上叶中心型肿瘤

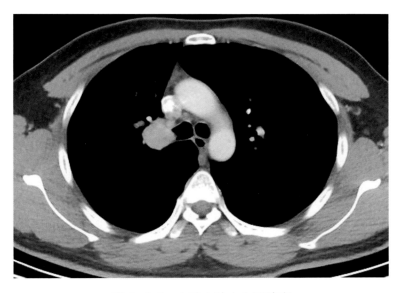

图 3-4-2　右肺上叶中心型肿瘤

2. 松解肺门结构

无论行开放或者胸腔镜微创手术，首先都应松解下肺韧带。该操作有利于肺门向上松解，使中下叶更好地填充上叶缺损的空间，尤其在行中间干支

气管吻合时还可减少吻合口张力，松解后可将第9组淋巴结一并切除（图3-4-3、图3-4-4）。然后将肺叶向后牵拉，显露肺门前方，于膈神经后方切开纵隔胸膜，向下至下肺静脉水平，向上至尖前支动脉，将肺门向前下牵拉，继续切开肺门上方及后方纵隔

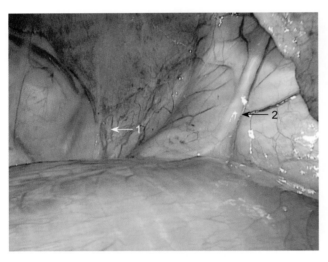

图 3-4-3　松解下肺韧带

1. 下肺韧带；2. 膈神经

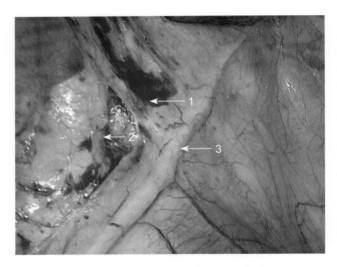

图 3-4-5　切开肺门前方纵隔胸膜

1. 纵隔胸膜；2. 上叶静脉；3. 膈神经

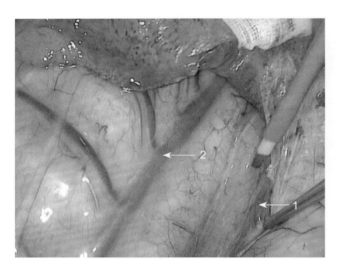

图 3-4-4　切除第9组淋巴结

1. 第9组淋巴结；2. 奇静脉

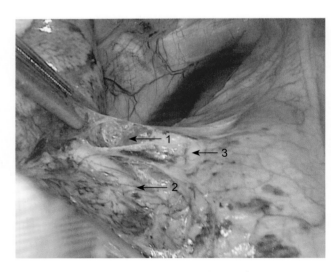

图 3-4-6　切开肺门上方纵隔胸膜

1. 纵隔胸膜；2. 尖前支动脉；3. 奇静脉弓

胸膜（图 3-4-5 至图 3-4-7）。如肿瘤侵犯奇静脉下壁及后壁，可在奇静脉两端分别以切割缝合器或丝线结扎切断奇静脉，将受侵奇静脉一并切除，并更好地显露 4R 组淋巴结及右主支气管。如病变已侵犯奇静脉汇入上腔静脉处，可根据上腔静脉后壁受侵范围多少，以血管阻断钳或切割缝合器行上腔静脉侧壁成形。松解肺门结构后可将肺门周围淋巴结（第 10 组）一并清扫。笔者认为此处可在肺门后方将隆突下淋巴结清扫，显露中间干支气管，以利于后续支气管切除及成形（图 3-4-8 至图 3-4-10）。

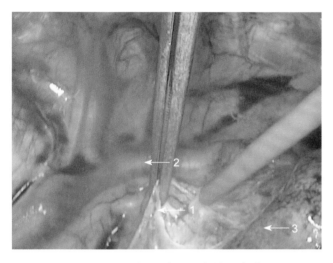

图 3-4-7　切开肺门后方纵隔胸膜
1. 纵隔胸膜；2. 奇静脉；3. 右肺上叶

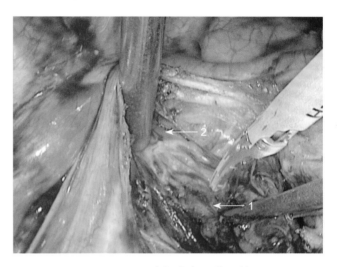

图 3-4-9　清扫隆突下淋巴结
1. 隆突下淋巴结；2. 食管

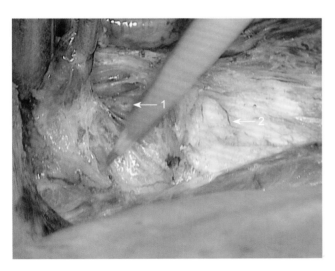

图 3-4-8　清扫隆突下淋巴结
1. 隆突下淋巴结；2. 右中间干支气管

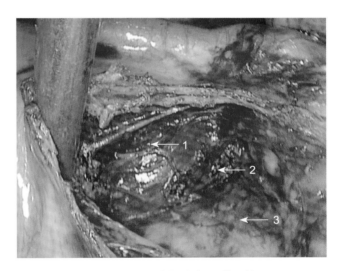

图 3-4-10　清扫隆突下淋巴结
1. 食管；2. 左主支气管；3. 心包

3. 处理上叶各支血管

将右肺上叶向后牵拉，显露右上叶静脉，分别游离该静脉上、下缘组织至肺动脉表面，以直角钳钝性分离后穿过。游离过程中避免损伤静脉后壁及中叶动脉起始部。如确定手术可切除，可以切割缝合器夹闭切断该静脉。如叶间裂完全未发育，并且不能明确肿瘤与肺动脉关系，有右全肺切除风险，可暂将该静脉套线后向下牵拉继续分离动脉，待明确可切除后再行切断（图3-4-11、图3-4-12）。然后向上游离右上叶尖前动脉（图3-4-13、图3-4-14）。该动脉起始部紧邻心包，其与肺动脉主干夹角处常有陈旧性钙化淋巴结，分离时动作应尽量轻柔，如陈旧性淋巴结与动脉无法分离，可以prolene线在动脉根部贯穿"8"字缝闭该动脉，然后于动脉远端游离其A1、A3分支，并分别结扎切断。如尖前支动脉根部受肿瘤或转移淋巴结侵犯无法分离，需打开叶间裂评估肺动脉受侵长度及范围，以明确是否右全肺切除。在切断尖前支动脉后可继续将上叶向后牵拉，沿肺动脉表面向后分离，切除动脉周围淋巴结，并于右上叶静脉断端后方游离上叶后升支动脉（Asc. A^2），可根据动脉粗细决定丝线结扎或者切割缝合器夹闭切断，也可在切开叶间裂后处理该动脉（见图3-4-20）。最后沿肺动脉干向后游离至上叶支气管，此处探查肿瘤与肺动脉干的关系，如无明显侵犯可将肺动脉与右主支气管、上叶支气管根部及右中间干支气管完全分离，以备后续切开支气管吻合。

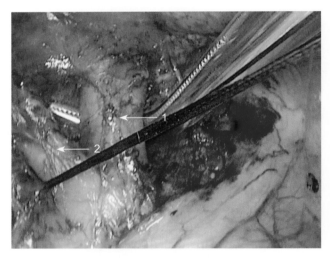

图3-4-11 游离右上叶静脉
1. 右上叶静脉；2. 右中叶静脉

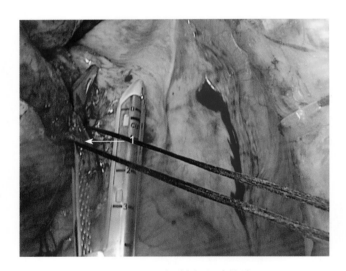

图3-4-12 切断右上叶静脉
1. 右上叶静脉

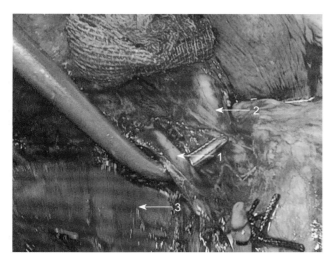

图 3-4-13　游离右上尖前支动脉（该病例 A¹、A³ 不共干）
1. 右上 A^3；2. 右上 A^1；3. 右肺动脉主干

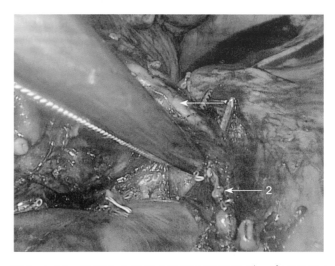

图 3-4-14　游离右上尖前支动脉（该病例 A¹、A³ 不共干）
1. 右上 A^1；2. 右上 A^3 断端

4. 处理叶间裂

如叶间裂部分发育，其处理方法与标准右肺上叶切除基本相同（图 3-4-15 至图 3-4-19），此处不再重复。如患者叶间裂发育较差，尤其在胸腔镜手术中解剖叶间裂困难，笔者建议在明确肿瘤未侵犯右

肺动脉主干的情况下，可切断上叶各支动静脉，并以组织剪剪开上叶支气管根部（拟侧壁成形）或完全离断右主支气管与右中间干支气管（拟袖式成形），然后将右肺上叶提起，以切割缝合器沿肺动脉干表面连续切开水平裂及斜裂后部。剪裁过程中注意切缘与肿瘤要有足够距离，并注意勿将叶间淋巴结切

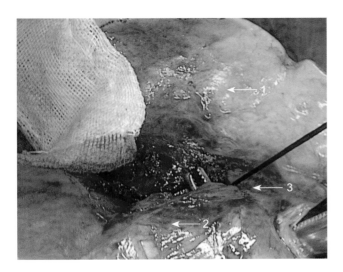

图 3-4-15　游离并切开水平裂
1. 右肺上叶；2. 右肺中叶；3. 水平裂

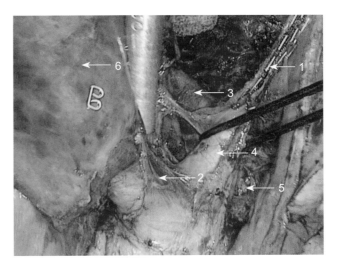

图 3-4-16　游离并切开水平裂
1. 水平裂；2. 中叶静脉；3. 中叶动脉；4. 右上叶静脉；5. 右肺动脉主干；6. 右肺中叶

割残留，在移除右肺上叶标本后再行支气管成形。如肿瘤叶间裂未发育并且肿瘤已侵犯右肺动脉主干无法分离，此时全胸腔镜手术切除风险较大，建议转为开胸手术，游离右肺动脉主干备右全肺切除，并仔细分离叶间裂，根据肺动脉受侵情况明确有无肺动脉成形可能以保留中下叶。

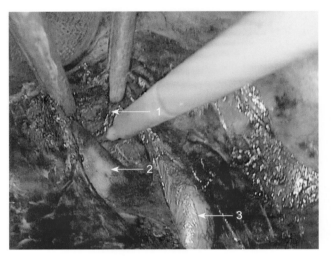

图 3-4-17　游离并切开斜裂后部
1. 叶间淋巴结；2. 下叶背段动脉；3. 右上 V²a+b

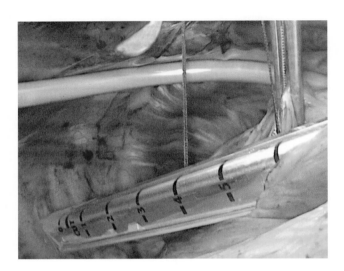

图 3-4-19　游离并切开斜裂后部

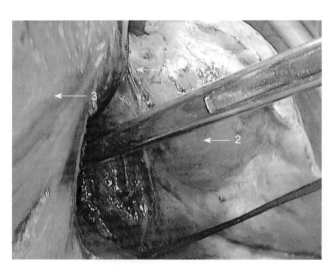

图 3-4-18　游离并切开斜裂后部
1. 斜裂后部；2. 右肺上叶；3. 右肺下叶

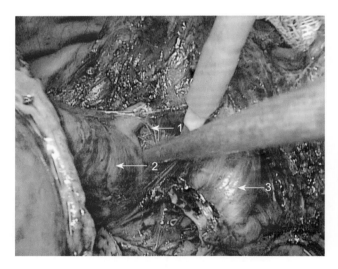

图 3-4-20　游离并切断右上 Asc. A²
1. 右上 Asc. A²（后升支动脉）；2. 叶间动脉主干；3. 右上叶静脉断端

5. 支气管/肺动脉成形术

在助手将右肺动脉主干向前方推压，以充分显露和解剖右肺门后方的右肺上叶支气管、右中间干支气管和右主支气管，并分别在右中间干支气管和

右主支气管缝线作为牵引线（胸腔镜手术省略此步骤，图3-4-21、图3-4-22）。在中间干支气管标记线近端切断或剪断中间干支气管，有时可见上叶支气管管腔内肿物（图3-4-23、图3-4-24）。在右主支气管牵引线远端切断或剪断右主支气管，保证肿物完

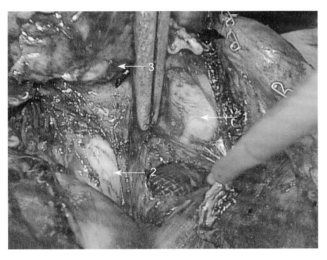

图 3-4-21　松解右主支气管及右中间干支气管前方

1. 右主支气管；2. 右中间干支气管；3. 右肺上叶根部肿瘤

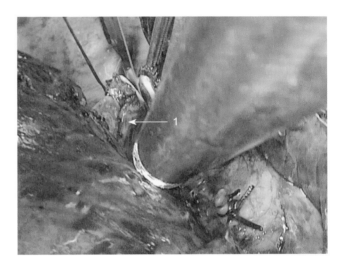

图 3-4-23　以尖刀切开右中间干支气管

1. 右中间干支气管

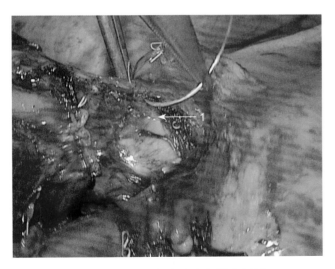

图 3-4-22　缝合右主支气管牵引线

1. 右主支气管

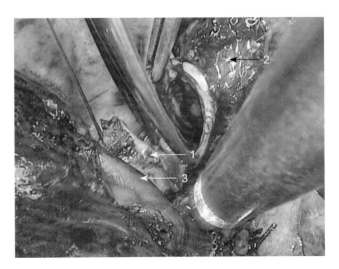

图 3-4-24　以剪刀剪开右中间干支气管

1. 右中间干支气管；2. 右肺上叶根部肿瘤；3. 右肺动脉主干

全切除（图3-4-25），移除右肺上叶标本，将支气管切缘远端（右中间干支气管侧，图3-4-26）及支气管切缘近端（右主支气管侧，图3-4-27）分别送冰冻病理检查，如病理提示切断有癌残留，则扩大支气管切除范围。如病理回报为阴性，则用可3-0可吸收

线将右主支气管和右中间干支气管两侧断端间断缝合。笔者建议此处先游离切断奇静脉弓（图3-4-28），一并清扫纵隔第2R、4R组淋巴结，以松解右主支气管便于后续吻合（图3-4-29、图3-4-30）。

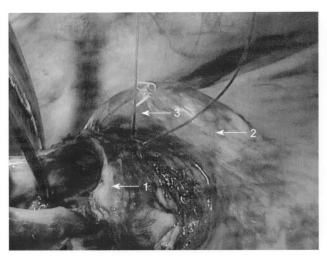

图3-4-25 以剪刀剪开右主支气管

1.右主支气管；2.奇静脉弓；3.牵引线

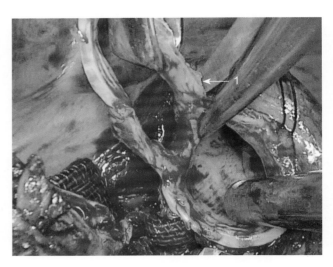

图3-4-27 以剪刀留取右主支气管切缘

1.右主支气管切缘

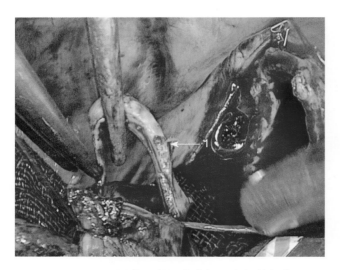

图3-4-26 以剪刀留取右中间干支气管切缘

1.右中间干支气管切缘

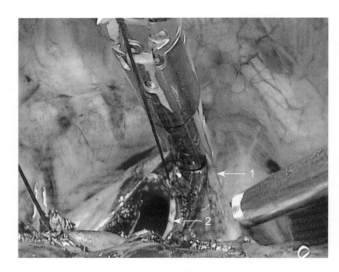

图3-4-28 游离并切断奇静脉弓

1.奇静脉弓；2.右主支气管

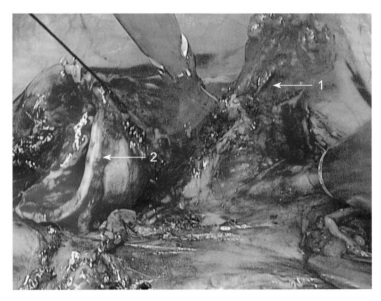

图 3-4-29　清扫上纵隔淋巴结

1.4R 组淋巴结；2.右主支气管

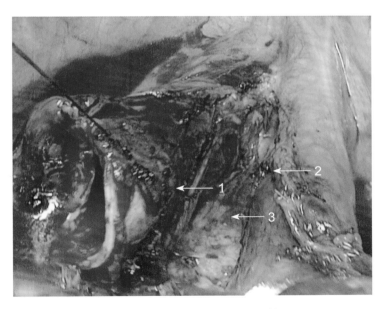

图 3-4-30　清扫上纵隔淋巴结

1.气管；2.上腔静脉；3.心包上缘

先吻合显露较差的后壁，后吻合前壁，也可选择 3-0 prolene 线或者倒刺线连续缝合。该两种缝合是胸腔镜手术吻合的常用方法，此处以倒刺线缝合为例：首先在支气管膜部与软骨部交界处以可吸收线缝合一针标记（图 3-4-31、图 3-4-38），在此针前方以 3-0 倒刺线在右主支气管由腔外向腔内进针缝合，在右中间干支气管由腔内向腔外缝合（图 3-4-32 至图 3-4-34），如此方向由支气管软骨部底部向前向

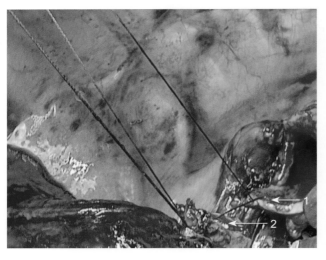

图 3-4-31　在支气管膜部与软骨部交界处缝线标记（下缘）
1. 右主支气管；2. 右中间干支气管

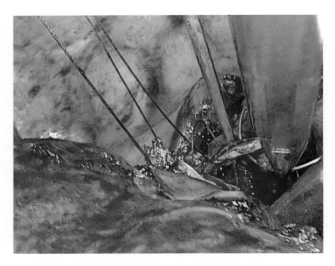

图 3-4-33　倒刺线吻合支气管软骨部

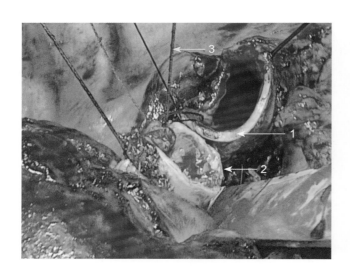

图 3-4-32　倒刺线吻合支气管软骨部
1. 右主支气管；2. 右中间干支气管；3. 倒刺线

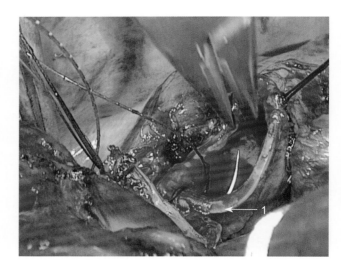

图 3-4-34　倒刺线吻合支气管软骨部
1. 气管软骨部（下壁）

上连续外翻缝合至支气管软骨部上部与膜部交界处（图 3-4-35 至图 3-4-40），在此处反缝两针后将支气管向前牵拉，以可吸收线 2~3 个"8"字缝闭支气管膜部以完成吻合（图 3-4-41、图 3-4-42）。吻合完毕后，嘱麻醉师恢复右肺中、下叶通气，观察水下是否漏气，中、下叶是否能完全膨胀，注意通气过程

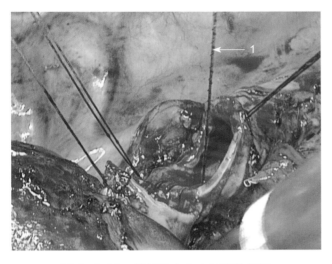

图 3-4-35　倒刺线吻合支气管软骨部
1. 倒刺线

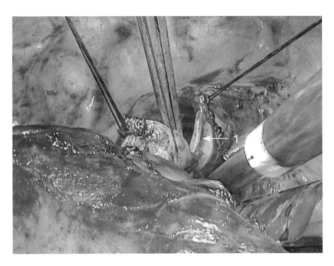

图 3-4-37　倒刺线吻合支气管软骨部
1. 气管软骨部（前壁）

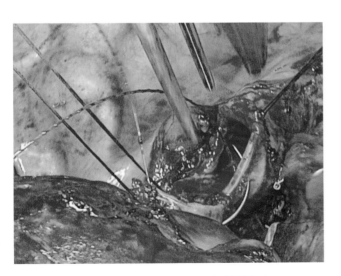

图 3-4-36　倒刺线吻合支气管软骨部

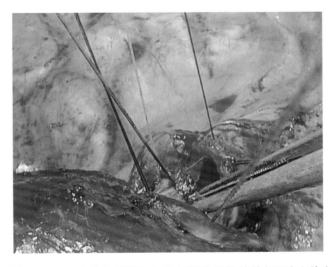

图 3-4-38　在支气管膜部与软骨部交界处缝线标记（上缘）

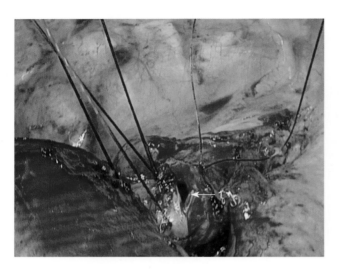

图 3-4-39　倒刺线吻合支气管软骨部
1.气管软骨部（上壁）

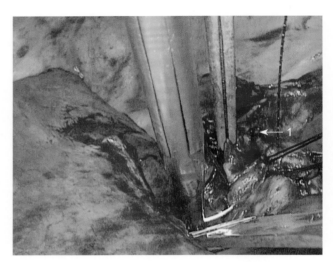

图 3-4-41　可吸收线吻合支气管膜部
1.气管膜部

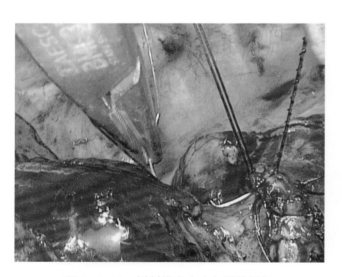

图 3-4-40　倒刺线吻合支气管软骨部

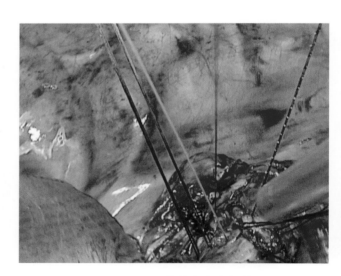

图 3-4-42　可吸收线吻合支气管膜部

中有无异常阻力及漏气。吻合过程中避免同一位置反复进出针损伤支气管。如右主支气管与右中间干支气管口径不一致应注意调整两侧针距；提线方向与支气管平行避免垂直撕裂支气管；尤其在缝合支气管前壁时助手应注意向前推压肺动脉避免损伤；

如中间干支气管切除较多，缝合时避免将中叶支气管开口缝窄，以免术后反复出现中叶炎症。为减少支气管吻合口瘘，可游离带蒂心包外脂肪，将之包绕吻合口，包绕全周后缝合固定；也可以奈维补片环周包绕（图3-4-43、图3-4-44）。

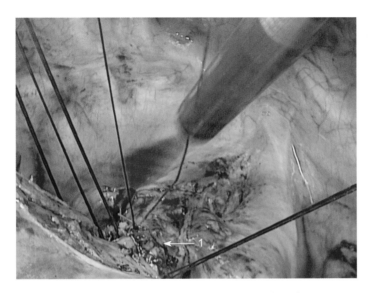

图3-4-43　吻合完成后以奈维补片包绕吻合口
1.吻合口

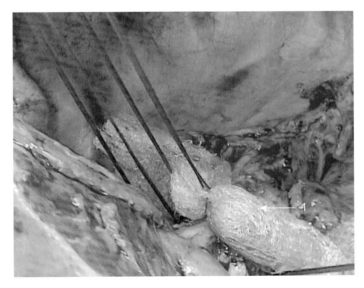

图3-4-44　吻合完成后以奈维补片包绕吻合口
1.奈维补片

如术中探查发现肿瘤侵犯右肺动脉主干及后升支动脉，可游离右肺动脉主干及叶间动脉干，并分别阻断，剪开肺动脉壁，切除受侵肺动脉后以 4-0 prolene 线完成缝合。此处如受侵肺动脉较为狭长，可以阻断后完成长侧壁成形；如受侵动脉壁范围大于 1/3 周，应考虑袖式肺动脉成形；如受侵动脉壁较长且范围较广，无法单纯完成肺动脉成形，则可行右全肺切除。如受侵肺动脉范围较小且阻断肺动脉距离足够，可考虑胸腔镜下完成肺动脉成形。待肺动脉成形完成后，可剪开支气管，移除右肺上叶标本，继续完成支气管成形。

四、专家评述

右肺上叶支气管开口距离气管隆突较近，因此肿瘤更贴近右肺门重要结构，如上腔静脉及肺动脉主干近段，并且上叶尖前支动脉发出位置较高，如此处受侵可能需打开心包处理右肺动脉主干，使得右肺上叶袖式切除或双袖式切除存在困难，并且患者多接受了术前新辅助治疗后行手术切除，因此需要有成形经验的胸外科医生完成。部分难度不大的支气管、血管成形手术可以在胸腔镜下完成，而笔者认为无论是开放手术还是胸腔镜手术，均应在相对安全且根治的前提下进行，从而尽量减少术中严重出血及术后并发症的发生。

手术中支气管肿瘤与肺动脉完全分离是重要步骤，在此条件下可进一步完成支气管成形手术。而叶间裂发育与否是患者自身的重要因素，如叶间动脉受侵严重并且叶间裂未发育，由于解剖阻断下游肺动脉困难，手术可能转为右全肺切除，因此切断右上叶静脉时应考虑好手术的可操作性与全肺切除的可耐受性。

手术中肺动脉及支气管周围淋巴结可能为转移性淋巴结，在完成根治性手术切除时应一并清扫彻底。部分淋巴结与肺动脉及其分支关系密切，手术中应仔细分离，并应在周围解剖结构分离清楚的前提下进行。此时如有出血仍可钳夹后缝合或者压迫止血，切忌在周围组织未打开的情况下强行分离肺血管与周围肿瘤或淋巴结等组织，增加止血难度。

该术式有一定并发症发生率和死亡率，其中术中出血、术后支气管胸膜瘘、肺动脉出血、急性呼吸窘迫综合征（ARDS）等均可能发生，部分可致患者死亡。术中谨慎操作、吻合确切、吻合口隔离保护尤为重要，术后根据患者排痰情况及 X 线胸片酌情行支气管镜检查。尽管如此，文献报道其死亡率约 2%，尤其在患者长期吸烟、既往内科病史、肿瘤侵犯范围较广、术前接受新辅助化疗／免疫治疗等，因此建议手术前向患者及家属充分告知风险。

（吕　超）

第五节　左/右全肺切除术

| 右全肺切除术

一、概述

一侧的全肺切除，会使得患者的肺功能突然损减约50%甚至以上。尤其是右全肺切除术，由于右肺功能占全部呼吸功能的55%左右，行右全肺切除术后呼吸、循环系统将突然承受很大负担，原有患慢性阻塞性肺疾病或心脏储备功能较低的患者术后易并发呼吸功能不全、心律失常、急性心功能衰竭等严重并发症。而且，全肺切除术后一旦并发支气管胸膜瘘或者胸腔感染往往很难控制，因此，全肺切除术后的并发症发生率和死亡率均高于肺叶切除。同时，全肺切除后患者体力和活动能力会受到较大影响，生活质量下降较为明显。所以，全肺切除术的选择需要十分慎重，凡有可能行肺叶切除或袖式肺叶切除手术的病例均需尽量避免行全肺切除术。预计可能行全肺切除术者，术前需充分完善肺功能及肺灌注显像等检查，以全面评估患者通气、换气功能水平以及右肺占全部肺功能的比例，并应考虑患者的年龄、既往病史以及一般身体情况；同时术前应评估肿瘤病理类型、分期、使用过何种新辅助治疗方案和治疗效果等多方面因素，以确定全肺切除在相对安全的情况下可能使患者生存获益；术中探查肿瘤后应尽量通过袖式切除或侧壁成形的方法保留肺组织，在无法保留的情况下再最终选择右全肺切除术。

1. 手术适应证

全肺切除术最常见的适应证是中央型肺癌，其次是单侧肺广泛性支气管扩张和损毁肺，具体适应证如下：

（1）无法行肺叶切除或袖式肺叶切除的原发性肺癌，常见的情况有：肿物或淋巴结侵犯肺动脉主干或叶间动脉，肿物或淋巴结侵犯叶动脉根部；肿物跨叶裂生长侵犯邻近肺叶；支气管腔内病变行肺叶切除或袖式肺叶切除限度无法保证支气管切缘无瘤的中央型肺癌；瘤体巨大，无法显露和处理肺叶血管或支气管。

（2）慢性广泛性肺结核造成的单侧全肺毁损；或保守治疗失败的咯血/浓痰症状的单侧弥漫性支气管扩张，对侧肺功能可耐受者。

（3）肺实质大面积损毁的肺外伤，气道出血无法控制存在窒息可能者。

（4）单侧弥漫性胸膜间皮瘤大面积侵入肺裂和肺实质者。

2. 手术禁忌证

（1）严重心、肺、肝、肾功能不全及凝血机制障碍。

（2）慢性阻塞性肺疾病，第一秒时间肺活量小于60%，动脉血氧饱和度低于80%。

（3）肺门严重冰冻状态，肺动脉心包内段受侵，手术风险过大者。

（4）上、下肺静脉心包内段受侵，静脉心房入口处癌栓体积较大者。

（5）上腔静脉综合征形成，术前估计难以同期施行腔静脉重建者。

（6）术前存在喉返神经麻痹。

（7）术前胸腔存在感染，术后脓胸不可避免，并极易并发支气管胸膜瘘者。

（8）对侧肺存在感染性或出血性疾病者，必须彻底控制症状后再考虑手术治疗。

二、切口选择

手术选择左双腔气管插管，常规消毒铺巾，常选择后外侧标准切口，即第4或第5肋间右后外侧切口。在微创手术技术成熟的中心也可选用胸腔镜手术微创切口，但操作孔直径可较微创肺叶切除手术略大，以利于标本取出。具体观察孔和操作孔选择位置如下：

（1）三孔法：采用第7肋间腋中线1 cm切口置入胸腔镜，第3或第4肋间腋前线与锁骨中线之间3~4 cm切口为主操作孔，第7或第8肋间腋后线与肩胛下角线之间2 cm切口为辅助操作孔。

（2）二孔法（单操作孔）：采用第7肋间腋中线1 cm切口置入胸腔镜，第4肋间腋前线4~5 cm切口为操作孔。

（3）单孔法：第4或第5肋间腋前线与腋中线之间4~6 cm切口。

三、手术步骤

1. 手术探查

首先要确认胸腔内有无种植转移，有无可疑转移性胸腔积液，之后探查肺门部肿瘤，确认整个右肺组织可以被提起而不是呈固定状态。必要时需将心包切开，探查心包内有无种植转移或肿瘤有无直接侵犯。至少要求心包内肺血管有足够长度供切断及缝合。还要探查右主支气管起始部有无肿瘤侵犯，即需了解右全肺切除是否能够保证肿瘤根治。术前建议行支气管镜检查，从支气管腔内了解肿物与支气管的关系。

2. 游离各支肺静脉及右肺动脉主干

将右肺向后上方牵开后，在膈神经后方、肺门前方纵行切开纵隔胸膜，切开肺静脉血管鞘，在鞘内游离上肺静脉全周（图3-5-1、图3-5-2），并

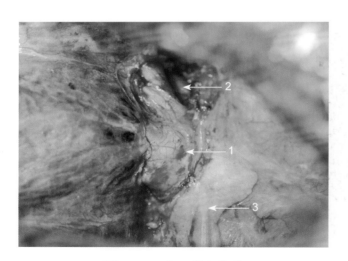

图3-5-1　切开纵隔胸膜
1.上肺静脉；2.右肺动脉主干；3.膈神经

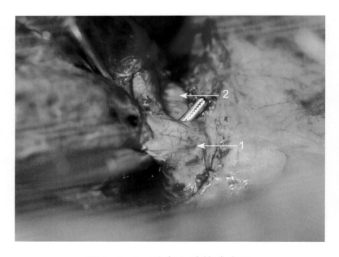

图3-5-2　游离上肺静脉全周
1.上肺静脉；2.右肺动脉主干

用双 7 号线套过上肺静脉留作牵引。此处需要注意上静脉深方的肺动脉，在游离过程中避免损伤（图 3-5-3）。同时一并清扫上肺静脉旁淋巴结，即肺门第 10 组淋巴结（图 3-5-4）。继续向下切开纵隔胸膜，并切开下肺韧带，同上方法在静脉鞘膜内游离下肺静脉（图 3-5-5），并用双 7 号线套过留作牵引

（图 3-5-6）。于上肺静脉头侧的深方寻找右肺动脉主干。游离右肺动脉主干需要在血管鞘内进行，此处为相对疏松组织，血管受损概率最小。游离出右肺动脉主干（图 3-5-7），用血管阻断带套过以备阻断右肺动脉主干（图 3-5-8）。

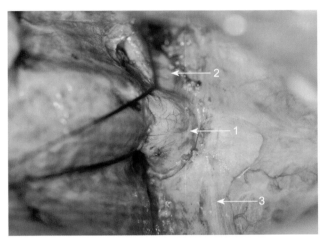

图 3-5-3 双 7 号线套过上肺静脉

1. 上肺静脉；2. 右肺动脉主干；3. 膈神经

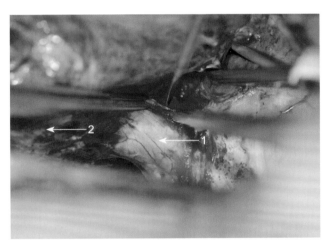

图 3-5-5 游离下肺静脉

1. 下肺静脉；2. 下叶

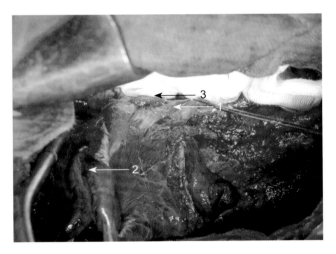

图 3-5-4 上肺静脉旁淋巴结

1. 上肺静脉；2. 右肺上叶；3. 上肺静脉旁淋巴结

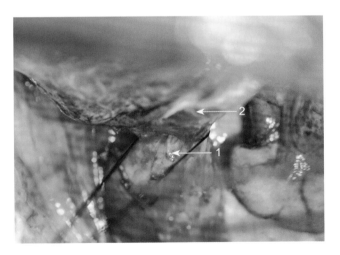

图 3-5-6 双 7 号线套过下肺静脉

1. 下肺静脉；2. 下叶

145

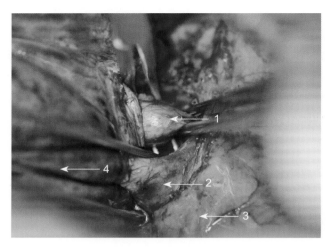

图 3-5-7　游离右肺动脉主干

1.右肺动脉主干；2.上肺静脉；3.膈神经；4.上叶

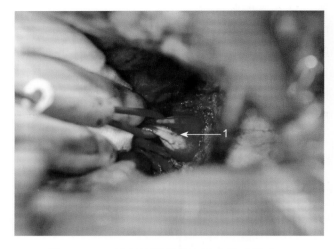

图 3-5-8　用血管阻断带套过右肺动脉主干

1.右肺动脉主干

3. 结扎切断各支肺静脉及右肺动脉主干

　　右肺占据肺功能较多，如果在患者不能耐受右全肺切除的情况下盲目切除，会造成致命后果。在手术时用血管阻断带阻断右肺动脉主干至少30分钟，

必要时要求麻醉师给予空气通气或40%的氧气通气后仍能保证氧饱和度正常，方能切断各血管。上肺静脉较粗大，为避免血管闭合不确切，可先用无创血管钳临时阻断上肺静脉钉夹闭合线的近心端（图3-5-9、图3-5-10）。切断上肺静脉后，缓慢松开无创

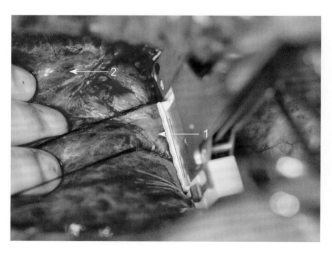

图 3-5-9　用血管线性缝合器闭合上肺静脉

1.上肺静脉；2.上叶

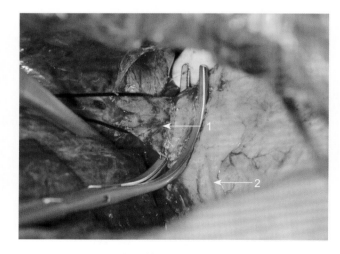

图 3-5-10　无创血管钳暂时阻断上肺静脉近心端

1.上肺静脉；2.膈神经

血管钳。如有血管断端渗血，可立即夹闭无创血管钳，从容处理血管断端。为避免上肺静脉切断后肺叶内血液倒流，污染视野及胸腔，用 7 号线结扎上肺静脉远心端。同理用无创血管钳临时阻断下肺静脉钉夹闭合线的近心端（图 3-5-11、图 3-5-12），切断血管后，缓慢松开无创血管钳。用 7 号线结扎下肺静脉远心端。中叶静脉较细，可用丝线直接结扎

或缝扎切断。切断静脉后，方可结扎右肺动脉主干。可用血管线性缝合器闭合右肺动脉主干，并用无创血管钳临时阻断右肺动脉主干（图 3-5-13、图 3-5-14）。为稳妥起见，笔者习惯用 4-0 prolene 线再次缝合血管断端（图 3-5-15）。缝合完毕后再缓慢松开无创血管钳。对于以上肺动、静脉的处理，也可采用切割缝合器一次性缝合切割。

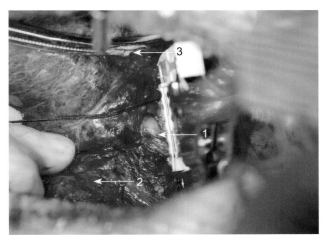

图 3-5-11　用血管线性缝合器闭合下肺静脉
1. 下肺静脉；2. 右肺下叶；3. 上肺静脉远心端

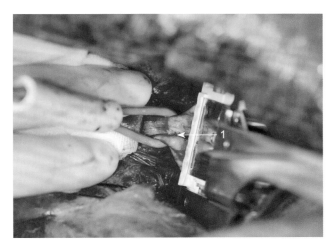

图 3-5-13　用血管线性缝合器闭合右肺动脉主干
1. 右肺动脉主干

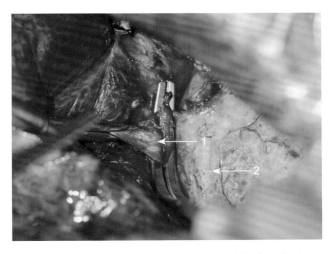

图 3-5-12　无创血管钳暂时阻断下肺静脉近心端
1. 下肺静脉；2. 膈神经

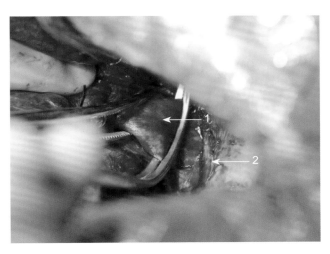

图 3-5-14　无创血管钳暂时阻断右肺动脉主干近心端
1. 右肺动脉主干；2. 膈神经

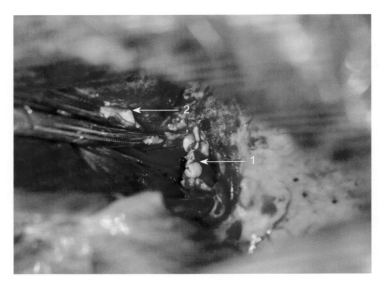

图 3-5-15　以 4-0 prolene 线缝合右肺动脉主干断端

1. 右肺动脉主干近心端；2. 右肺动脉主干远心端

4. 处理右主支气管

上肺静脉、下肺静脉及右肺动脉主干切断后，右肺仅剩右主支气管与纵隔相连。清扫隆突下淋巴结，游离右主支气管周围组织（图 3-5-16），用线性缝合器闭合切断右主支气管（图 3-5-17）。建议采用钉夹高度为 4.8 mm 的缝合器。移除右肺标本后，可清晰见到上肺静脉、下肺静脉、右肺动脉主干及右

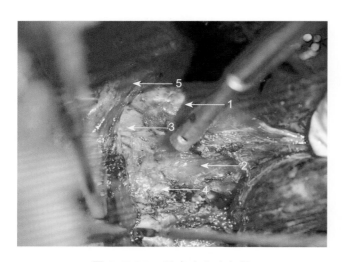

图 3-5-16　游离右主支气管

1. 上叶支气管；2. 中间干支气管；3. 右主支气管；4. 隆突；
5. 奇静脉弓

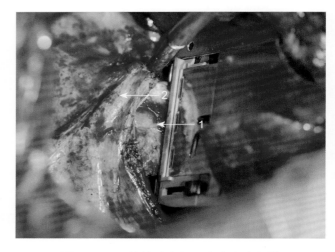

图 3-5-17　线性缝合器闭合右主支气管

1. 右主支气管；2. 奇静脉弓

主支气管断端（图 3-5-18、图 3-5-19）。向胸腔注入生理盐水，嘱麻醉师双肺通气观察有无右主支气管断端漏气。右主支气管断端承受气流压力较大，为稳妥起见，可游离心包外脂肪、纵隔胸膜或带蒂肋

间肌，将其包裹于右主支气管断端，减少术后支气管胸膜瘘发生率（图 3-5-20、图 3-5-21）。以上用于包裹右主支气管断端的组织根据个人经验进行选择。冲洗胸腔，检查胸腔无异常后关胸。

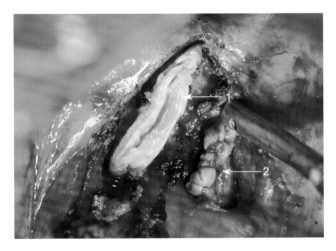

图 3-5-18 右主支气管和右肺动脉主干近心端
1.右主支气管断端；2.右肺动脉主干近心端

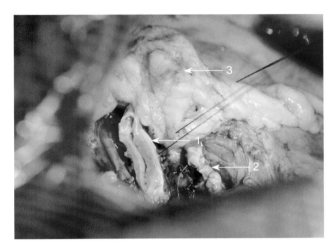

图 3-5-20 将游离的心包外脂肪组织固定于右主支气管断端
1.右主支气管断端；2.右肺动脉主干近心端；3.心包外脂肪组织

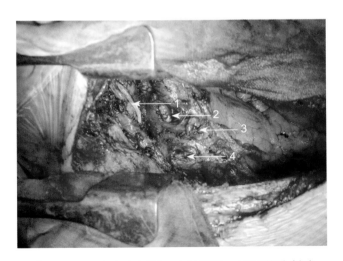

图 3-5-19 右主支气管、上肺静脉、下肺静脉断端
1.右主支气管断端；2.右肺动脉主干近心端；3.上肺静脉近心端；4.下肺静脉近心端

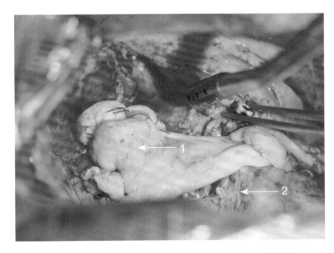

图 3-5-21 心包外脂肪组织包绕右主支气管断端后
1.心包外脂肪组织；2.膈神经

四、专家评述

直角钳游离上肺静脉后壁时注意避免损伤右肺动脉前壁及右侧第一支动脉。若遇分离静脉后壁困难时，可选择先将静脉的最上分支（V^1）结扎切断后再行分离。

左全肺切除

术中应小心避免右肺动脉损伤，游离右肺动脉主干前应先将右主支气管上缘与右肺动脉尽量分开，遇动脉主干粗短情况时可先将尖前段动脉结扎后再进一步分离。

术中在清扫隆突下淋巴结、游离下肺静脉及分离右主支气管时均需小心勿损伤食管，游离以上结构时建议先明确辨认食管位置。

‖ 左全肺切除术

一、概述

同右全肺切除术相似，预计可能行左全肺切除术者，除术前常规心肺功能检查外，建议额外完善肺灌注核素显像检查，并且术中在给予普通空气的情况下，阻断左肺动脉主干15分钟以上，以模拟患者切除左全肺后的情况。并应考虑患者年龄、既往病史以及一般身体情况；同时术前应评估肿瘤病理类型、分期、使用过何种新辅助治疗方案和治疗效果等多方面因素，以确定全肺切除在相对安全的情况下可能使患者生存获益；术中探查肿瘤后应尽量通过袖式切除或侧壁成形的方法保留肺组织，在无法保留的情况下再最终选择左全肺切除。

1. 手术适应证

（1）肿物或淋巴结侵犯肺动脉主干或叶间动脉，肿物或淋巴结侵犯叶动脉根部。

（2）肿物跨叶裂生长大范围侵犯邻近肺叶，无法行邻近肺叶的部分切除。

（3）支气管腔内病变行肺叶切除或袖式肺叶切除限度无法保证支气管切缘无瘤的中央型肺癌。

（4）瘤体巨大，无法显露和处理肺叶血管或支气管。

（5）单侧弥漫性胸膜间皮瘤大面积侵入肺裂和肺实质者。

（6）慢性广泛性肺结核造成的单侧全肺毁损；或保守治疗失败的咯血/浓痰症状的单侧弥漫性支气

管扩张，对侧肺功能可耐受者。

（7）肺实质大面积损毁的肺外伤，气道出血无法控制存在窒息可能者。

2. 手术禁忌证

（1）严重心、肺、肝、肾功能不全及凝血机制障碍。

（2）慢性阻塞性肺疾病，第一秒时间肺活量小于60%，动脉血氧饱和度低于80%。

（3）肺门严重冰冻状态，肺动脉心包内段受侵，手术风险过大者。

（4）上、下肺静脉心包内段受侵，静脉心房入口处癌栓体积较大者。

（5）术前存在喉返神经麻痹。

（6）术前胸腔存在感染，术后脓胸不可避免，并极易并发支气管胸膜瘘者。

（7）对侧肺存在感染性或出血性疾病者必须彻底控制症状后再考虑手术治疗。

二、切口选择

常规消毒铺巾，常选择后外侧标准切口，即第4或第5肋间左后外侧切口。在微创手术技术成熟的中心也可选用胸腔镜手术微创切口，但操作孔直径可较微创肺叶切除手术略大，以利于标本取出。具体观察孔和操作孔选择位置如下：

（1）三孔法：采用第7肋间腋中线1 cm切口置

入胸腔镜，第 3 或第 4 肋间腋前线与锁骨中线之间 3~4 cm 切口为主操作孔，第 7 或第 8 肋间腋后线与肩胛下角线之间 2 cm 切口为辅助操作孔。

（2）二孔法（单操作孔）：采用第 7 肋间腋中线 1 cm 切口置入胸腔镜，第 4 肋间腋前线 4~5 cm 切口为操作孔。

（3）单孔法：第 4 或第 5 肋间腋前线与腋中线之间 4~6 cm 切口。

三、手术步骤

1. 开胸探查

对于术前评估需行全肺切除术的患者，开胸后应详细探查肺门情况，包括肿瘤的大小、位置、是否固定、有无外侵等。术中探查认为可行肺叶或支气管袖式切除的患者，可先行此类手术。支气管切缘送冰冻病理检查，如果结果为阴性，则患者有可能避免全肺切除术。

2. 切开下肺韧带

用肺叶钳钳夹左肺下叶轻拉向后上方，显露下肺韧带，从下方向上切开，以下肺静脉为止点。下肺韧带旁的第 9 组淋巴结在分离过程中可一并清扫（图 3-5-22）。

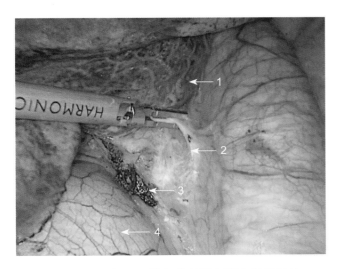

图 3-5-22　切开下肺韧带并清扫第 9 组淋巴结
1. 左肺下叶；2. 下肺韧带；3. 第 9 组淋巴结；4. 心包

3. 处理下肺静脉

切开下肺韧带至下肺静脉，剥离下肺静脉表面纤维结缔组织（图 3-5-23），游离下肺静脉后用 7 号线穿过（图 3-5-24）。

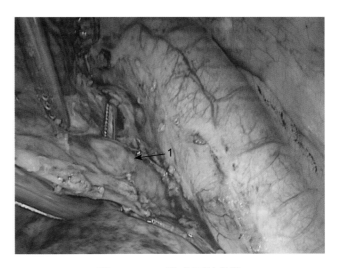

图 3-5-23　游离下肺静脉
1. 下肺静脉

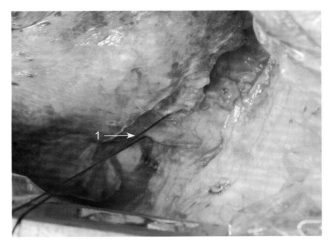

图 3-5-24　游离下肺静脉后用 7 号线套过下肺静脉
1. 下肺静脉

4. 处理上肺静脉

　　将左肺上叶牵向后方，于左肺门前、膈神经后切开纵隔胸膜（图 3-5-25），显露出上肺静脉（图 3-5-26）。将其游离并带双 7 号线牵引（图 3-5-27）。

需注意左肺动脉主干及第一支动脉位于上肺静脉上缘，左主支气管位于上肺静脉的后方，应小心操作避免损伤。此时可于肺门前方看到已经游离好的上肺静脉及下肺静脉（图 3-5-28）。

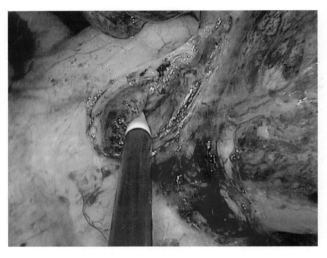

图 3-5-25　清扫肺门淋巴结并游离上肺静脉上缘

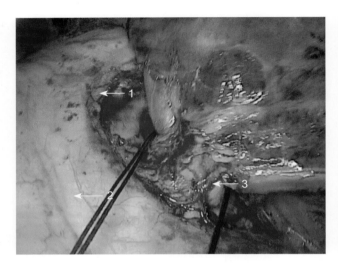

图 3-5-27　上肺静脉带双 7 号线

1. 主动脉弓；2. 膈神经；3. 上肺静脉

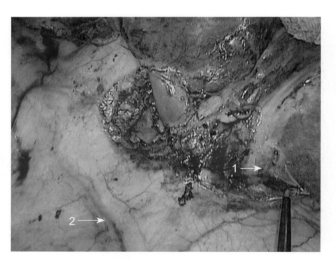

图 3-5-26　游离上肺静脉下缘

1. 上肺静脉下缘淋巴结（第 10 组淋巴结）；2. 膈神经

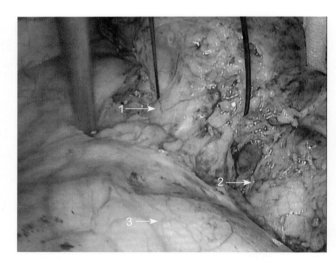

图 3-5-28　游离后的左上肺静脉和下肺静脉

1. 左上肺静脉；2. 左下肺静脉；3. 心包

5. 处理左肺动脉

绕左肺门切开纵隔胸膜，显露出左肺动脉主干（图 3-5-29）。解剖左肺动脉主干，注意牵拉肺时控制力度，避免上叶尖前支动脉根部撕裂出血。游离好左肺动脉主干后，套入肺动脉临时阻断带（图 3-5-30）。此方法的主要目的是在动脉远端出血时，可以收紧临时阻断带控制出血。需要注意的是橡胶管较丝线粗，因此在穿过左肺动脉主干之前应游离充分，不能暴力将其从左肺动脉主干后方拉过。在最后确定行左全肺切除术后，应首先使用已套好的阻断带在左肺动脉主干根部阻断肺动脉血流。若阻断 15 分钟以上，患者血压、心率和血氧饱和度无明显波动，可继续进行左全肺切除手术的操作，否则应改行姑息切除术或放弃手术。

6. 处理肺静、动脉

再次确定患者可接受左全肺切除术，按照无瘤手术原则要求，依次结扎切断肺静脉、肺动脉。亦可使用血管线性缝合器处理静、动脉。首先用血管切割缝合器循双 7 号线穿过上肺静脉（图 3-5-31），确认血管切割缝合器未误夹其他组织后，闭合并切断上肺静脉（图 3-5-32）。用同样方法处理下肺静脉（图 3-5-33、图 3-5-34）。闭合上、下肺静脉后，将左肺上叶拉向前方，显露左肺动脉主干。放置血管线性缝合器，撤去肺动脉阻断带，确认血管线性缝合器未误夹其他组织，闭合左肺动脉主干（图 3-5-35、图 3-5-36）。

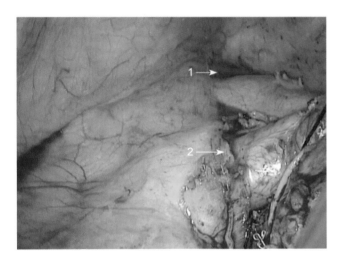

图 3-5-29　游离左肺动脉主干

1. 主动脉弓；2. 左肺动脉主干

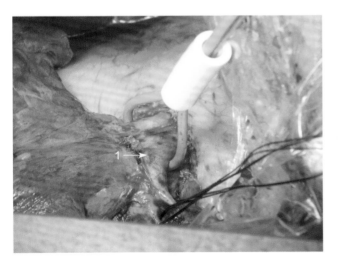

图 3-5-30　左肺动脉主干根部套临时阻断带

1. 左肺动脉主干

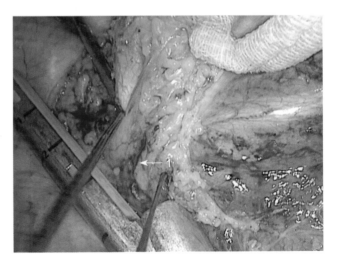

图 3-5-31　闭合上肺静脉

1. 上肺静脉

153

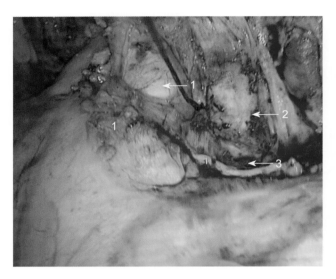

图 3-5-32　闭合上肺静脉后

1.左肺动脉主干；2.左肺上叶支气管；3.左上肺静脉断端

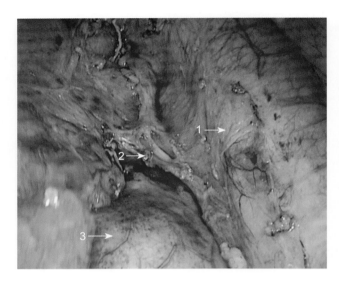

图 3-5-34　检查下肺静脉断端

1.胸主动脉；2.左下肺静脉断端；3.心包

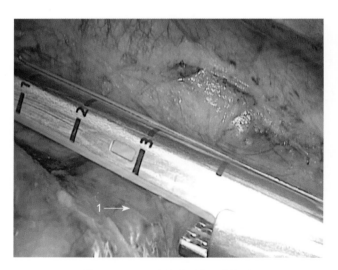

图 3-5-33　夹闭切断下肺静脉

1.左下肺静脉

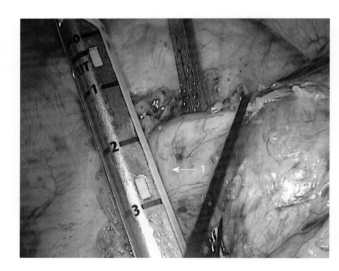

图 3-5-35　闭合并切断左肺动脉主干

1.左肺动脉主干

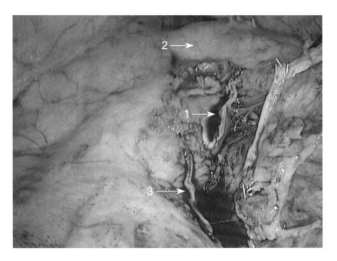

图 3-5-36　左肺动脉主干切断后

1. 左肺动脉主干断端；2. 主动脉弓；3. 左上叶静脉断端

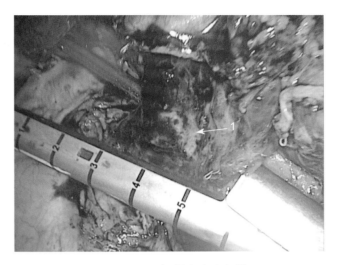

图 3-5-37　切断左主支气管

1. 左主支气管

7. 处理左主支气管

　　将左肺上、下叶均拉向下方，显露并游离左主支气管。左主支气管较长，隆突位置较深。沿左主支气管清扫第 10 组、第 5 组、第 7 组和第 4L 组淋巴结，在距离隆突约 0.5 cm 处闭合切断左主支气管（图 3-5-37、图 3-5-38）。左主支气管断端间断缝合加固（图 3-5-39）。胸腔内置生理盐水，请麻醉师膨肺，检查左主支气管断端是否漏气（图 3-5-40）。如不漏气可进一步清扫左侧纵隔余下的淋巴结。然后游离部分心包外脂肪及纵隔胸膜，带蒂转移包埋左主支气管断端处（图 3-5-41）。冲洗胸腔，充分止血，放置胸管以备手术后调节胸腔压力并关胸，术毕。

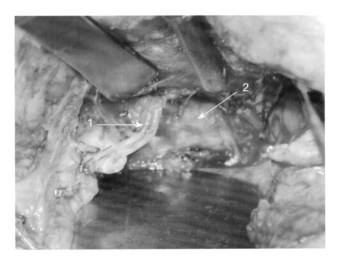

图 3-5-38　切断并闭合左主支气管后

1. 左主支气管断端；2. 右中间干支气管

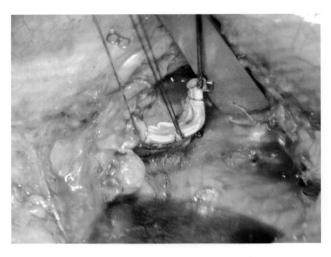

图 3-5-39 左主支气管断端间断缝合加固

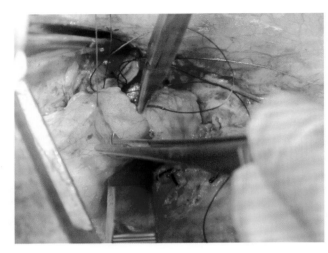

图 3-5-41 游离心包外脂肪包埋左主支气管断端

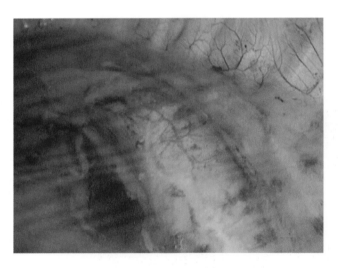

图 3-5-40 检查左主支气管断端是否漏气

四、专家评述

术中可先清扫纵隔第 4L 组、第 5 组、第 6 组及第 7 组淋巴结，便于游离左肺动脉主干，并向深方游离左主支气管至隆突。

清扫第 4L 组、第 5 组淋巴结时需注意避免损伤喉返神经，若损伤该神经可导致声带麻痹，产生发声障碍并造成排痰不畅，严重者可导致频繁误吸。清扫这两组淋巴结时应小心能量器械的使用。建议先沿迷走神经主干找到喉返神经，明确其走行后再行以上区域的操作。

术中在清扫隆突下淋巴结、游离下肺静脉及分离左主支气管时均需小心勿损伤食管，游离以上结构时建议先明确辨认食管位置。

术者建议在游离好左肺动脉主干后，套入肺动脉临时阻断带，在最后确定行左全肺切除术后，应首先使用已套好的阻断带在左肺动脉主干根部阻断肺动脉血流。若阻断 15 分钟以上，患者血压、心率和血氧饱和度无明显波动，可继续进行左全肺切除手术的操作，否则应改行姑息切除术或放弃手术。

（王　嘉）

第六节 气管切除及隆突成形术

一、概述

气管是连接咽喉与支气管肺系统的通气管道。气管长度约 10~13 cm。起自环状软骨下缘（约平第 6 颈椎下缘）至隆突（约平第 4 胸椎水平），通常有 18~22 个软骨环。气管的血供是分段性的，上半部分主要来自甲状腺下动脉的分支，下半部分主要来自支气管动脉的分支。因此，不宜过多游离气管，否则可能影响保留气管的血供和愈合。大气管常见的良性肿瘤为软骨瘤和乳头状瘤，恶性肿瘤为鳞癌、腺样囊性癌及类癌等。将肿瘤所在的气管段切除，并重建气管和隆突是大气管手术的常用方式，本节

将对袖式气管切除和隆突成形进行介绍。

二、袖式气管切除手术

1. 切口选择

上段气管肿瘤可选择经颈部领状切口入路，中段气管肿瘤选择正中开胸前入路切口，气管下段肿瘤及隆突肿瘤常选择经右胸后外侧切口入路。手术以单腔气管插管，细管径以利于气管切开吻合。本节以经颈部袖式气管切除为例对手术进行讲解（图 3-6-1、图 3-6-2）。

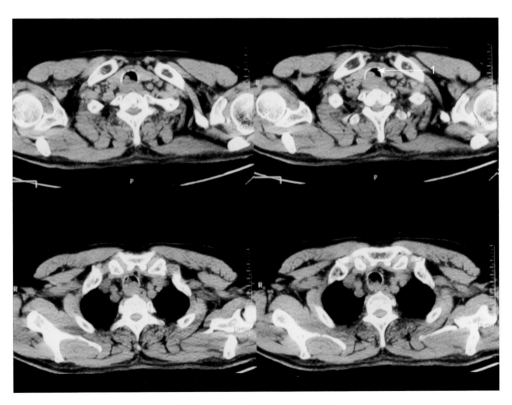

图 3-6-1　主气管上段肿瘤

1. 气管肿瘤

157

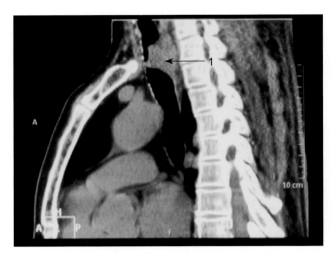

图 3-6-2　主气管上段肿瘤

1. 气管肿瘤

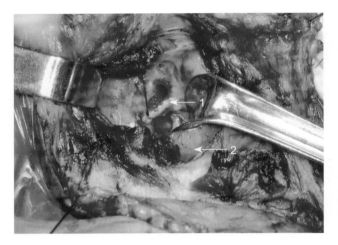

图 3-6-4　游离甲状腺下动脉并结扎切断

1. 左侧甲状腺下动脉；2. 甲状腺左叶

2. 分离探查

　　胸骨上窝 2 cm 领状切口弧形切开，切开颈阔肌，切开带状肌至气管表面。打开两侧甲状腺被膜，将甲状腺下极向对侧牵拉，分别游离气管两侧甲状腺下动脉并结扎切断（图 3-6-3 至图 3-6-5）。气管鞘内钝性游离气管，探查肿瘤位置，肿瘤与周围血管及后壁食管的关系，以及周围淋巴结肿大情况。

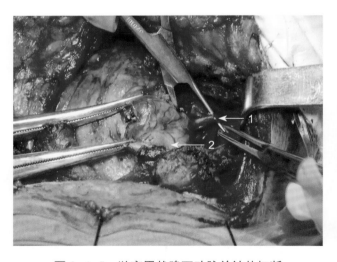

图 3-6-5　游离甲状腺下动脉并结扎切断

1. 右侧甲状腺下动脉；2. 甲状腺右叶

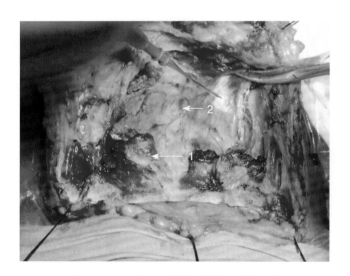

图 3-6-3　横向切开带状肌至气管表面

1. 带状肌；2. 气管

3.肿瘤切除

　　切除气管两侧淋巴结及周围脂肪组织，该组淋巴结常与喉返神经伴行，手术中需仔细辨认喉返神经并加以保护（图 3-6-6、图 3-6-7）。于气管前壁逐层打开气管组织鞘膜至气管两侧（图 3-6-8、图 3-6-9），钝性分离后确认肿瘤可切除，于上、下气管两端缝线标记，然后在气管前壁以尖刀切开进入气

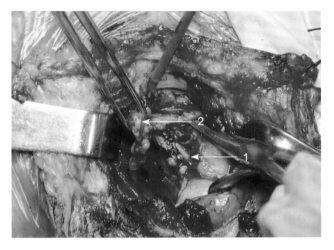

图 3-6-6　切除气管两侧淋巴结及周围脂肪组织

1.左喉返神经；2.左颈 6 区淋巴结

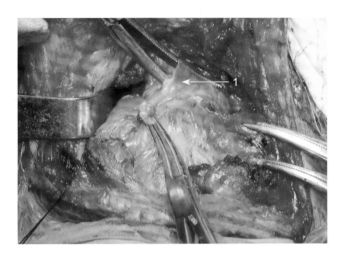

图 3-6-8　打开气管鞘膜

1.气管鞘膜

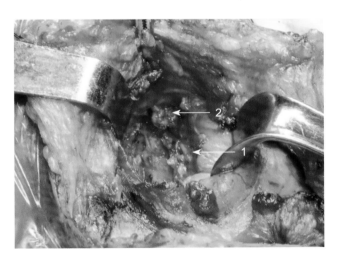

图 3-6-7　切除气管两侧淋巴结及周围脂肪组织

1.左喉返神经；2.左颈 6 区淋巴结

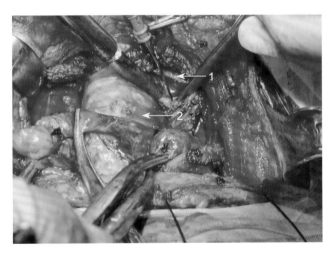

图 3-6-9　打开气管鞘膜

1.气管鞘膜；2.气管

管腔内，此时可见气管插管及气管肿瘤（图 3-6-10、图 3-6-11）。将切口进一步扩大，充分显露肿瘤上、下极，游离气管后壁，探查肿瘤主体位于后壁膜部（图 3-6-12 至图 3-6-14），根据受侵长度切除前壁

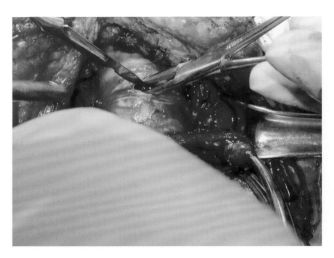

图 3-6-10　以尖刀切开气管前壁软骨

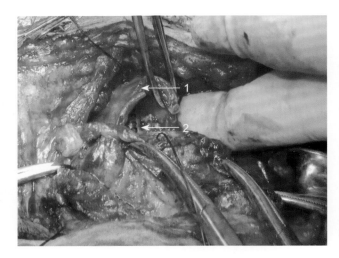

图 3-6-12　探查气管膜部受侵情况
1. 气管；2. 气管插管

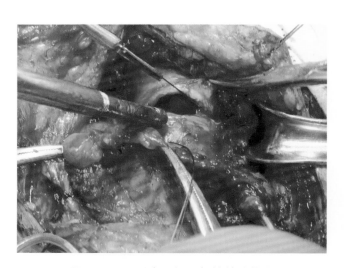

图 3-6-11　以尖刀切开气管前壁软骨

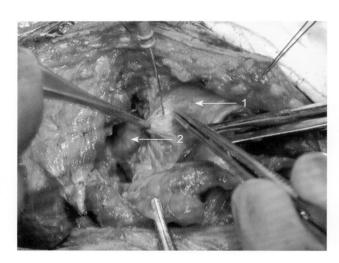

图 3-6-13　游离气管后壁
1. 气管；2. 食管

2个软骨环，切除两侧受侵软骨并沿肿瘤上、下缘切开气管膜部，完整移除肿瘤（图3-6-15至图3-6-17）。

然后在术野内将两端膜部组织进一步修剪送冰冻病理确认无肿瘤残留，准备气管吻合（图3-6-18）。

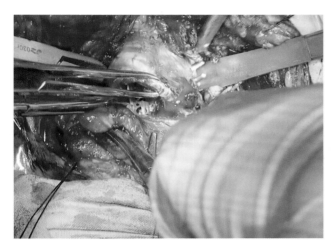

图3-6-14　游离气管后壁

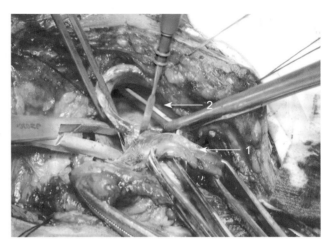

图3-6-16　切开气管肿瘤下缘气管膜部
1.切除的气管软骨环；2.气管插管

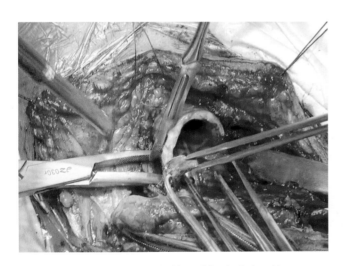

图3-6-15　切开气管下端探查肿瘤下缘

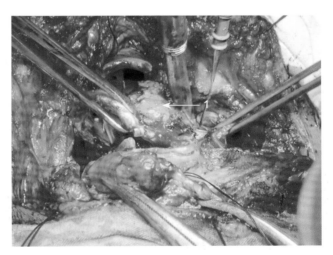

图3-6-17　切开气管肿瘤上缘气管膜部
1.气管肿瘤

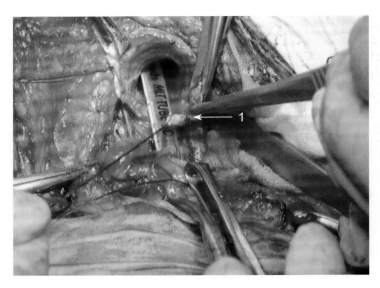

图 3-6-18　以剪刀留取气管切缘送冰冻病理
1.气管切缘

4. 重建气管

考虑上段气管张力较大，尤其是前壁软骨部，建议选择不可吸收的 3-0 prolene 线连续缝合。首先在一侧的气管膜部与软骨部交界处以 3-0 prolene 线缝合打结（图 3-6-19、图 3-6-20），其中一根针沿气管膜部连续外翻缝合以吻合气管后壁（图 3-6-21），至对侧软骨部，局部以可吸收线加固（图 3-6-22）；

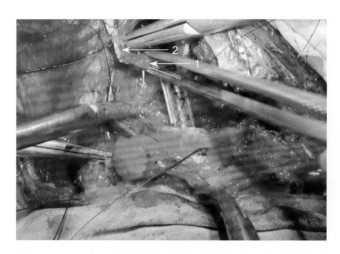

图 3-6-19　在一侧的气管膜部与软骨部交界处缝合打结
1.气管膜部；2.气管软骨部

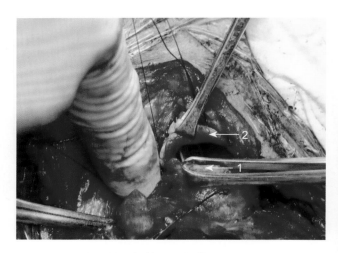

图 3-6-20　在一侧的气管膜部与软骨部交界处缝合打结
1.气管上切缘；2.气管下切缘

然后另一根针于气管腔外进针至对侧气管腔外出针，连续外翻缝合软骨部至气管前壁，针距约 2 mm（图 3-6-23、图 3-6-24）；另一侧将之前的另一根针以同样方法也缝合至气管前壁（图 3-6-25）。将两根滑线收紧，对合好气管切缘后打结（图 3-6-26、图 3-6-27）。吻合完毕后，嘱麻醉师松开气管插管套囊，将

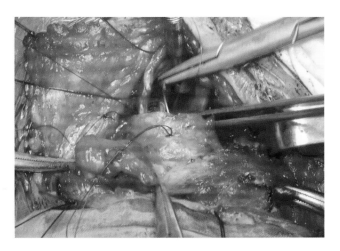

图 3-6-21　连续外翻缝合气管后壁（膜部）

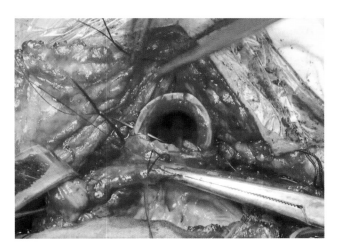

图 3-6-23　连续外翻缝合气管软骨前壁（左侧）

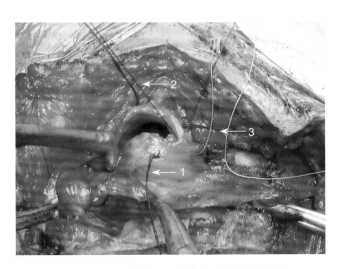

图 3-6-22　吻合口对侧以可吸收线加固
1. 标记线；2. 3-0 prolene 线；3. 可吸收线

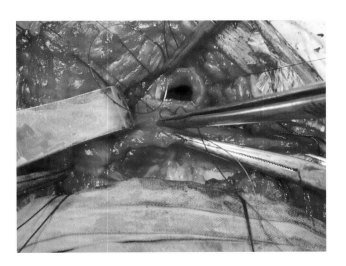

图 3-6-24　连续外翻缝合气管软骨前壁（左侧）

气管插管向上退至气管中上段，手控通气观察水下吻合口是否漏气（图3-6-28）。如吻合满意，可以奈

维补片环绕吻合口（图3-6-29、图3-6-30）。

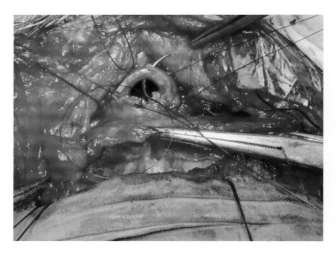

图 3-6-25　连续外翻缝合气管软骨前壁（右侧）

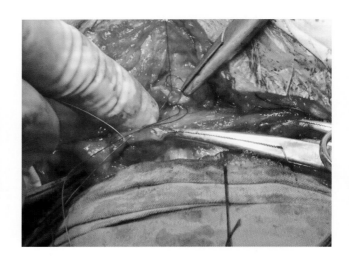

图 3-6-27　两侧滑线在气管前壁收紧打结

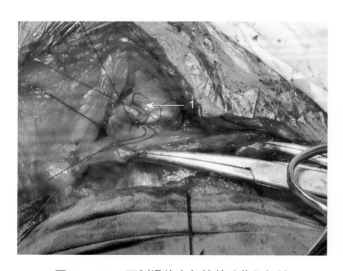

图 3-6-26　两侧滑线在气管前壁收紧打结

1. 吻合口

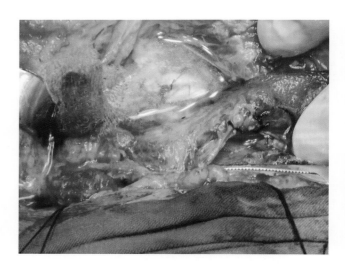

图 3-6-28　麻醉师通气观察水下吻合口是否漏气

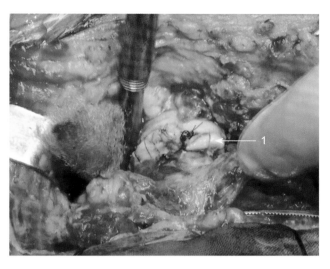

图 3-6-29　吻合口以奈维补片包绕
1.吻合口

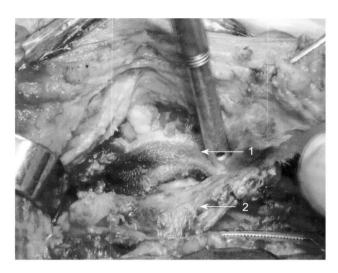

图 3-6-30　吻合口以奈维补片包绕
1.奈维补片；2.带状肌

三、隆突成形手术

1. 切口选择

因隆突肿瘤位置较低，手术多选择右侧第 4 或第 5 肋间后外侧切口入胸，该入路没有主动脉弓阻挡，且可切断奇静脉弓，操作比较方便。手术仍选择单腔气管插管（图 3-6-31）。

2. 分离探查

首先将肺叶向前牵拉，显露后纵隔结构，切开纵隔胸膜，于上纵隔游离右迷走神经，并套线牵引。结扎切断奇静脉弓，充分显露主气管下段及左、右主支气管，清扫纵隔第 2R、4R 组及第 7 组淋巴结（图 3-6-32 至图 3-6-34）。

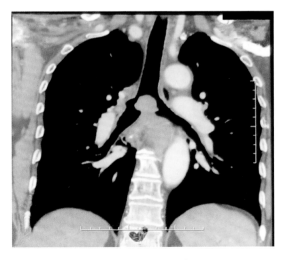

图 3-6-31　隆突肿瘤

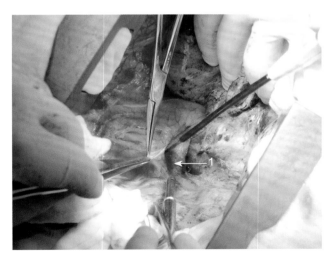

图 3-6-32　切开奇静脉弓表面纵隔胸膜
1.奇静脉弓

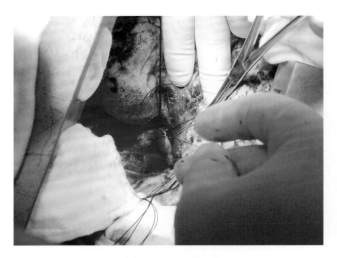

图 3-6-33　结扎切断奇静脉弓

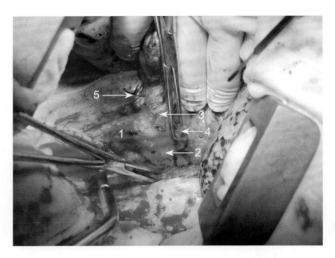

图 3-6-34　显露气管及左、右主支气管，清扫淋巴结

1. 气管；2. 左主支气管；3. 右主支气管；4. 隆突下淋巴结；
5. 奇静脉断端

3. 切除肿瘤

　　游离气管、左主支气管及右中间干支气管，并

分别套带牵引（图 3-6-35、图 3-6-36）。分别在气管和左、右主支气管准备切开的位置缝置一根牵引线标记。首先切断左主支气管，在麻醉师的帮助下，

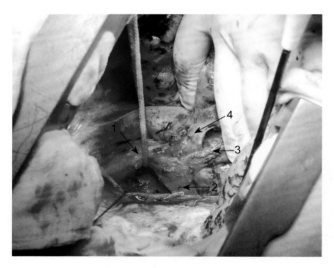

图 3-6-35　游离气管下段及左、右主支气管

1. 气管；2. 左主支气管；3. 右中间干支气管；4. 右肺上叶支气管

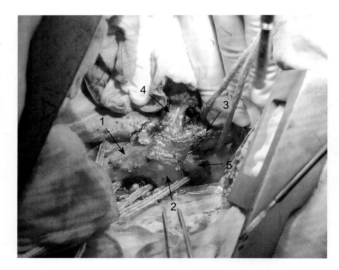

图 3-6-36　游离气管下段及左、右主支气管

1. 气管；2. 左主支气管；3. 右中间干支气管；4. 右肺上叶支气管；5. 隆突肿瘤外侵与淋巴结融合

在术野中将一无菌单腔气管插管插入左主支气管远端，并连接呼吸机高频通气（图 3-6-37）。监测患者血氧及生命指征平稳后继续手术，在预定位置切断右主支气管及气管下段，移除隆突病灶（图 3-6-38）。

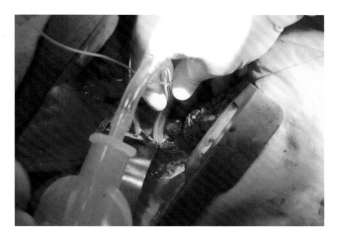

图 3-6-37　切断左主支气管，置入单腔气管插管

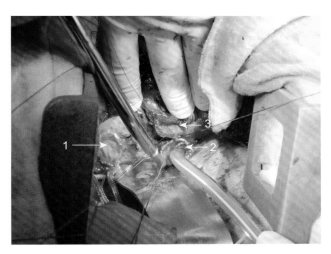

图 3-6-38　切断右主支气管及气管下段，移除隆突病灶
1.气管断端；2.左主支气管断端；3.右主支气管断端

4. 隆突成形

隆突成形需要根据肿瘤的大小、位置及气管下段和隆突受侵范围选择不同的吻合方式：如左、右主支气管侧 - 侧吻合后再与主气管下段端 - 端吻合（肿瘤位于隆突）；左主支气管与气管下段端 - 端吻合后右主支气管与气管下段右侧壁开口吻合（气管下段后壁受侵）；气管下段与左或右主支气管吻合后另一侧支气管与吻合后的支气管做端 - 侧吻合（气管受侵较长）。以下以第一种吻合方法为例进行介绍（图 3-6-39、图 3-6-40）：首先将左主支气管与右主支气管的侧

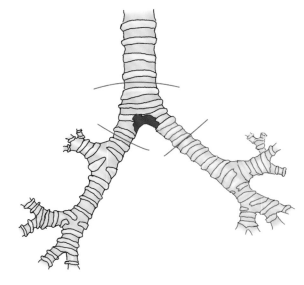

图 3-6-39　隆突成形手术示意图

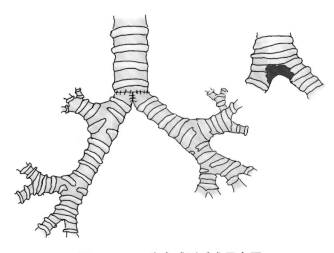

图 3-6-40　隆突成形手术示意图

壁间断贯穿缝合，重建隆突（图3-6-41、图3-6-42）；然后将重建的隆突与气管后壁缝合；缝合前壁时应注意，首先缝合气管下段与右主支气管（图3-6-43、图3-6-44），待只剩左主支气管气管插管部分时，手术医师与麻醉师配合，将原有自口腔插入的气管插管置入右主支气管吻合口远端，接呼吸机通气，拔除左主支气管内临时插管，最后将此处气管与支气管壁缝合（图3-6-45、图3-6-46）。吻合后冲洗胸腔，嘱麻醉师膨肺，测试吻合口是否漏气。游离带蒂的心包外脂肪及部分纵隔胸膜，包埋吻合口。

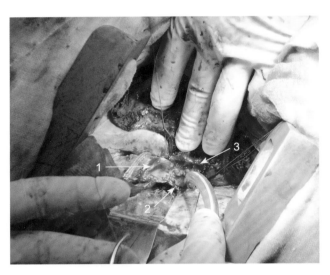

图3-6-41 缝合左、右主支气管侧壁

1.气管；2.左主支气管断端；3.右主支气管断端

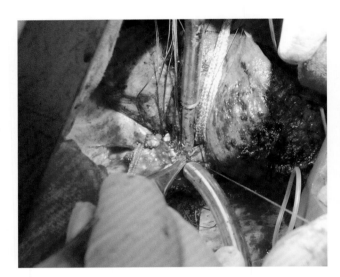

图3-6-43 缝合气管与右主支气管管壁

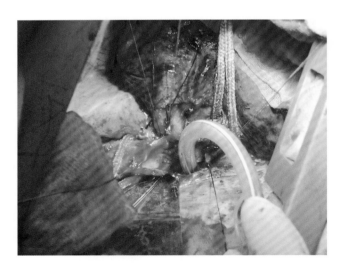

图3-6-42 重建隆突

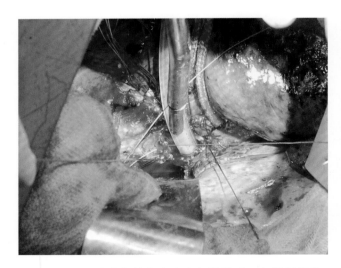

图3-6-44 缝合气管与右主支气管管壁至气管插管处

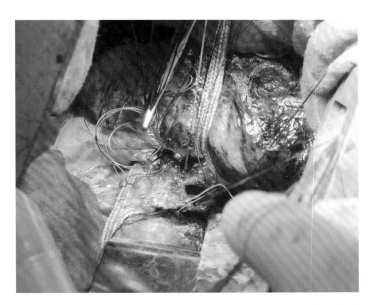

图 3-6-45　拔除左主支气管内插管，原气管插管置入右主支气管，右肺开始通气

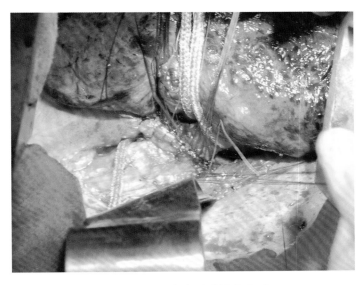

图 3-6-46　隆突重建缝合完成

四、专家评述

气管袖式切除及隆突成形手术复杂，难度较大，需要手术医师具备丰富的气管吻合技术；同时对手术麻醉要求较高，这部分患者往往存在气道梗阻表现，气管插管时需要避免损伤肿瘤造成出血甚至加重气道梗阻危及患者生命；而术中也需要根据手术进程调整气管插管位置，随时监控生命体征变化，给予合适的处置，因此大气管手术需要术者与麻醉师的熟练配合完成。手术中切除气管长度与吻合口张力至关重要，通常情况下气管切除的安全距离为4~6 cm，术中可松解下肺韧带及肺门周围纵隔胸膜以减小吻合口张力；气管周围组织不宜过度分离，否则造成吻合口缺血影响愈合；术后建议采取颈前屈位固定（颈屈头低位缝合颈部与前胸部皮肤）以防止头部后仰撕裂气管吻合口。

附1：前胸正中入路袖式气管切除

气管中段肿瘤可选择正中开胸气管肿瘤切除吻合。手术仍选择单腔气管插管麻醉，开胸后游离左无名静脉、主动脉弓及分支，显露后方气管并游离，如病灶位置较低可向下牵拉主动脉弓以充分显露病灶位置便于吻合，切除气管肿瘤后行气管端-端吻合，方法同前述。操作见图3-6-47至图3-6-50。

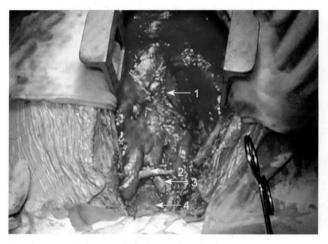

图3-6-47　开胸后显露前上纵隔

1.升主动脉；2.左无名静脉；3.头臂动脉；4.气管

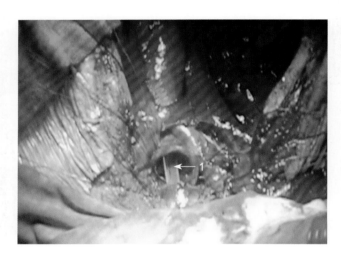

图3-6-49　切除气管肿瘤

1.气管插管

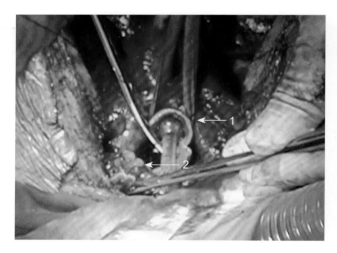

图3-6-48　切除气管肿瘤

1.气管下切缘；2.气管肿瘤

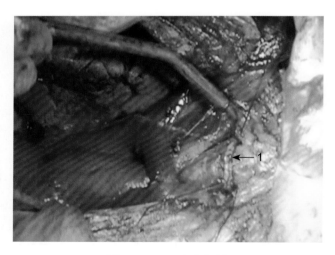

图3-6-50　吻合气管

1.气管吻合口

附2：经右胸入路袖式气管切除

左无名静脉水平以下的气管中下段肿瘤可选择经右胸气管肿瘤切除吻合。手术可选择单腔气管插管麻醉，如单腔气管插管长度不够，也可选择较细的（28#）双腔气管插管麻醉。第4肋间入胸后首先松解下肺韧带及肺门周围纵隔胸膜，游离并切断奇静脉弓；打开右上纵隔胸膜，游离右迷走神经并暂时固定于右侧胸壁。游离气管前方与上腔静脉之间隙，切除纵隔第2R、第4R组淋巴结，随后游离气管后方与食管之间隙，注意避免损伤左喉返神经。游离主气管并套带牵拉，探查肿物外侵情况。游离肿物全周至其上缘，注意此处不宜游离气管过长，避免造成缺血影响吻合口愈合（图3-6-51至图3-6-59）。

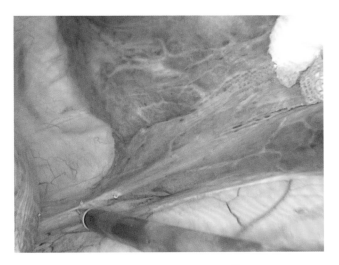

图 3-6-51　松解下肺韧带

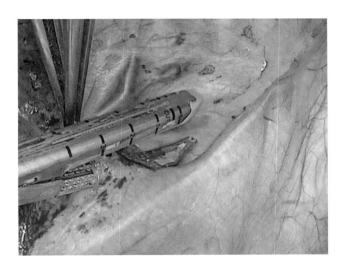

图 3-6-53　以切割缝合器夹闭切断奇静脉弓

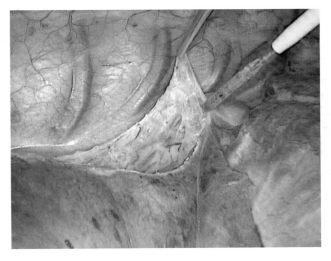

图 3-6-52　松解肺门后方纵隔胸膜

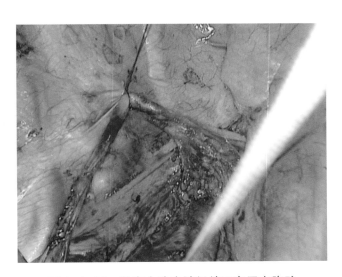

图 3-6-54　游离右迷走神经并固定于右胸壁

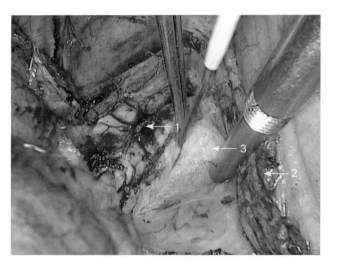

图 3-6-55　游离气管前方间隙

1.气管；2.上腔静脉；3.气管前方疏松组织

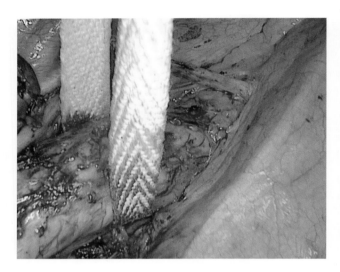

图 3-6-57　气管套带牵拉

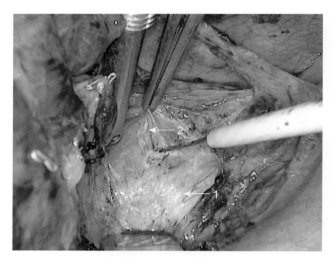

图 3-6-56　游离气管后方间隙

1.气管；2.食管

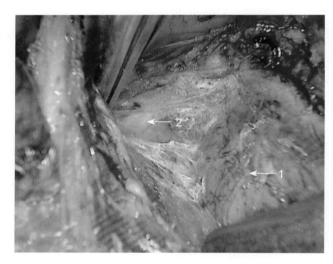

图 3-6-58　游离气管肿瘤周围组织

1.气管肿瘤；2.食管

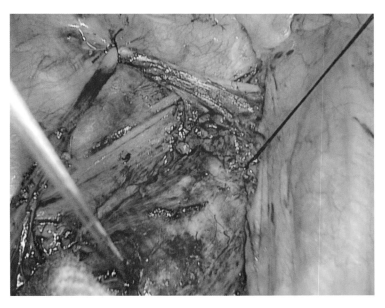

图 3-6-59　于肿物上、下缘缝线牵引

　　于预计切除肿物上、下缘缝线牵引。以尖刀切开气管，组织剪沿气管全周剪除肿瘤并移除，此时可尝试对合两侧气管断端感受其张力，如明确张力不大可以吻合。再从两侧断端剪除气管切缘送冰冻病理。吻合时首先以可吸收线缝合膜部与软骨部交界的底部 3~4 针，考虑前方软骨部张力较大，可以倒刺线沿气管底部向前方及上方连续外翻缝合，最后以可吸收线缝合气管膜部。缝合进针时注意躲避气管插管（如没有倒刺线，也可选择 3-0 prolene 线沿两侧连续外翻缝合后打结）。吻合满意后可嘱麻醉师将气管插管套囊退至吻合口上方后水下试漏气，游离心包外脂肪包绕吻合口加固（图 3-6-60 至图 3-6-65 ）。

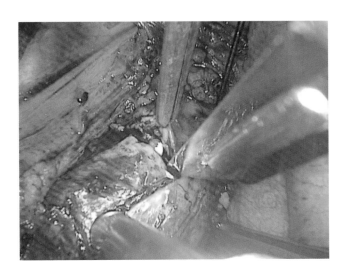

图 3-6-60　以尖刀切开气管

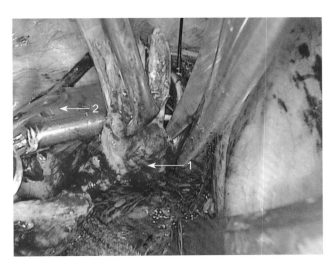

图 3-6-61　沿气管肿瘤上、下缘剪开气管壁
1.气管肿瘤；2.气管插管

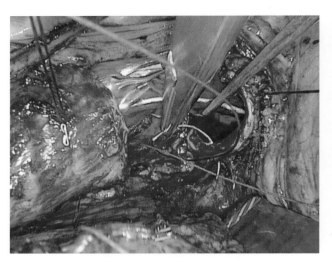

图 3-6-62　可吸收线缝合气管底部软骨部与膜部交界处

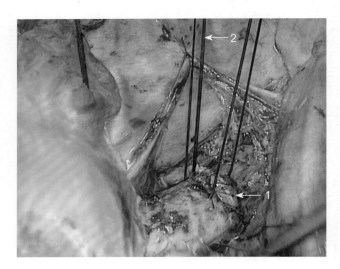

图 3-6-64　完成气管吻合
1. 吻合口；2. 气管膜部缝线

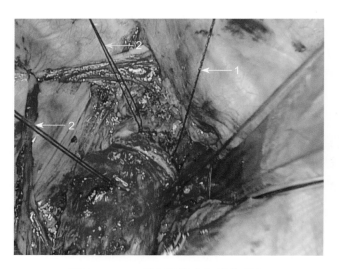

图 3-6-63　倒刺线缝合气管软骨部
1. 倒刺线；2. 两侧牵引线

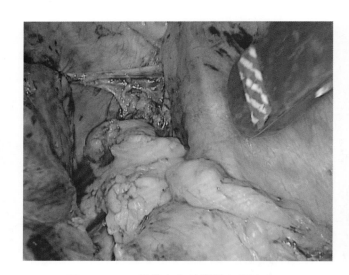

图 3-6-65　带蒂心包外脂肪包埋吻合口

（吕　超）

第四章　肺段切除术

第一节　左肺上叶固有段切除术

左肺固有上叶切除

一、概述

左肺上叶固有段切除术适用于位于左肺上叶固有段且符合行亚肺叶切除指征的周围型病灶。

解剖学上，上叶固有段静脉与舌段静脉于肺门前方汇合成上肺静脉，其中固有段静脉位于头侧，一般较舌段静脉粗大。左肺上叶支气管经左肺动脉干前下方向远端延伸 0.8~1.2 cm 后分为上、下两支，下支为舌段支气管，上支即为固有段支气管，一般走行于固有段静脉后方；固有段支气管向远端延伸 1.0 cm 后再分为前段支气管和尖后段支气管。

左肺动脉干一进入肺实质即由前外侧壁发出尖前支动脉（ $A^{1+2}a+b+A^3$ ），然后主干向后绕过左肺上叶支气管在斜裂内向下延伸，称为叶间动脉。在进入斜裂之前一般会从后外侧壁发出后段动脉（ $A^{1+2}c$ ），数量不一，少则缺如，多则 3~4 支。在斜裂内叶间动脉从前侧壁发出舌段动脉 1~2 支。背段动脉多在与舌段动脉相对的后壁发出，之后叶间动脉即进入下叶肺实质移行为基底段动脉。约有 18% 的患者具有纵隔型舌段动脉，常由尖前支动脉起始部附近的左肺动脉干发出，走行于上肺静脉后方和固有段支气管前方，最终进入舌段肺组织。

二、切口选择

1. 胸腔镜切口

（1）单孔法：采用第 4 或第 5 肋间腋前线与腋中线之间 4~6 cm 切口作为胸腔镜观察孔及操作孔。

（2）二孔法（单操作孔）：采用第 7 肋间腋中线 1 cm 切口置入胸腔镜，第 4 肋间腋前线 4~5 cm 切口为操作孔。

（3）三孔法：采用第 7 肋间腋中线 1 cm 切口置入胸腔镜，第 3 或第 4 肋间腋前线与锁骨中线之间 3~4 cm 切口为主操作孔，第 7 或第 8 肋间腋后线与肩胛下角线之间 1.5~2.0 cm 切口为副操作孔。

2. 开放切口

采用第 4 肋间或第 5 肋间后外侧切口。

三、手术步骤

1. 处理固有段静脉

将上叶肺向后牵拉，显露肺门前方，于膈神经后方纵行切开纵隔胸膜，辨认上肺静脉及其各属支后，游离固有段静脉。固有段静脉上缘毗邻左肺动脉干前下壁；下缘为与舌段静脉汇合处，定位准确后可切开静脉表面鞘膜向肺内分离。固有段静脉后方多数情况为固有段支气管，与静脉之间为疏松结缔组织，一般可采用直角钳钝性分离而使静脉上、下缘贯通。完整游离后使用切割缝合器切断（图 4-1-1 至图 4-1-3 ）。

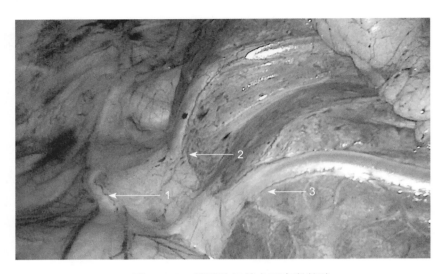

图 4-1-1　显露肺门前方固有段静脉

1.左侧膈神经；2.固有段静脉；3.舌段静脉

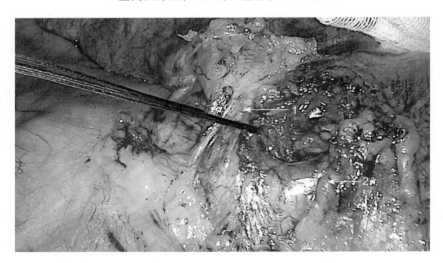

图 4-1-2　游离固有段静脉

1.固有段静脉；2.舌段静脉

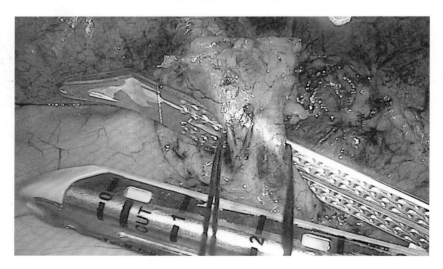

图 4-1-3　使用切割缝合器切断固有段静脉

2. 处理尖前支动脉

切断固有段静脉后，继续向后下牵拉上叶肺，可显露尖前支动脉（$A^{1+2}a+b+A^3$）起始部。尖前支动脉由左肺动脉干的前外侧壁发出，锐性切开左肺动脉表面血管鞘后即可辨认。尖前支动脉短粗并与左肺动脉干呈锐角，起始部亦常嵌顿淋巴结，因此游离及置入切割缝合器时较易因不当牵拉导致根部撕裂而引起出血，需格外警觉。纵隔型舌段动脉也常由此处发出，需仔细辨认，避免误伤（图 4-1-4 至图 4-1-6）。

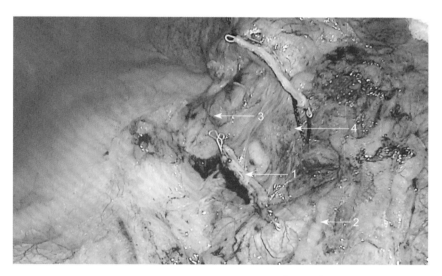

图 4-1-4　切断固有段静脉后，显露尖前支动脉（$A^{1+2}a+b+A^3$）及固有段支气管前壁

1. 固有段静脉断端；2. 舌段静脉；3. 尖前支动脉（$A^{1+2}a+b+A^3$）；4. 固有段支气管前壁

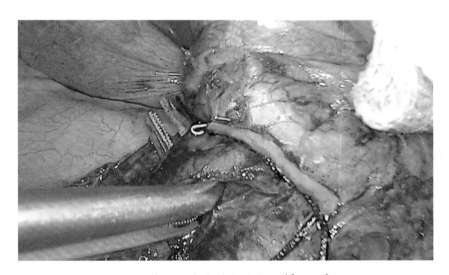

图 4-1-5　游离尖前支动脉（$A^{1+2}a+b+A^3$）

177

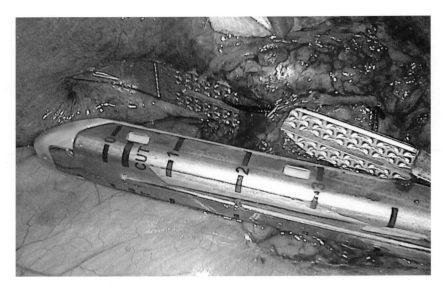

图 4-1-6　使用切割缝合器切断尖前支动脉

3. 处理固有段支气管

切断尖前支动脉后，将上叶肺组织向后牵拉，显露固有段支气管前壁。其上缘与左肺动脉主干前缘毗邻，下缘为固有段与舌段支气管分叉处，此处常有淋巴结作为解剖标志。可锐性分离固有段支气管与左肺动脉干间的纤维组织，注意支气管滋养血管常于此处走行。于段间支气管分叉处向深方游离，并使用直角钳钝性游离固有段支气管后方。注意此时应尽量紧贴支气管后壁，避免伤及后方的左肺动脉干及其后段分支。充分游离固有段支气管，夹闭后膨肺确认无误后用切割缝合器切断（图 4-1-7 至图 4-1-9）。

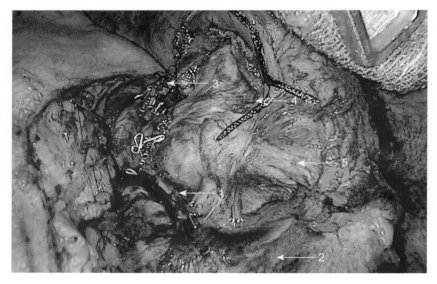

图 4-1-7　切断尖前支动脉后，显露固有段支气管和舌段支气管
1. 固有段静脉断端；2. 舌段静脉；3. 尖前支动脉断端；4. 固有段支气管；5. 舌段支气管

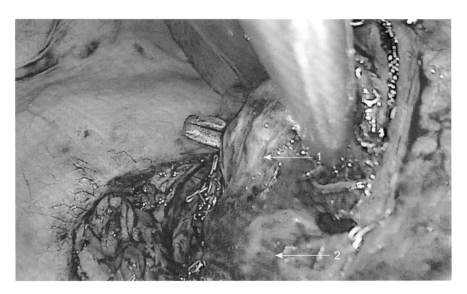

图 4-1-8 游离固有段支气管

1. 固有段支气管；2. 舌段支气管

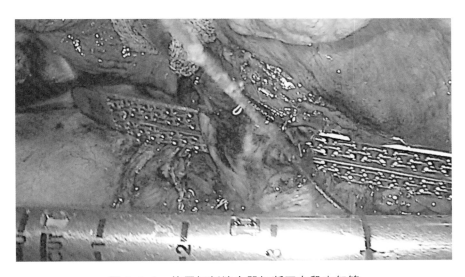

图 4-1-9 使用切割缝合器切断固有段支气管

4.处理后段动脉及段间平面

切断固有段支气管后，向上提拉固有段肺组织，沿左肺动脉干向远心端逐支游离并处理后段动脉（$A^{1+2}c$）（图 4-1-10）。部分发出较早的后段动脉亦可在切断固有段支气管前处理。有时动脉分支较细小，可采用结扎或血管夹的方式处理。双肺通气确认好段间平面（图 4-1-11），使用切割缝合器自前向后先处理段间平面（图 4-1-12 至图 4-1-14），后处理叶裂后半部分，最后移除标本（图 4-1-15、图 4-1-16）。注意切断叶裂放置切割缝合器时须保证固有段各血管及支气管远侧断端完整保留在切除标本一侧（图 4-1-17）。

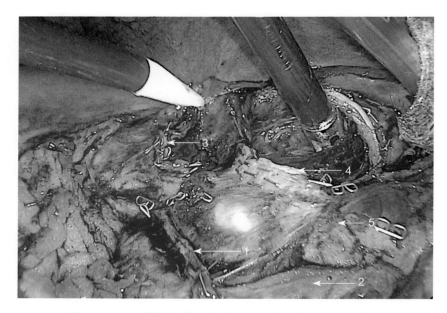

图 4-1-10　切断固有段支气管后，沿肺动脉向远心端游离

1.固有段静脉断端；2.舌段静脉；3.尖前支动脉断端；4.固有段支气管断端；5.舌段支气管

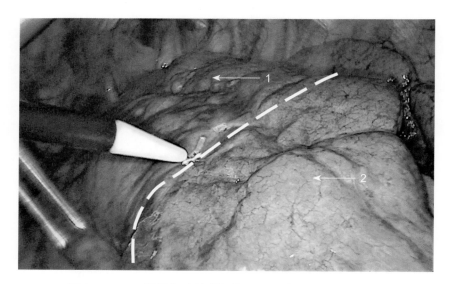

图 4-1-11　双肺通气确认段间平面，以电钩在肺表面标记

1.固有段肺；2.舌段肺；━━━━━ 段间平面

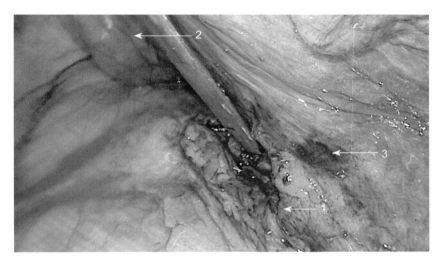

图 4-1-12　使用第一把切割缝合器处理段间平面

1. 舌段静脉；2. 固有段肺；3. 舌段肺

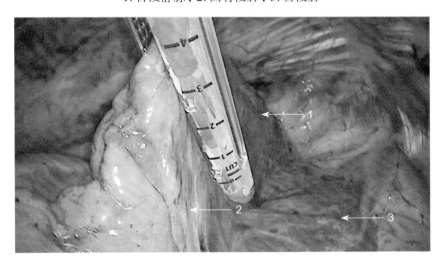

图 4-1-13　使用第二把切割缝合器处理段间平面

1. 固有段肺；2. 舌段肺；3. 下叶肺

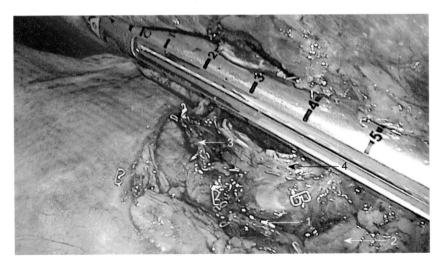

图 4-1-14　使用第一把切割缝合器处理叶裂

1. 固有段静脉断端；2. 舌段静脉；3. 尖前支动脉断端；4. 固有段支气管断端

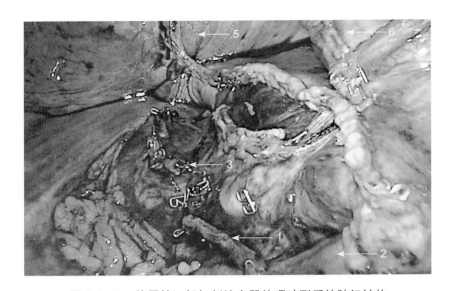

图 4-1-15　使用第一把切割缝合器处理叶裂后的肺门结构

1. 固有段静脉断端；2. 舌段静脉；3. 尖前支动脉断端；4. 固有段支气管断端；5. 固有段肺；6. 舌段肺

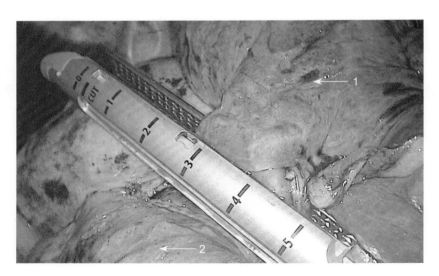

图 4-1-16　使用第二把切割缝合器处理叶裂剩余部分

1. 固有段肺；2. 舌段肺

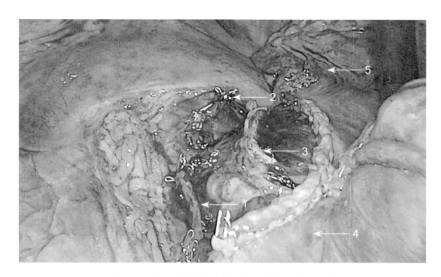

图 4-1-17　取出固有段标本后的肺门结构

1.固有段静脉断端；2.尖前支动脉断端；3.固有段支气管断端；4.舌段肺；5.下叶肺

四、专家评述

少数患者前段静脉（V^3）部分属支汇入舌段静脉（V^4+V^5），如能在术前进行影像学三维血管重建则更有利于术中解剖辨认。

少数患者的纵隔型舌段动脉走行于上肺静脉后方、固有段支气管前方，术中应小心辨认以免误伤。

处理舌段与固有段之间的段间平面时应注意"降维"处理：第一把切割缝合器可由前段起始沿舌段静脉走行向肺门夹闭激发，第二把切割缝合器则由后段起始指向叶裂激发，再于两者汇合处置入切割缝合器处理固有段与下叶间之叶裂。

（王宇昭）

左肺上叶舌段
切除

第二节　左肺舌段切除术

一、概述

左肺舌段切除术手术适应证同其他肺段切除术（①肺功能差或有其他严重并发症禁忌行肺叶切除；②外周型结节≤2 cm且符合以下条件之一：组织学为原位癌，CT显示磨玻璃结节成分≥50%，结节倍增时间≥400天）。本节将对该术式进行详细讲解。

二、切口选择

1. 胸腔镜切口

（1）单孔法：采用第4肋间腋前线与腋中线之间4~6 cm切口作为观察孔及操作孔。

（2）二孔法（单操作孔）：主操作孔常位于第4肋间腋前线4~6 cm，观察孔可选择第6肋间腋前线。

（3）三孔法：观察孔可选择第6肋间腋前线，第4肋间腋前线与锁骨中线之间3~4 cm切口为主操作孔，第7或第8肋间腋后线与肩胛下角线之间1.5~2 cm切口作为副操作孔。

2. 开放切口

开放手术可选择经典的第4或第5肋间后外侧切口入胸。

三、手术步骤

1. 手术探查

探查有无胸腔内粘连，必要时予松解。探查胸膜有无种植转移结节，有无胸腔积液，并需要对可疑病灶进行活检。确定无转移后，探查肿物，明确肿物所在肺段，脏胸膜有无侵犯。探查肺门血管周围是否有肿大融合的淋巴结，预先估计手术难度，必要时预先游离左肺动脉主干并留置阻断带。探查血管是否存在变异，尤其需注意纵隔型舌段动脉等变异方式。探查叶间裂发育情况，决定手术处理顺序等。

2. 处理舌段静脉

在膈神经后方纵行切开纵隔胸膜，游离上肺静脉（图4-2-1）。沿上肺静脉根部向远端解剖，显露上肺静脉的主要属支（图4-2-2、图4-2-3），确定左肺上叶舌段静脉，有时舌段静脉为2支，分别将其结扎后切断（图4-2-4至图4-2-7）。

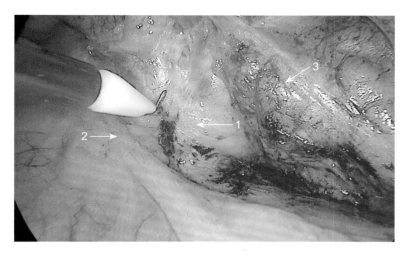

图 4-2-1　显露上肺静脉

1. 上肺静脉；2. 膈神经；3. 左肺上叶

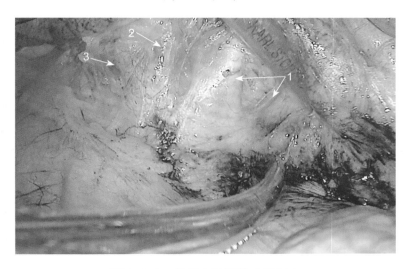

图 4-2-2　显露上肺静脉主要属支

1. 舌段静脉（2 支）；2. 前段静脉；3. 尖后段静脉

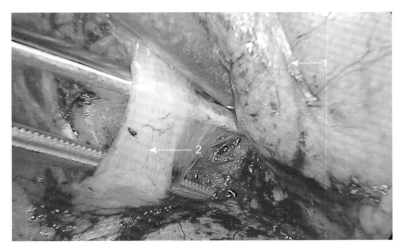

图 4-2-3　显露上肺静脉主要属支

1. 左肺上叶；2. 上舌段静脉

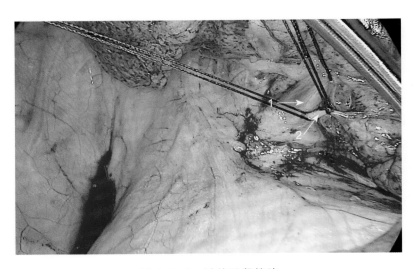

图 4-2-4　结扎舌段静脉

1.上舌段静脉；2.下舌段静脉

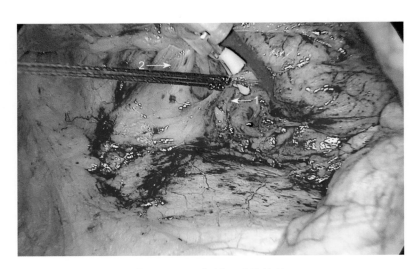

图 4-2-5　离断下舌段静脉

1.下舌段静脉；2.上舌段静脉

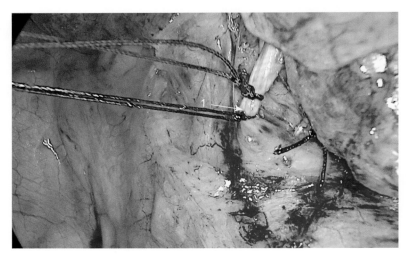

图 4-2-6　结扎上舌段静脉

1.上舌段静脉

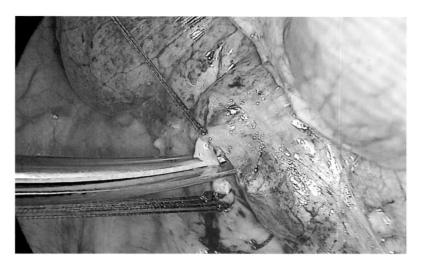

图 4-2-7 离断上舌段静脉

3. 处理舌段支气管

依术者习惯及患者叶裂发育等情况，可酌情决定处理舌段动脉及舌段支气管的先后顺序。将切断的舌段静脉断端推开，在上肺静脉后方可显露出左肺上叶支气管开口处（图 4-2-8）。沿上叶支气管开口向肺实质内解剖，可看到舌段支气管（图 4-2-9）。舌段支气管比较短，很快分为上舌支和下舌支。清扫支气管周围淋巴结，充分游离左肺上叶舌段支气管（图 4-2-10）。切割缝合器离断舌段支气管（图 4-2-11、图 4-2-12）。

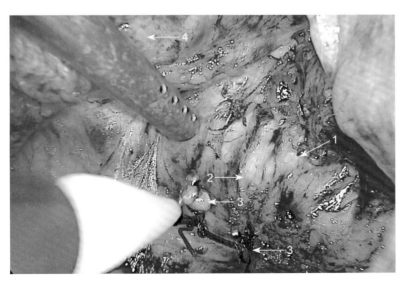

图 4-2-8 显露左肺上叶支气管
1. 舌段支气管；2. 上叶支气管根部；3. 舌段静脉断端；4. 左肺上叶

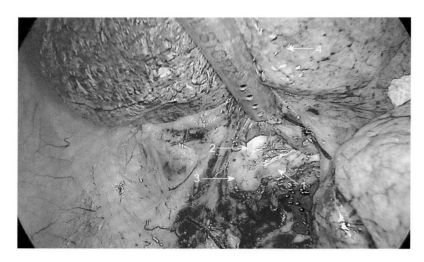

图 4-2-9　游离舌段支气管

1.舌段支气管；2.固有段支气管；3.上叶支气管根部；4.左肺上叶

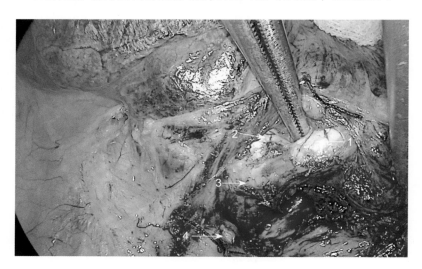

图 4-2-10　游离舌段支气管

1.舌段支气管；2.固有段支气管；3.上叶支气管根部；4.舌段静脉断端

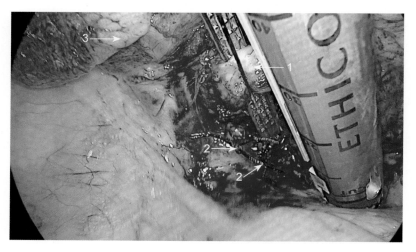

图 4-2-11　离断舌段支气管

1.舌段支气管；2.舌段静脉断端；3.左肺上叶

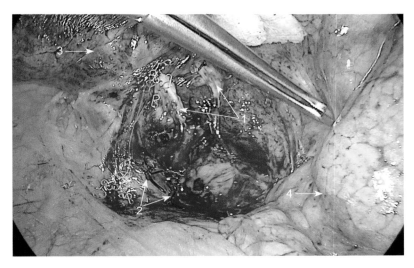

图 4-2-12　离断舌段支气管

1.舌段支气管断端；2.舌段静脉断端；3.左肺上叶；4.左肺下叶

4. 处理舌段动脉

离断舌段支气管后，显露出后方的舌段动脉（图 4-2-13）。对于斜裂发育良好的患者，可从叶间处理舌段动脉。舌段动脉通常为 2 支，即上舌支与下舌支，有时上、下舌支共干。将其充分游离后（图 4-2-14、图 4-2-15），结扎并切断（图 4-2-16、图 4-2-17）。

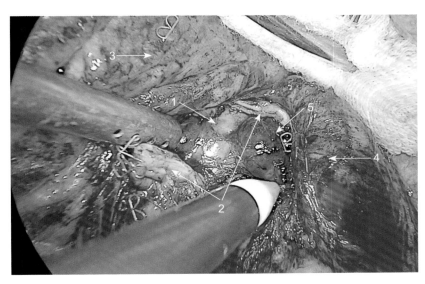

图 4-2-13　显露舌段动脉

1.舌段动脉；2.舌段支气管断端；3.左肺上叶；4.左肺下叶；5.第 11 组（叶间）淋巴结

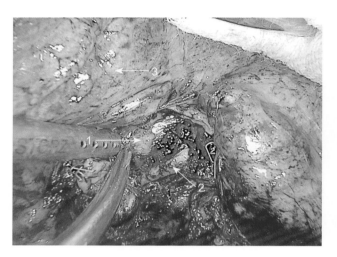

图 4-2-14　游离舌段动脉

1.舌段动脉；2.基底段动脉分支；3.左肺上叶

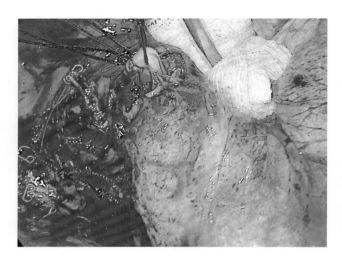

图 4-2-16　结扎舌段动脉

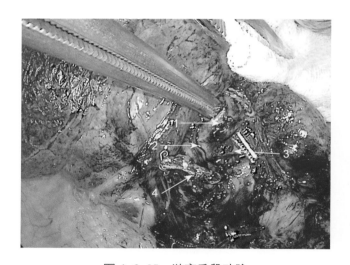

图 4-2-15　游离舌段动脉

1.舌段动脉；2.左肺动脉主干；3.基底段动脉分支；4.舌段支气管断端

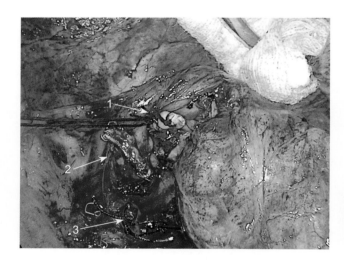

图 4-2-17　离断舌段动脉

1.舌段动脉断端；2.舌段支气管断端；3.舌段静脉断端

需注意纵隔型舌段动脉等变异情况，可根据胸部增强 CT 等影像学检查完善术前评估。纵隔型舌段动脉常发自肺动脉干第一分支，走行于上叶肺静脉后方和固有段支气管根部前方进入舌段肺组织，有时还会与基底段动脉共干（图 4-2-18、图 4-2-19）。

5. 处理段间平面，切除舌段

沿段门结构适当向肺实质内游离（图 4-2-20），以便后续离断段间平面。确定段间平面，推荐使用双肺通气法，沿标记的边界切开段间平面（图 4-2-21 至图 4-2-24），移除左肺上叶舌段（图 4-2-25）。

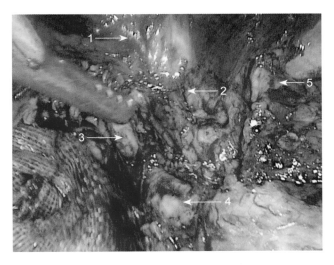

图 4-2-18　纵隔型舌段动脉

1.左肺上叶；2.上叶支气管；3.纵隔型舌段动脉；4.变异的基底段动脉；5.背段动脉

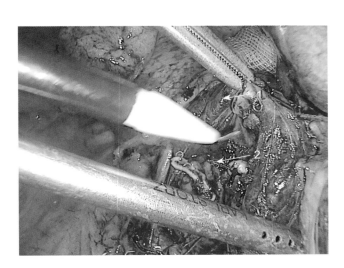

图 4-2-20　游离段门

1.舌段支气管断端；2.舌段动脉断端

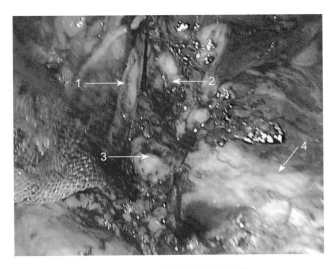

图 4-2-19　纵隔型舌段动脉

1.纵隔型舌段动脉；2.上叶支气管；3.变异的基底段动脉；4.左肺下叶（该病例部分基底段血供发自尖前支动脉根部；剪头 3 所示该动脉和 Med. A^{4+5} 共同走行于上叶支气管前方、上肺静脉后方）

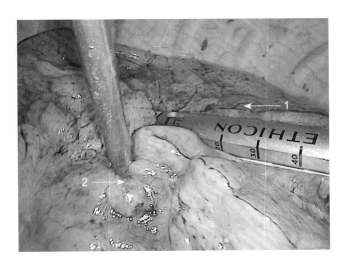

图 4-2-21　处理斜裂

1.左肺下叶；2.左肺上叶

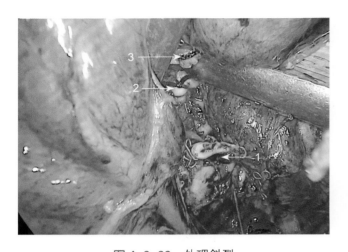

图 4-2-22　处理斜裂

1.舌段支气管断端；2.舌段动脉断端（近端）；3.舌段动脉断端（远端）

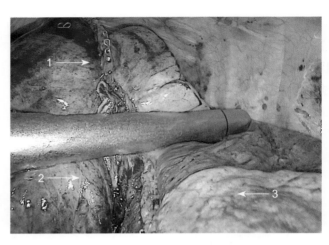

图 4-2-24　处理段间平面

1.舌段；2.固有段；3.左肺下叶

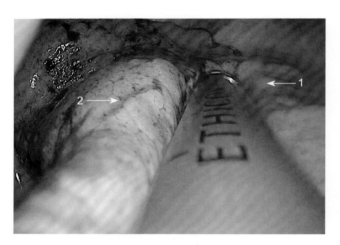

图 4-2-23　处理段间平面

1.舌段；2.固有段

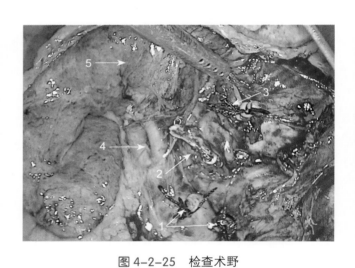

图 4-2-25　检查术野

1.舌段静脉断端；2.舌段支气管断端；3.舌段动脉断端；4.固有段静脉；5.固有段

四、专家评述

　　左肺上叶舌段解剖变异相对较少，属于较早开展的肺段切除式之一。因仍存在解剖变异可能，笔者推荐术前行肺薄扫CT及三维重建，进一步评估病灶切缘、血管及支气管有无变异等情况，尤其需注意纵隔型舌段动脉等变异情况。纵隔型舌段动脉常发自肺动脉干第一分支，走行于上肺静脉后方和固有段支气管根部前方进入舌段肺组织，有时还会与变异的基底段动脉共干，此时术中需避免损伤。

（鲁方亮）

第三节　右肺上叶前段切除术

一、概述

右肺上叶分为尖段（ S^1 ）、后段（ S^2 ）和前段（ S^3 ）。前段手术切除多用于恶性程度较低的磨玻璃病灶，以及肺内转移的结节，病灶大小多在 2 cm 以内，位于外 1/2 肺野较为适合。

二、切口选择

1. 胸腔镜切口

（1）单孔法：采用第 4 或第 5 肋间腋前线与腋中线之间 4~6 cm 切口为胸腔镜观察孔及操作孔。

（2）二孔法（单操作孔）：采用第 7 肋间腋前线或腋中线 1 cm 切口置入胸腔镜，第 4 肋间腋前线 4~5 cm 切口为主操作孔。

（3）三孔法：采用第 7 肋间腋前线或腋中线 1 cm 切口置入胸腔镜，第 3 或第 4 肋间腋前线与锁骨中线之间 3~4 cm 切口为主操作孔，第 7 或第 8 肋间腋后线与肩胛下角线之间 1.5~2.0 cm 切口为副操作孔。

2. 开放切口

采用第 4 肋间或第 5 肋间右后外侧切口。

三、手术步骤

1. 手术探查

首先进行胸腔内探查。探查的内容包括：胸腔内是否存在胸膜转移征象，右肺上叶前段肿瘤的位置、大小、胸膜侵犯情况，水平裂发育情况，右肺上叶前段切除能否满足完整切除要求等。通过胸腔内探查，初步了解右肺上叶前段切除的可行性及难度。

2. 切开水平裂胸膜

将中叶向下牵开，显露水平裂（图 4-3-1）。电钩切开膜性粘连的水平裂（图 4-3-2）。如水平裂发育尚可，可用电钩、超声刀等能量器械切开水平裂（图 4-3-3、图 4-3-4）。切开水平裂后，可清晰显露右肺上叶静脉（图 4-3-5）。继续向右肺上叶静脉远端分支游离，可在后方分辨出中央静脉，前方分辨出前段静脉（图 4-3-6），向上分辨出尖段静脉（图 4-3-7）。

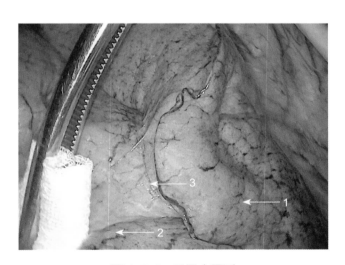

图 4-3-1　显露水平裂

1. 右肺上叶前段；2. 右肺中叶；3. 水平裂

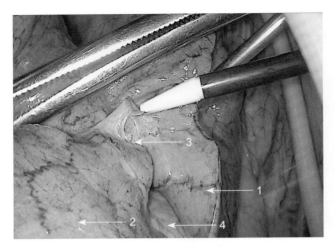

图 4-3-2　切开水平裂

1.右肺上叶前段；2.右肺中叶；3.水平裂；4.心包

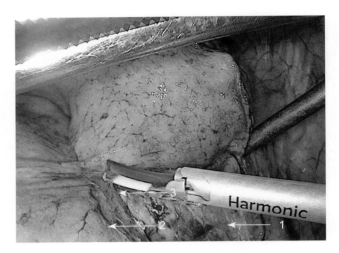

图 4-3-4　超声刀切开水平裂

1.右肺上叶前段；2.右肺中叶；3.水平裂

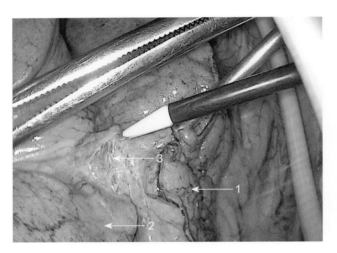

图 4-3-3　电钩切开水平裂

1.右肺上叶前段；2.右肺中叶；3.水平裂

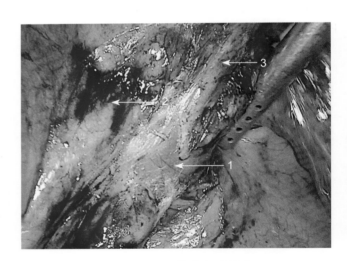

图 4-3-5　显露右上叶静脉

1.右上叶静脉；2.右肺上叶后段动脉；3.右肺上叶

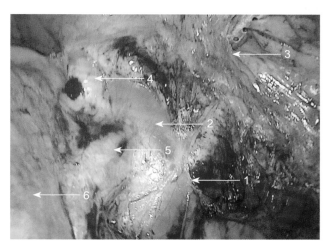

图 4-3-6　分辨出右肺上叶中央静脉及前段静脉

1. 前段静脉；2. 中央静脉；3. 右肺上叶；4. 后段动脉；5. 叶间肺动脉干；6. 右肺中叶

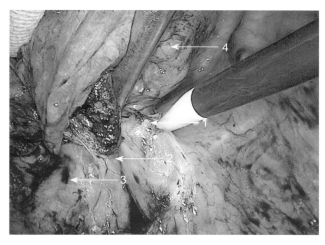

图 4-3-7　分辨右肺上叶尖段静脉

1. 尖段静脉；2. 前段静脉；3. 叶间肺动脉干；4. 右肺上叶

3. 处理右肺上叶前段静脉

辨识右肺上叶前段静脉，常见的右肺上叶前段段内静脉为 V^3a（图 4-3-8）。显露 V^3a 后，继续向远端游离 V^3a（图 4-3-9）。采用锐性及钝性分离相结合的方式游离 V^3a 全周（图 4-3-10、图 4-3-11）。游离 V^3a 全周后（图 4-3-12），将丝线套过 V^3a（图 4-3-13），可直接用丝线结扎（图 4-3-14）、切断 V^3a（图 4-3-15）。

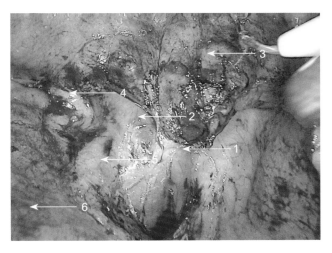

图 4-3-8　辨识右肺上叶前段静脉

1. 前段静脉；2. 中央静脉；3. 右肺上叶；4. 后段动脉；5. 叶间肺动脉干；6. 右肺中叶

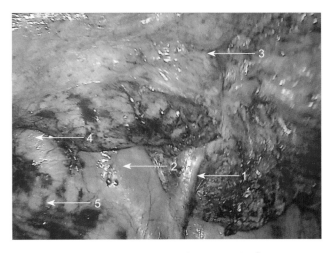

图 4-3-9　向远端游离段内静脉 V^3a

1. V^3a；2. 中央静脉；3. 右肺上叶；4. 后段动脉；5. 叶间肺动脉干

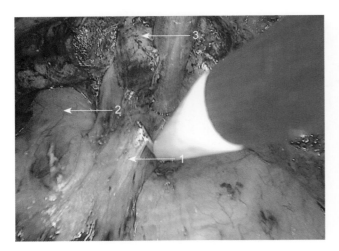

图 4-3-10　锐性游离 V³a 全周

1. V³a；2.中央静脉；3.右肺上叶

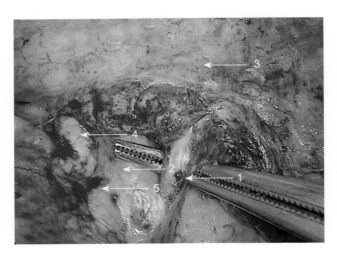

图 4-3-12　游离 V³a 全周后

1. V³a；2.中央静脉；3.右肺上叶；4.后段动脉；5.叶间肺
动脉干

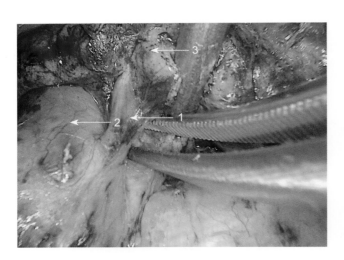

图 4-3-11　钝性游离 V³a 全周

1. V³a；2.中央静脉；3.右肺上叶

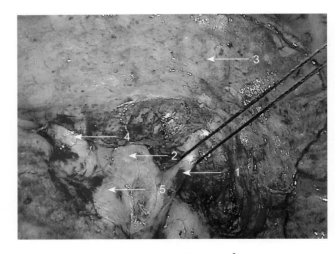

图 4-3-13　丝线套过 V³a

1. V³a；2.中央静脉；3.右肺上叶；4.后段动脉；5.叶间肺
动脉干

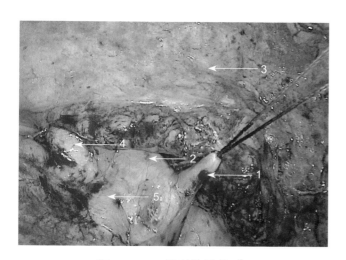

图 4-3-14　用丝线结扎 V^3a

1. V^3a；2.中央静脉；3.右肺上叶；4.后段动脉；5.叶间肺
动脉干

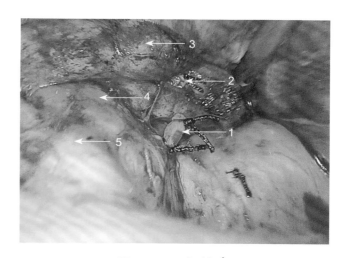

图 4-3-15　切断 V^3a

1. V^3a 近端断端；2. V^3a 远端断端；3.右肺上叶；4.中央静
脉；5.叶间肺动脉干

4.处理右肺上叶前段动脉

将右肺上叶向后牵拉，显露前肺门（图 4-3-16）。
由于保留的尖段静脉遮挡尖前干动脉，故需在游离动
脉前先游离尖段静脉（图 4-3-17）。游离尖段静脉全周
后将其套线牵引，以扩大操作空间（图 4-3-18）。采

用锐性及钝性分离相结合的方式游离前段动脉（ A^3 ）
全周（图 4-3-19 至图 4-3-21）。游离 A^3 全周后（图
4-3-22），将丝线套过 A^3（图 4-3-23），可直接用丝线
结扎 A^3（图 4-3-24），或用腔镜切割缝合器闭合 A^3（图
4-3-25）。剪断或激发缝合器切断 A^3（图 4-3-26）。

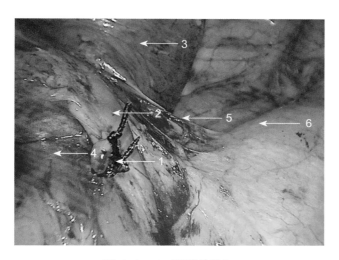

图 4-3-16　显露前肺门

1. V^3a 近端断端；2.尖段静脉；3.右肺上叶；4.中央静脉；
5.奇静脉弓；6.上腔静脉

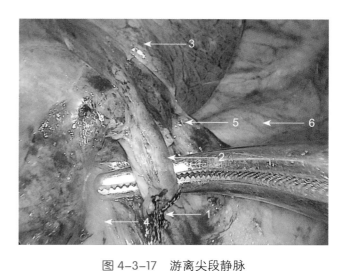

图 4-3-17　游离尖段静脉

1. V^3a 近端断端；2.尖段静脉；3.右肺上叶；4.中央静脉；
5.奇静脉弓；6.上腔静脉

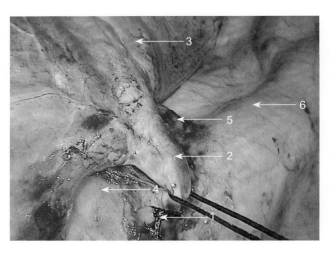

图 4-3-18　套线牵引尖段静脉

1. V³a 近端断端；2. 尖段静脉；3. 右肺上叶；4. 中央静脉；
5. 奇静脉弓；6. 上腔静脉

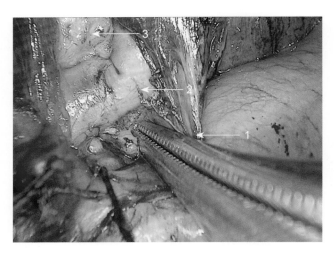

图 4-3-20　钝性分离游离右肺上叶前段动脉

1. 尖段静脉；2. 尖前干动脉；3. 前段支气管

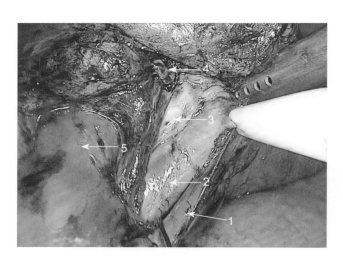

图 4-3-19　锐性分离游离右肺上叶前段动脉

1. 尖段静脉；2. 尖前干动脉；3. 前段支气管；4. V³a 远端断
端；5. 中央静脉

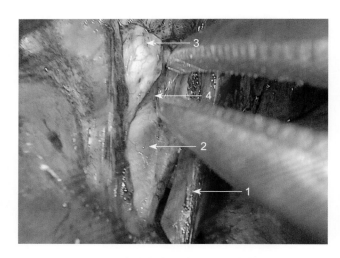

图 4-3-21　钝性分离游离右肺上叶前段动脉

1. 尖段静脉；2. 尖前干动脉；3. 前段支气管；4. 前段动脉

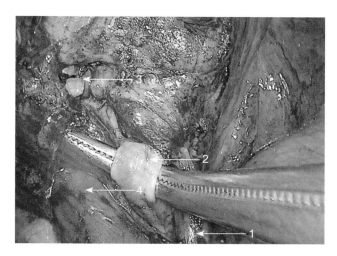

图 4-3-22　游离前段动脉全周后

1.尖段静脉；2.前段动脉；3.V³a 远端断端；4.中央静脉

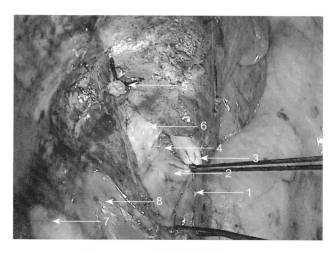

图 4-3-24　丝线结扎前段动脉

1.尖段静脉；2.尖前干动脉；3.前段动脉；4.尖段动脉；
5.V³a 远端断端；6.前段支气管；7.后段动脉；8.中央静脉

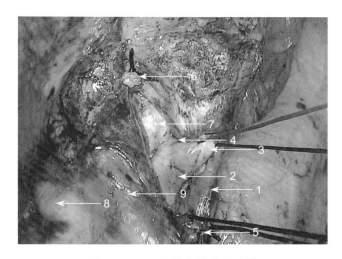

图 4-3-23　丝线套过前段动脉

1.尖段静脉；2.尖前干动脉；3.前段动脉；4.尖段动脉；
5.V³a 近端断端；6.V³a 远端断端；7.前段支气管；8.后段
动脉；9.中央静脉

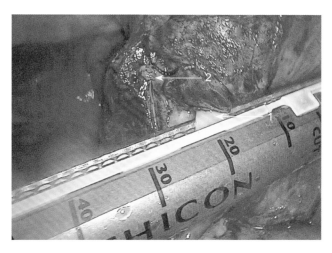

图 4-3-25　用切割缝合器闭合前段动脉

1.前段动脉；2.V³a 远端断端

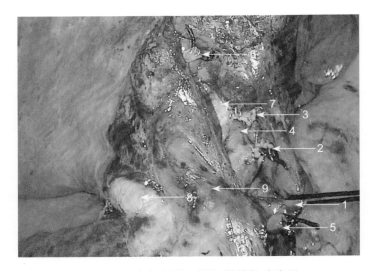

图 4-3-26　切割缝合器切断前段动脉后

1.尖段静脉；2.前段动脉近端断端；3.前段动脉远端断端；4.尖段动脉；5.V³a 近端断端；6.V³a 远端断端；7.前段支气管；8.后段动脉；9.中央静脉

5.处理右肺上叶前段支气管

处理完 A³ 后，即可显露其深方的前段支气管（图 4-3-27）。切除前段支气管周围淋巴结（图 4-3-28）。采用锐性及钝性分离相结合的方式充分游离前段支气管全周（图 4-3-29 至图 4-3-31）。用直角钳穿过前段支气管深方并扩大空隙（图 4-3-32）。在此空隙套线作为引导（图 4-3-33），放置腔镜切割缝合器抵钉座（图 4-3-34），夹闭缝合器。可膨肺判断前段支气管是否辨识准确（图 4-3-35）。确认前段支气管辨识准确后，激发腔镜切割缝合器，切断前段支气管（图 4-3-36）。

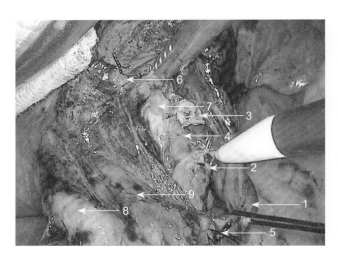

图 4-3-27　显露前段支气管

1.尖段静脉；2.前段动脉近端断端；3.前段动脉远端断端；4.尖段动脉；5.V³a 近端断端；6.V³a 远端断端；7.前段支气管；8.后段动脉；9.中央静脉

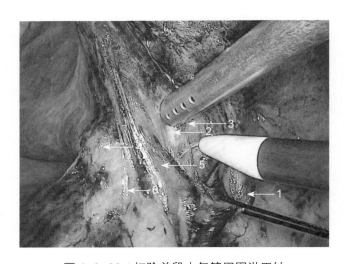

图 4-3-28　切除前段支气管周围淋巴结

1.尖段静脉；2.前段支气管；3.前段支气管旁淋巴结；4.后段动脉；5.中央静脉；6.叶间肺动脉干

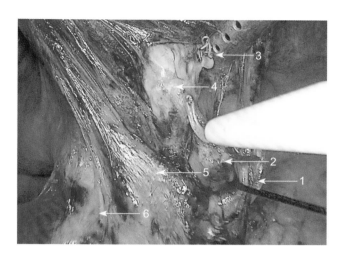

图 4-3-29　锐性分离游离前段支气管

1.尖段静脉；2.前段动脉近端断端；3.前段动脉远端断端；
4.前段支气管；5.中央静脉；6.叶间肺动脉干

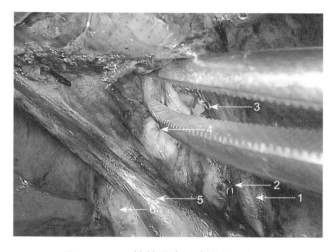

图 4-3-31　钝性分离游离前段支气管

1.尖段静脉；2.前段动脉近端断端；3.前段动脉远端断端；
4.前段支气管；5.中央静脉；6.后段动脉

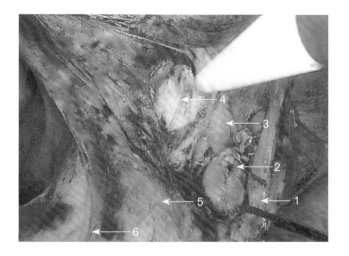

图 4-3-30　锐性分离游离前段支气管

1.尖段静脉；2.前段动脉近端断端；3.尖段动脉；4.前段
支气管；5.中央静脉；6.叶间肺动脉干

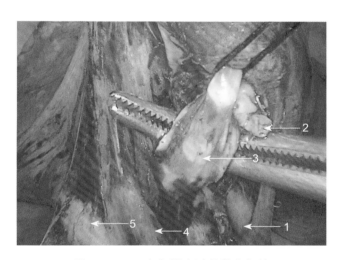

图 4-3-32　直角钳套过前段支气管

1.尖段静脉；2.前段动脉远端断端；3.前段支气管；4.中
央静脉；5.后段动脉

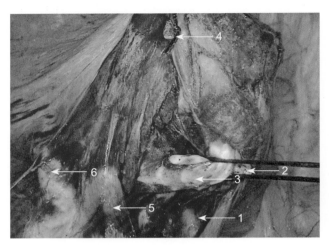

图 4-3-33　丝线套过前段支气管

1. 尖段静脉；2. 前段动脉远端断端；3. 前段支气管；4. V^3a
远端断端；5. 中央静脉；6. 后段动脉

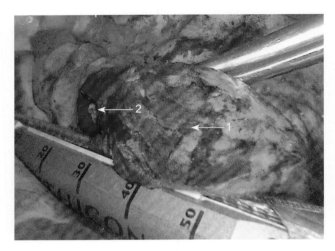

图 4-3-35　膨肺判断前段支气管是否辨识准确

1. 右肺上叶前段；2. V^3a 远端断端

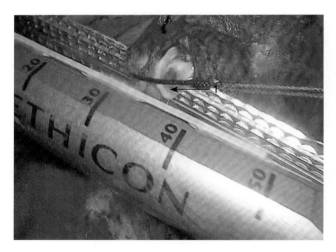

图 4-3-34　切割缝合器夹闭前段支气管

1. 前段支气管

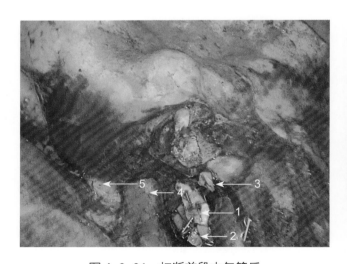

图 4-3-36　切断前段支气管后

1. 前段支气管近端断端；2. 前段动脉近端断端；3. V^3a 远
端断端；4. 中央静脉；5. 后段动脉

6. 处理段间平面，移除右肺上叶前段标本

已切断前段静脉、动脉及支气管，可用改良通气萎陷法，先用纯氧双肺通气，再行健侧单肺通气。待保留肺段再次萎陷后，可判断出其与膨胀的切除段之间的边界（图 4-3-37）。按该边界用腔镜切割缝合器裁开段间平面。前段与尖段段间平面位于前方，便于操作，所以常从该处开始放置腔镜切割缝合器，

裁开段间平面（图 4-3-38）。注意勿损伤保留的尖段静脉（图 4-3-39）。此后继续沿段间平面边界裁开（图 4-3-40），最后完全裁开段间平面（图 4-3-41）。移除前段标本。检查保留肺段段门结构（图 4-3-42）。冲洗胸腔，双肺通气，注意检查是否存在段间平面漏气情况，以及保留肺段复张情况。检查胸腔无异常后关胸。

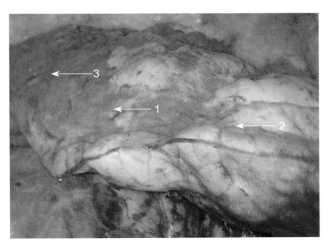

图 4-3-37　判断右肺上叶前段与保留肺段之间的边界
1. 前段与后段之段间平面；2. 右肺上叶前段；3. 右肺上叶后段

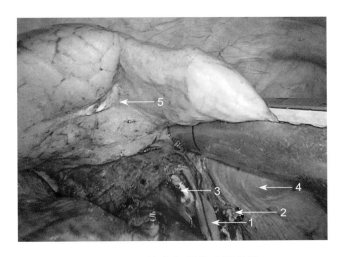

图 4-3-39　注意勿损伤尖段静脉
1. 尖段静脉；2. 前段动脉近端断端；3. 前段支气管近端断端；4. 右肺上叶尖段；5. 膨胀之右肺上叶前段

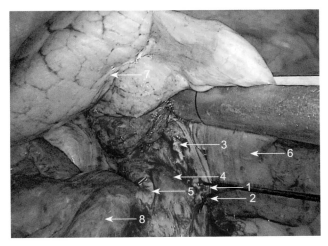

图 4-3-38　先裁开前段与尖段段间平面
1. 尖段静脉；2. V³a 近端断端；3. 前段支气管远端断端；4. 中央静脉；5. 叶间肺动脉干；6. 右肺上叶尖段；7. 膨胀之右肺上叶前段；8. 右肺中叶

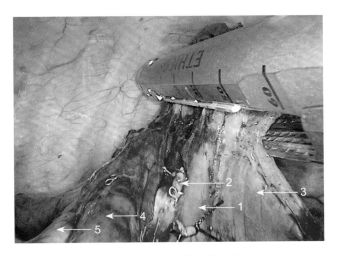

图 4-3-40　继续裁开段间平面
1. 尖段静脉；2. 前段支气管近端断端；3. 右肺上叶尖段；4. 中央静脉；5. 后段动脉

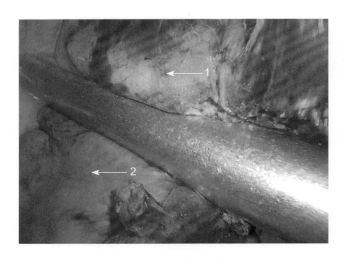

图 4-3-41 完全裁开段间平面
1. 膨胀之右肺上叶前段；2. 右肺上叶后段

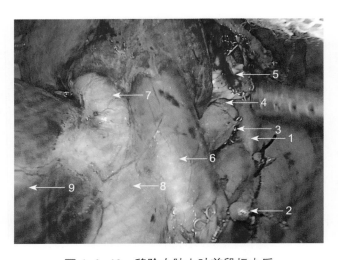

图 4-3-42 移除右肺上叶前段标本后
1. 尖段静脉；2.V^3a 近端断端；3. 前段动脉近端断端；4. 尖段动脉；5. 前段支气管近端断端；6. 中央静脉；7. 后段动脉；8. 叶间肺动脉干；9. 右肺中叶

四、专家评述

右肺上叶前段切除术的难度很大程度上取决于水平裂的发育程度。如果水平裂完全发育，则右肺上叶前段切除的难度大大降低。如果水平裂并未发育，手术第一步可以裁开水平裂，降低右肺上叶前段切除的难度。此外，右肺上叶前段的段内静脉有时会有变异，甚至有右肺上叶前段的段内静脉汇入中叶静脉的可能。在手术前应尽量进行三维重建，评估右肺上叶前段动脉、静脉及段支气管走行。对于解剖有变异的手术，应做好术前规划。最后，肺段切除作为一种亚肺叶切除，应做好充分的肿瘤评估。如果右肺上叶前段切除可能导致肿瘤与切缘距离过近，应果断将术式更改为右肺上叶切除。切不可为了所谓的"保留肺功能"而牺牲肿瘤切除的彻底性。

（阎　石）

第四节　右肺上叶后段切除术

一、概述

肺段切除术是局限性肺切除的一种，与楔形切除不同的是，它仍属于解剖性切除，符合肿瘤外科学原则。对于肺功能受限不能接受肺叶切除的患者，可以将肺段切除术用于原发性早期肺癌的治疗。当肿瘤病变侵犯范围超过一个肺叶时，在切除肿瘤原发肺叶的同时，还可以行受侵肺叶的肺段切除以避免全肺切除。

二、切口选择

1. 胸腔镜切口

（1）单孔法：采用第 4 或第 5 肋间腋前线与腋中线之间 4~6 cm 切口作为胸腔镜观察孔及操作孔。

（2）二孔法（单操作孔）：采用第 7 腋中线 1 cm 切口置入胸腔镜，第 4 肋间腋前线 4~5 cm 切口为操作孔。

（3）三孔法：采用第 7 肋间腋中线 1 cm 切口置入胸腔镜，第 3 或第 4 肋间腋前线与锁骨中线之间 3~4 cm 切口为主操作孔，第 7 或第 8 肋间腋后线与肩胛下角线之间 1.5~2.0 cm 切口为副操作孔。

2. 开放切口

采用第 4 肋间或第 5 肋间右后外侧切口。

三、手术步骤

1. 开胸探查

常规探查包括肺裂发育情况，确认胸膜及右肺上叶无肿瘤种植或者转移灶。

2. 处理右肺上叶后段动、静脉

打开斜裂，下叶向下牵开，上叶向上牵开，沿叶间动脉干显露右肺上叶后升支动脉（Asc. A^2 通常为 1 支，偶有变异为 2 支）。解剖出上叶后升支动脉后予以切割缝合器或丝线结扎、切断（图 4-4-1 至图 4-4-3）。结扎右肺上叶后升支动脉后，在其深处或伴行可解剖出右肺上叶后段静脉（肺段切除时，静脉也可不单独解剖）予以结扎后切断（图 4-4-4、图 4-4-5）。

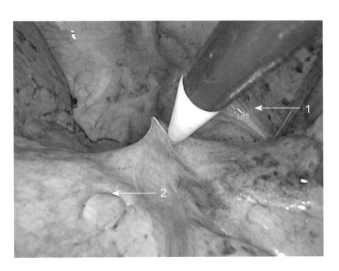

图 4-4-1　打开斜裂
1. 右肺上叶；2. 右肺下叶

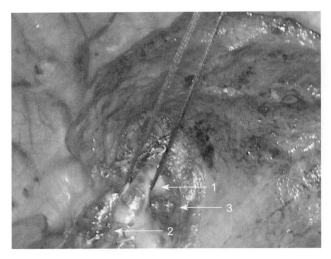

图 4-4-2　游离右肺上叶后段动脉

1. 右肺上叶后升支动脉；2. 第 12 组淋巴结；3. 第 13 组淋巴结

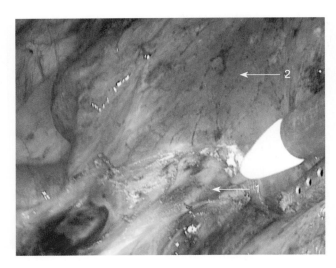

图 4-4-4　处理右肺上叶后段动、静脉

1. 右肺上叶后段静脉；2. 右肺上叶

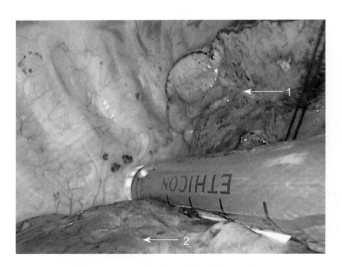

图 4-4-3　离断右肺上叶后段动脉

1. 右肺上叶；2. 右肺下叶

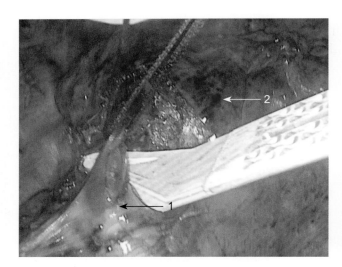

图 4-4-5　离断右肺上叶后段静脉

1. 右肺上叶后段静脉；2. 右肺上叶

3. 处理后段支气管及段间平面

沿右肺上叶支气管向远端解剖出右肺上叶后段支气管，切割缝合器切断（图 4-4-6、图 4-4-7），其后方如遇 A^2 返支（Rec. A^2）可游离切断。通气萎陷法复张肺观察，右肺上叶后段与右肺上叶前段、尖段之段间平面。循此界限再使用切割缝合器彻底离断右肺上叶后段肺组织（图 4-4-8），肺创面如有明显漏气时，可用细线缝扎。

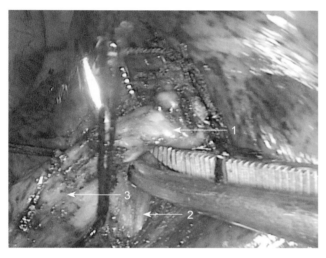

图 4-4-6　处理右肺上叶后段支气管

1. 右肺上叶后段支气管；2. 右肺上叶前段支气管；3. 右肺上叶支气管

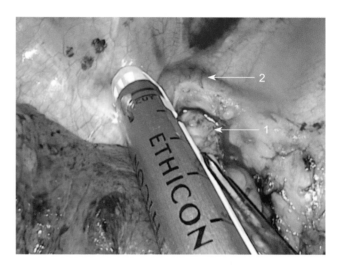

图 4-4-7　离断右肺上叶后段支气管

1. 右肺上叶后段支气管；2. 奇静脉弓

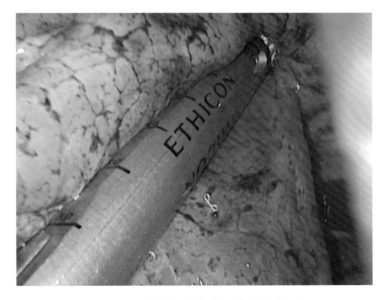

图 4-4-8　裁剪切割右肺上叶后段肺组织

4. 纵隔淋巴结清扫

详见相关章节。需注意的是肺段切除时，重点在于肺内淋巴结的采集（第10组、第11组、第12组、第13组淋巴结）。术中也可采集距病变最近组淋巴结送术中冰冻，如有淋巴结转移，应放弃肺段切除改为肺叶切除（图4-4-9）。

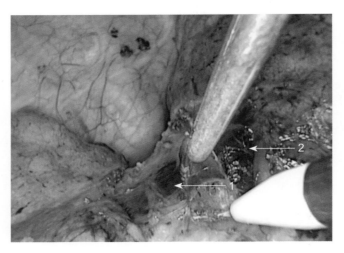

图 4-4-9　活检第 11 组、第 12 组淋巴结

1. 第 11 组淋巴结；2. 第 12 组淋巴结

四、专家评述

右肺上叶后段属较为常用的肺段切除方式，其难点在于斜裂后部发育情况以及上叶支气管根部淋巴结情况。该手术首先是从叶间裂入路切开，打开动脉鞘膜向后贯穿，切开斜裂后部是必要的。右肺上叶支气管根部常有多发质硬钙化淋巴结包绕（图4-4-10），术中需仔细分离辨别，在完整移除淋巴结后方可清晰辨认各段支气管分布（图4-4-13）；如单

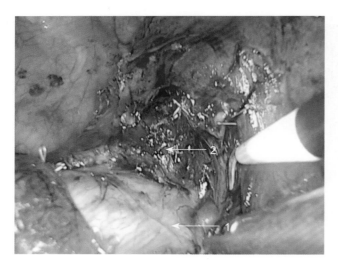

图 4-4-10　右肺上叶根部质硬钙化淋巴结蔓延至叶间

1. 叶间动脉主干；2. 上叶根部之钙化淋巴结

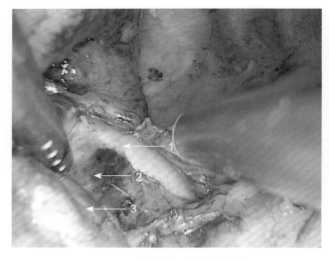

图 4-4-11　肺门前方松解支气管根部淋巴结

1. 尖前支动脉；2. 钙化淋巴结；3. 上叶静脉

一从叶间入路切除淋巴结困难，可在肺门前方打开上叶静脉与尖前支动脉的间隙协助松解其后方的淋巴结（图 4-4-11、图 4-4-12）。右肺上叶后段的血供由 A^2 升支（Asc. A^2）和 A^2 返支（Rec. A^2）组成，术中均应游离切断，其中多数 Rec. A^2 是在肺门上方绕 B^1 而平行于 B^2 走行（图 4-4-14），可在切断 B^2 后将其切断（图 4-4-15）。

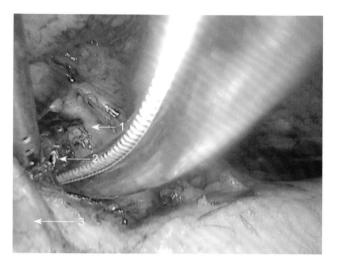

图 4-4-12 肺门前方松解支气管根部淋巴结
1.尖前支动脉；2.钙化淋巴结；3.上叶静脉

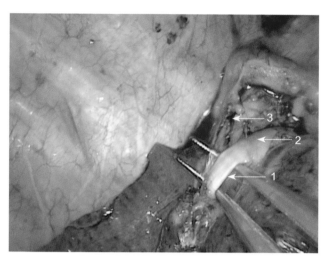

图 4-4-14 游离 A^2 返支
1.A^2 返支；2.尖前支动脉；3.上叶支气管

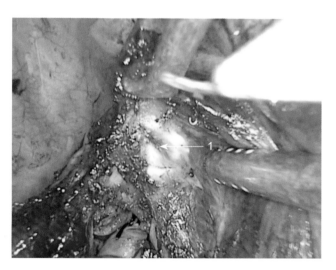

图 4-4-13 切除淋巴结显露上叶支气管
1.上叶支气管

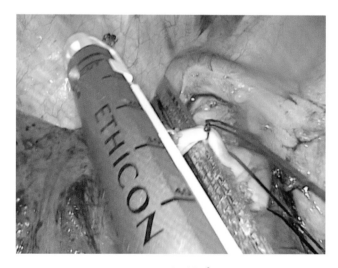

图 4-4-15 切断 A^2 返支

（王　亮）

第五节　背段切除术

一、概述

下叶分为背段（S^6）和基底段，背段又称下叶上段，右肺下叶背段上方与上叶后段及部分中叶相邻，左肺下叶背段与左肺上叶尖后段相邻，斜裂后部为其边界。位于背段内的磨玻璃结节或转移结节可考虑行背段切除。多选用胸腔镜手术。

二、切口选择

1. 胸腔镜切口

（1）单孔法：采用第 4 或第 5 肋间腋前线与腋中线之间 4~6 cm 切口为胸腔镜观察孔及操作孔。

（2）二孔法（单操作孔）：采用第 7 肋间腋前线或腋中线 1 cm 切口置入胸腔镜，第 4 肋间腋前线 4~5 cm 切口为主操作孔。

（3）三孔法：采用第 7 肋间腋前线或腋中线 1 cm 切口置入胸腔镜，第 3 肋间或第 4 肋间腋前线与锁骨中线之间 3~4 cm 切口为主操作孔，第 7 肋间或第 8 肋间腋后线与肩胛下角线之间 1.5~2.0 cm 切口为副操作孔。

2. 开放切口

采用第 4 肋间或第 5 肋间右后外侧切口。

三、手术步骤

1. 手术探查

首先进行胸腔内探查。探查的内容包括：胸腔内是否存在胸膜转移征象，下叶背段肿瘤的位置、大小、胸膜侵犯情况，斜裂后半部（上叶与下叶相连处）发育情况，背段切除能否满足完整切除要求等。通过胸腔内探查，初步了解背段切除的可行性及难度。由于左肺下叶背段切除与右肺下叶背段切除并无明显差异，本节文字说明及图例同时包含左肺及右肺下叶背段，其中以右肺下叶背段为主，如涉及左肺下叶背段，会做特殊说明。

2. 切开斜裂胸膜，处理背段动脉

将下叶向下牵开，显露斜裂后半部（图 4-5-1）。电钩切开肺动脉表面的胸膜组织（图 4-5-2），显露并分辨背段动脉（A^6）（图 4-5-3）。在无法确定背段动脉时，可以更大面积地切开叶间肺动脉干表面的

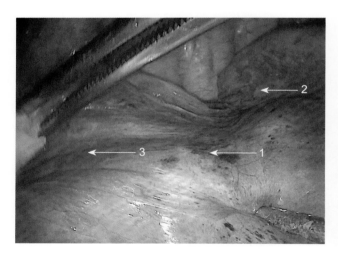

图 4-5-1　显露斜裂后半部
1. 斜裂后半部；2. 右肺上叶；3. 右肺下叶

胸膜组织，显露更多的肺动脉分支之后，有利于整体判断肺动脉各分支走行，从而增加背段动脉判断的准确性（图 4-5-4）。条件允许的情况下尽量在肺动脉鞘内游离血管，以减少术野渗血（图 4-5-5）。向腹侧分离背段动脉与基底段动脉之间的粘连（图 4-5-6），该步骤需注意勿损伤背段动脉与基底段动

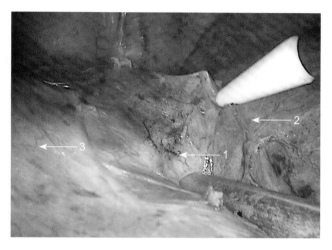

图 4-5-2 电钩切开肺动脉表面之胸膜

1. 叶间肺动脉干；2. 右肺上叶；3. 右肺下叶

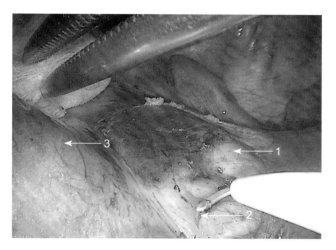

图 4-5-4 分辨背段动脉

1. 背段动脉；2. 基底段动脉；3. 右肺下叶

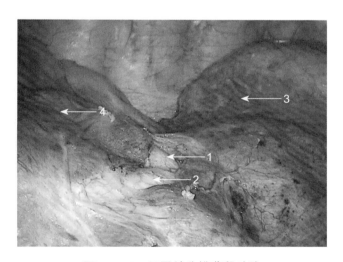

图 4-5-3 显露并分辨背段动脉

1. 背段动脉；2. 基底段动脉；3. 右肺上叶；4. 右肺下叶

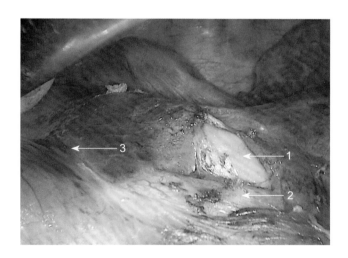

图 4-5-5 肺动脉鞘内游离血管

1. 背段动脉；2. 基底段动脉；3. 右肺下叶

脉交汇的夹角处。向背侧分离背段动脉后壁与周围组织的粘连（图 4-5-7）。游离动脉时，可采用钝性分离，亦可采用锐性分离。如果周围血管结构密集，宜采用钝性分离以增加安全性。用直角钳轻柔游离背段动脉深方与周围纤维结缔组织的疏松粘连（图 4-5-8）。游离背段动脉全周后（图 4-5-9），将丝线套

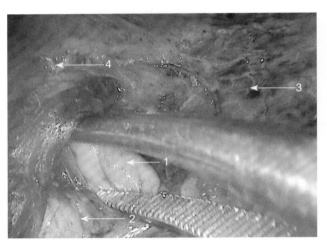

图 4-5-6　分离背段动脉与基底段动脉之间的粘连
1. 背段动脉；2. 基底段动脉；3. 右肺上叶；4. 右肺下叶

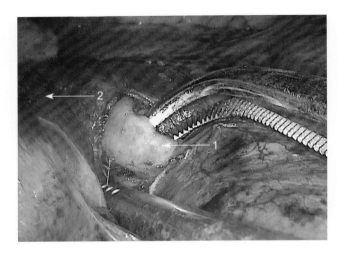

图 4-5-8　直角钳游离背段动脉深方
1. 背段动脉；2. 右肺下叶

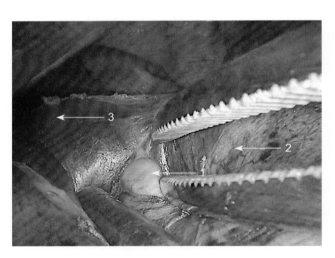

图 4-5-7　分离背段动脉后壁与周围组织的粘连
1. 背段动脉；2. 右肺上叶；3. 右肺下叶

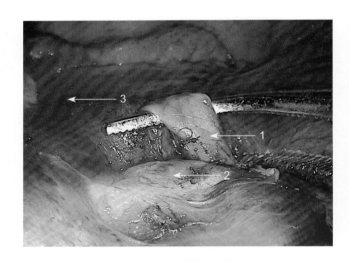

图 4-5-9　游离背段动脉全周
1. 背段动脉；2. 基底段动脉；3. 右肺下叶

过背段动脉（图 4-5-10），可直接用丝线结扎背段动脉（图 4-5-11）。如背段动脉周围空间充裕，亦可使用腔镜切割缝合器（图 4-5-12），激发切断背段动脉或剪断背段动脉（图 4-5-13）。

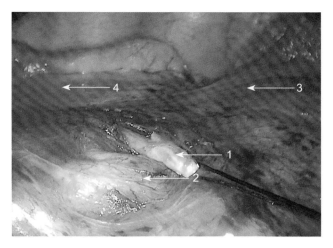

图 4-5-10　丝线套过背段动脉
1. 背段动脉；2. 基底段动脉；3. 右肺上叶；4. 右肺下叶

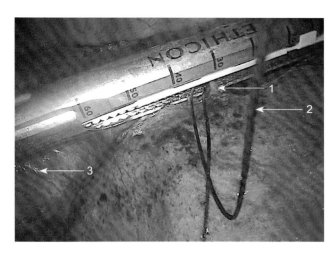

图 4-5-12　切割缝合器夹闭背段动脉
1. 背段动脉；2. 右肺上叶；3. 右肺下叶

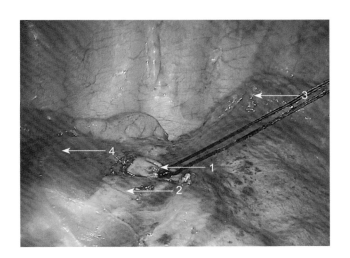

图 4-5-11　丝线结扎背段动脉
1. 背段动脉；2. 基底段动脉；3. 右肺上叶；4. 右肺下叶

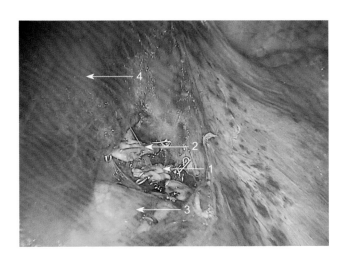

图 4-5-13　切割缝合器切断背段动脉后
1. 背段动脉近端断端；2. 背段动脉远端断端；3. 基底段动脉；4. 右肺下叶

3. 处理斜裂后半部

切断背段动脉之后，在显露背段支气管之前，如果能够先处理斜裂后半部，会有利于背段支气管的显露和处理。如果斜裂后半部发育良好，仅为少量膜性粘连，则可用电钩或者超声刀等能量器械切开斜裂后半部（图4-5-14）。如斜裂后半部发育不全，则需利用腔镜切割缝合器通过人工隧道裁开斜裂后半部。

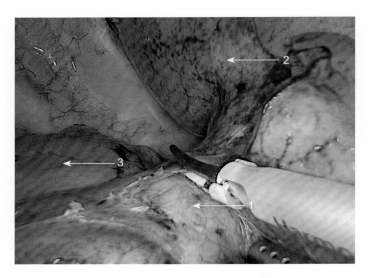

图 4-5-14　超声刀切开斜裂后半部
1. 叶间肺动脉干；2. 右肺上叶；3. 右肺下叶

人工隧道的建立需要开通前通路及后通路，并将前、后通路贯穿。前通路循背段动脉近端断端，延伸至叶间肺动脉干后壁，需在鞘膜内操作（图4-5-15）。此处常有一陈旧性淋巴结（图4-5-16），需将此

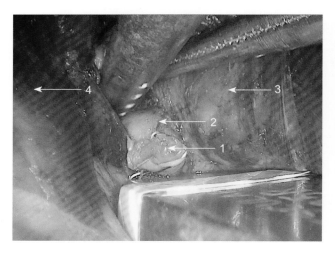

图 4-5-15　开通斜裂隧道前通路
1. 背段动脉近端断端；2. 叶间肺动脉干；3. 右肺上叶；4. 右肺下叶

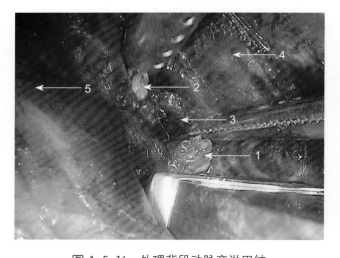

图 4-5-16　处理背段动脉旁淋巴结
1. 背段动脉近端断端；2. 背段动脉远端断端；3. 背段动脉旁淋巴结；4. 右肺上叶；5. 右肺下叶

淋巴结分离至右肺下叶一侧，待移除标本时将淋巴结与背段一并移除（图 4-5-17）。后通路的建立需切开上叶支气管与中间干支气管（右肺）/下叶支气管（左侧）之间的纵隔胸膜（图 4-5-18），并分离上叶支气管与中间干支气管/下叶支气管交界处的纤维结缔组织（图 4-5-19），并向前肺门方向延伸。从后通路常可见上叶支气管与中间干支气管/下叶支气管之间的淋巴结（图 4-5-20），该处常有支气管动脉，易出血，需注意。当前、后通路分离至一定程度，试从前通路向后贯通至后通路，当从前通路空隙中可见

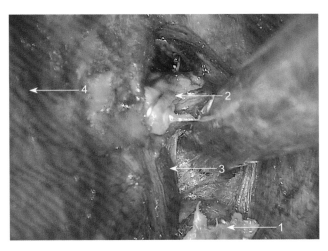

图 4-5-17　将淋巴结分离至下叶一侧

1. 背段动脉近端断端；2. 背段动脉远端断端；3. 背段动脉旁淋巴结；4. 右肺下叶

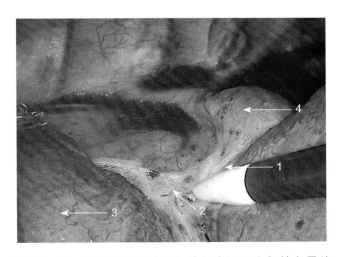

图 4-5-19　分离右肺上叶支气管与中间干支气管交界处的纤维结缔组织

1. 右肺上叶支气管；2. 右肺中间干支气管；3. 右肺下叶；4. 奇静脉弓

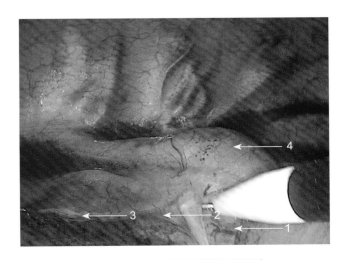

图 4-5-18　开通斜裂隧道后通路

1. 右肺上叶支气管；2. 右肺中间干支气管；3. 迷走神经；4. 奇静脉弓

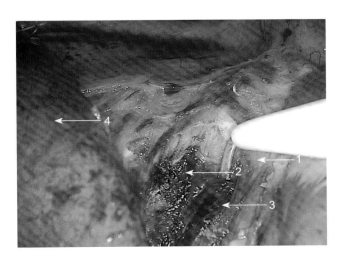

图 4-5-20　处理上叶支气管与中间干支气管之间的淋巴结

1. 右肺上叶支气管；2. 右肺中间干支气管；3. 上叶支气管与中间干支气管之间的淋巴结；4. 右肺下叶

后纵隔胸膜组织，或可见少量组织液从后胸膜渗入空隙（图 4-5-21），则意味着前、后通路隧道已经贯通。将弯形凯利钳放置于隧道内，以此为引导在隧道内放置丝线（图 4-5-22）。以丝线指示的隧道方向，

用弯形凯利钳扩宽隧道（图 4-5-23），在扩宽的隧道内放置腔镜切割缝合器抵钉座（图 4-5-24、图 4-5-25）。通常可用一把切割缝合器夹闭斜裂后半部全长（图 4-5-26）。激发并裁开斜裂后半部（图 4-5-27）。

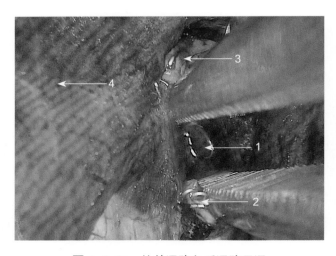

图 4-5-21　从前通路向后通路贯通

1.上叶支气管与中间干支气管之间的淋巴结；2.背段动脉近端断端；3.背段动脉远端断端；4.右肺下叶

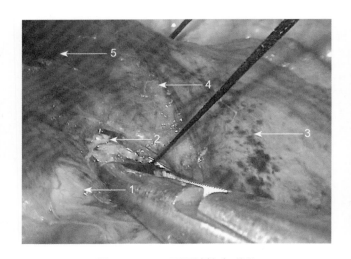

图 4-5-23　用器械扩宽隧道

1.基底段动脉；2.背段动脉远端断端；3.右肺上叶；4.斜裂后半部；5.右肺下叶

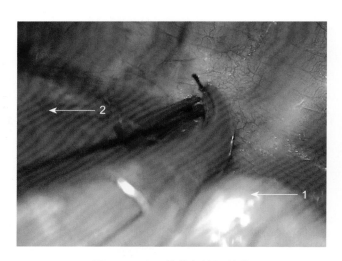

图 4-5-22　隧道内放置丝线

1.右肺上叶；2.右肺下叶

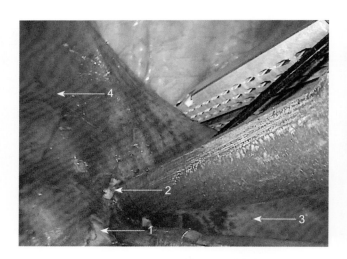

图 4-5-24　隧道内放置切割缝合器

1.基底段动脉；2.背段动脉远端断端；3.右肺上叶；4.右肺下叶

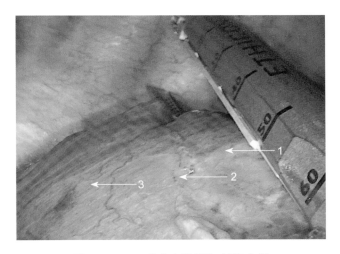

图 4-5-25　隧道内放置切割缝合器

1.右肺上叶；2.斜裂后半部；3.右肺下叶

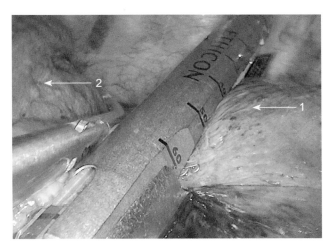

图 4-5-26　切割缝合器夹闭斜裂后半部

1.右肺上叶；2.右肺下叶

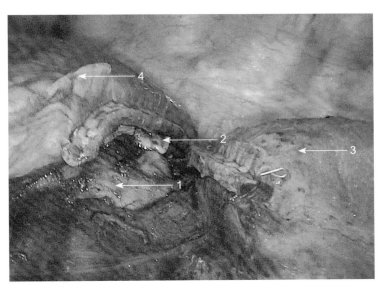

图 4-5-27　裁开斜裂后半部

1.叶间肺动脉干；2.背段动脉近端断端；3.右肺上叶；4.右肺下叶

4. 处理背段支气管

　　斜裂后半部被裁开后，后肺门处的陈旧淋巴结可以被清晰显露（图 4-5-28）。该陈旧淋巴结可与背段、基底段支气管夹角处陈旧淋巴结融合，切除该淋巴结对于显露和处理背段支气管（B6）有很大帮助（图 4-5-29、图 4-5-30）。切除背段、基底段支气管夹角处陈旧淋巴结，显露出背段支气管（图 4-5-31）。充分游离背段支气管全周，特别是与基底段支气管交角处是分离粘连的重点（图 4-5-32）。背段支

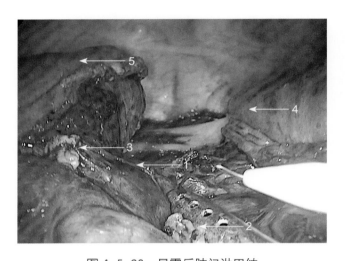

图 4-5-28　显露后肺门淋巴结

1. 后肺门淋巴结；2. 背段动脉近端断端；3. 背段动脉远端断端；4. 右肺上叶；5. 右肺下叶

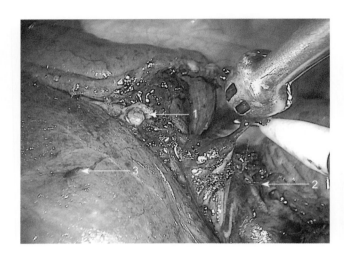

图 4-5-30　切除后肺门淋巴结

1. 背段动脉远端断端；2. 右肺上叶；3. 右肺下叶

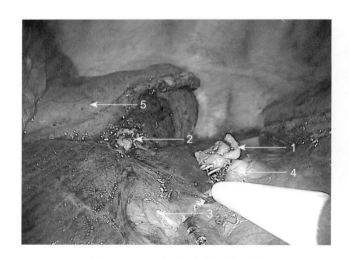

图 4-5-29　切除后肺门淋巴结

1. 背段动脉近端断端；2. 背段动脉远端断端；3. 基底段动脉；4. 叶间肺动脉干；5. 右肺下叶

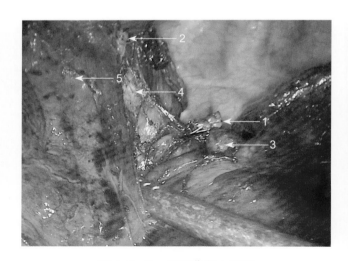

图 4-5-31　显露背段支气管

1. 背段动脉近端断端；2. 背段动脉远端断端；3. 叶间肺动脉干；4. 背段支气管；5. 右肺下叶

气管背侧的游离需要从后肺门操作，从背侧游离背段、基底段支气管交角处（图 4-5-33）。游离完背段支气管全周后，向上方牵拉背段肺组织可以起到充分显露背段支气管的作用（图 4-5-34）。在此显露角度用分离钳穿过背段支气管深方并扩大空隙（图 4-5-35）。在此空隙放置腔镜切割缝合器抵钉座（图 4-5-36），夹闭缝合器。可膨肺判断背段支气管是否辨识准确（图 4-5-37）。确认背段支气管辨识准确后，激发腔镜切割缝合器，切断背段支气管（图 4-5-38）。

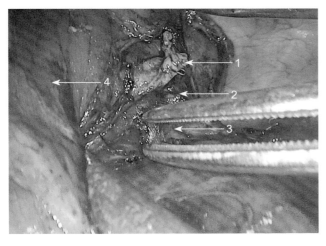

图 4-5-32　游离背段支气管与基底段支气管交角处

1.背段动脉远端断端；2.背段支气管；3.基底段支气管；4.右肺下叶

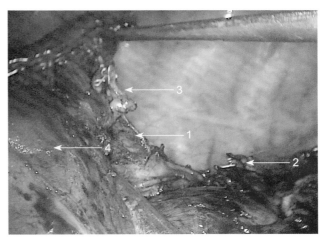

图 4-5-34　向上方牵拉背段肺组织便于显露背段支气管

1.背段支气管；2.背段动脉近端断端；3.背段动脉远端断端；4.右肺下叶

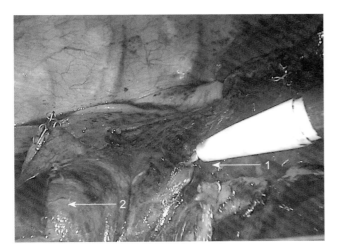

图 4-5-33　游离背侧背段支气管与基底段支气管交角处

1.背段支气管；2.右肺下叶

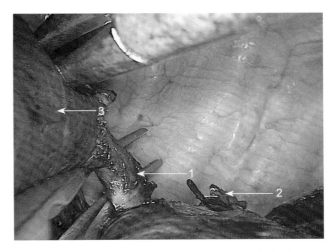

图 4-5-35　分离钳扩大背段支气管深方空隙

1.背段支气管；2.背段动脉近端断端；3.右肺下叶

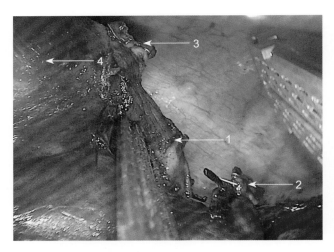

图 4-5-36　背段支气管放置切割缝合器

1. 背段支气管；2. 背段动脉近端断端；3. 背段动脉远端断端；4. 右肺下叶

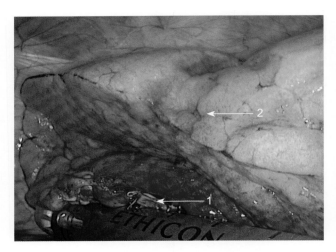

图 4-5-37　膨肺判断背段支气管是否辨识准确

1. 背段动脉近端断端；2. 右肺上叶

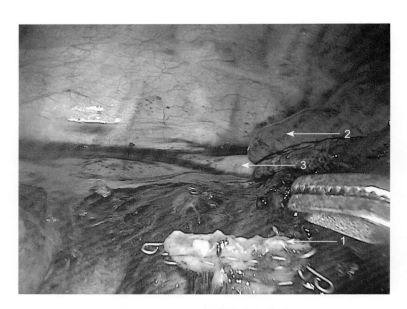

图 4-5-38　切断背段支气管后

1. 背段支气管近端断端；2. 右肺上叶；3. 奇静脉弓

5. 处理背段静脉

切断背段支气管后，继续将背段支气管及背段肺组织向上牵拉，可显露位于支气管背侧的背段静脉总干（V^6）（图4-5-39）。V^6 并非全部是背段的段内静脉，只有 V^6a 是背段的段内静脉，而 V^6b 和 V^6c 分支是背段与基底段的段间静脉。如果想精确游离出段内静脉 V^6a，则需将 V^6 各分支辨识清楚。牵拉

背段向上的显露角度虽然可将 V^6 总干显露清楚，但该角度难以精确游离 V^6 各分支。将背段组织牵拉至前方，从后肺门角度便于辨识 V^6 各分支（图4-5-40）。通常 V^6 最上方的分支即为 V^6a，亦即走行进入背段内的分支（图4-5-41）。游离 V^6a 全周（图4-5-42），用丝线套过 V^6a（图4-5-43），结扎 V^6a（图4-5-44）。用超声刀或剪刀切断 V^6a（图4-5-45），显露 V^6b 及 V^6c（图4-5-46）。

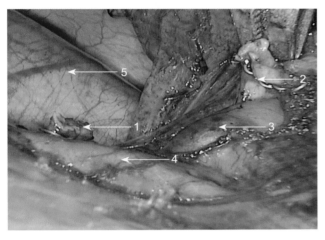

图4-5-39 （左肺）显露背段静脉（V^6）

1.背段动脉近端断端；2.背段支气管远端断端；3.V^6；4.叶间肺动脉干；5.胸主动脉

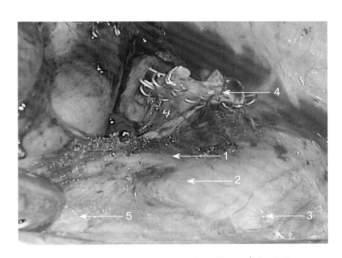

图4-5-41 （左肺）从后肺门辨识 V^6 各分支

1.V^6a；2.V^6b+V^6c；3.基底段静脉；4.背段支气管近端断端；5.左肺下叶

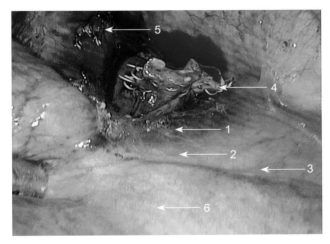

图4-5-40 （左肺）从后肺门辨识 V^6 各分支

1.V^6a；2.V^6b+V^6c；3.基底段静脉；4.背段支气管近端断端；5.背段动脉近端断端；6.左肺下叶

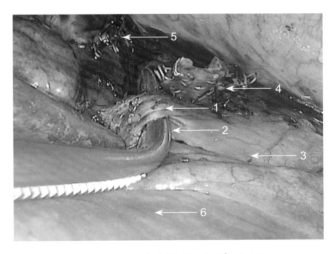

图4-5-42 （左肺）游离 V^6a 全周

1.V^6a；2.V^6b+V^6c；3.基底段静脉；4.背段支气管近端断端；5.背段动脉近端断端；6.左肺下叶

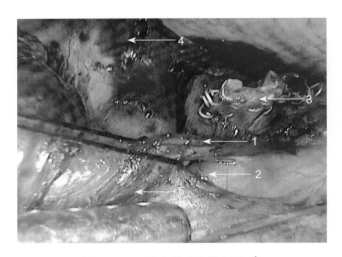

图 4-5-43 （左肺）丝线套过 V^6a

1. V^6a；2. V^6b+V^6c；3. 背段支气管近端断端；4. 背段动脉近端断端；5. 左肺下叶

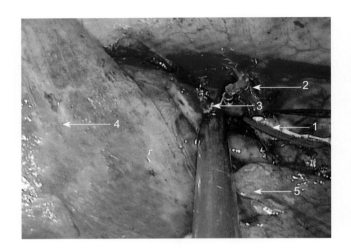

图 4-5-45 （左肺）切断 V^6a

1. V^6a；2. 背段支气管近端断端；3. 背段动脉近端断端；4. 左肺上叶；5. 左肺下叶

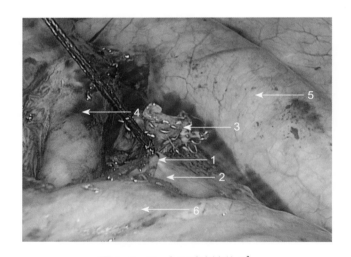

图 4-5-44 （左肺）结扎 V^6a

1. V^6a；2. V^6b+V^6c；3. 背段支气管近端断端；4. 叶间肺动脉干；5. 胸主动脉；6. 左肺下叶

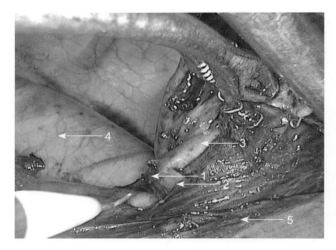

图 4-5-46 （左肺）显露 V^6b 及 V^6c

1. V^6a 近端断端；2. V^6b；3. V^6c；4. 胸主动脉；5. 左肺下叶

6. 处理段间平面，移除背段标本

已切断背段动脉、静脉及支气管，可用改良通气萎陷法，先用纯氧双肺通气，再行健侧单肺通气。待保留肺段再次萎陷后，可判断出其与膨胀的切除段之间的边界（图4-5-47）。按该边界用腔镜切割缝合器裁开段间平面。背段与前基底段段间平面处肺组织较薄，所以常从前方开始放置腔镜切割缝合器，第一把切割缝合器裁开段间平面（图4-5-48）。此后继续沿段间平面边界裁开（图4-5-49），最后完全裁开段间平面（图4-5-50）。移除背段标本。检查保留肺段段门结构（图4-5-51）。冲洗胸腔，双肺通气，注意检查是否存在段间平面漏气情况，以及保留肺段复张情况。检查胸腔无异常后关胸。

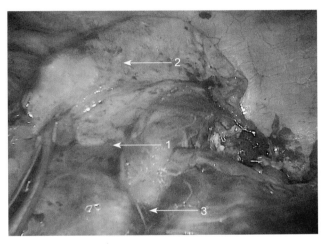

图 4-5-47　通气萎陷法判断段间平面

1. 段间平面；2. 膨胀之右肺下叶背段；3. 萎陷之右肺下叶基底段

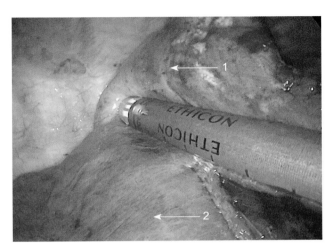

图 4-5-49　继续用切割缝合器裁开段间平面

1. 膨胀之右肺下叶背段；2. 萎陷之右肺下叶基底段

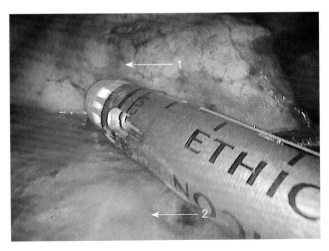

图 4-5-48　第一把切割缝合器裁开段间平面

1. 膨胀之右肺下叶背段；2. 萎陷之右肺下叶基底段

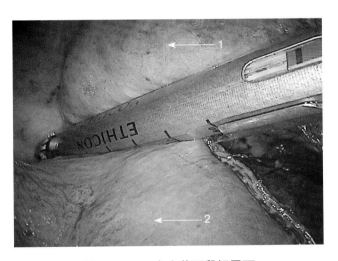

图 4-5-50　完全裁开段间平面

1. 膨胀之右肺下叶背段；2. 萎陷之右肺下叶基底段

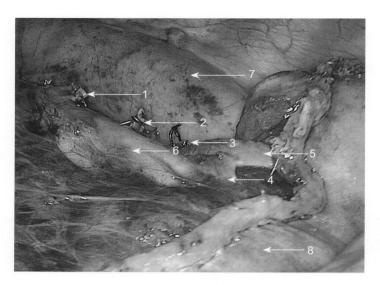

图 4-5-51 （左肺）检查保留肺段段门结构

1. 背段动脉近端断端；2. 背段支气管近端断端；3. V^6a 近端断端；4. V^6b；5. V^6c；6. 基底段动脉；7. 胸主动脉；8. 左肺下叶

四、专家评述

由于背段位于下叶最顶端，故背段常被认为是较适合段切除的"优势段"。背段切除术的难度往往低于其他肺段切除术。在背段切除过程中，需要仔细辨别背段动脉，有时背段动脉不止一支，需仔细分辨。此外，背段静脉可继续分为 V^6a、V^6b 及 V^6c 分支。其中只有 V^6a 为段内静脉，其他两支为段间静脉。若要进行精确的背段切除术，应保留 V^6b 及 V^6c 分支，以防止部分基底段肺组织静脉回流不畅，从而造成肺淤血。

（阎 石）

第六节　下叶基底段（亚段）切除术

右肺下叶 S8+
切除

一、概述

下叶基底段分为内基底段 S^7（右肺），前基底段 S^8，外基底段 S^9 和后基底段 S^{10}。因支气管及血管解剖变异较多，段间平面范围较广且不规则，术前常需专业分析软件三维重建规划解剖层次和手术切除步骤，并定位肿瘤位置，因此属于较为复杂的肺段手术。拟切除病灶可选择位于下叶基底段的磨玻璃结节或混杂磨玻璃结节，以及肺内转移的结节，大小多在 2 cm 以内，位于外 1/2 肺野较为适合。根据肿瘤大小及位置不同可选择多种基底段及联合肺段切除，如 S^8、S^{10}、S^{8+9}、S^{9+10} 等。本节以左肺下叶基底段 S^{8-10} 切除，以及右肺下叶前外基底段 S^{8+9} 切除为例进行详细讲解。

二、左肺下叶基底段（S^{8-10}）切除

（一）切口选择

如图 4-6-1、图 4-6-2 所示，病变为混杂磨玻璃结节，位于左肺下叶各基底段交界处，大小约 2.0 cm×1.2 cm，拟行下叶基底段切除。

1. 胸腔镜切口

（1）单孔法：采用左第 5 肋间腋前线与腋中线之间 4 cm 切口作为胸腔镜观察孔及操作孔。

（2）二孔法（单操作孔）：采用左第 7 肋间腋前线 1 cm 切口置入胸腔镜，第 5 肋间腋前线 3 cm 切口为操作孔。

（3）三孔法：采用左第 7 肋间腋前线 1 cm 切口置入胸腔镜，第 5 肋间腋前线 3 cm 切口为主操作孔，第 8 肋间肩胛下角线 1.5 cm 切口为副操作孔。

2. 传统切口

开放手术可选择经典的第 5 肋间后外侧切口。

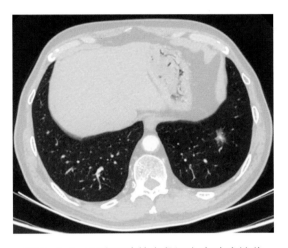

图 4-6-1　左肺下叶基底段混杂磨玻璃结节

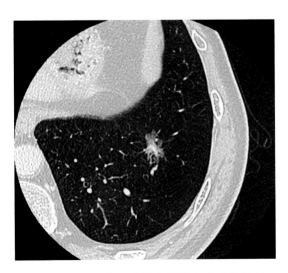

图 4-6-2　左肺下叶基底段混杂磨玻璃结节

（二）手术步骤

入胸后探查肿瘤位置，确定可切除后松解下肺韧带及纵隔胸膜（图 4-6-3）。切除第 9 组淋巴结，

解剖左下肺静脉（图 4-6-4、图 4-6-5）。沿该静脉向远端游离，分别显露 V^6 及 V^{8-10}，结扎切断 V^8a 便于分离（图 4-6-6、图 4-6-7），游离 V^{8-10}，以切割缝合器夹闭切断（图 4-6-8 至图 4-6-10）。打开叶间

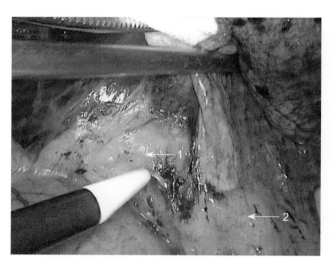

图 4-6-3　松解下肺韧带及纵隔胸膜

1.下肺韧带；2.纵隔胸膜

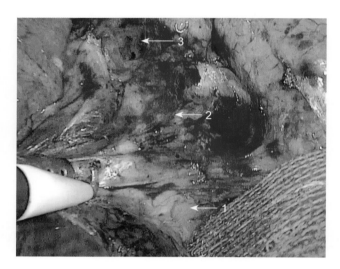

图 4-6-5　游离左下肺静脉

1.左下肺静脉；2.左肺下叶支气管；3.第 10 组淋巴结

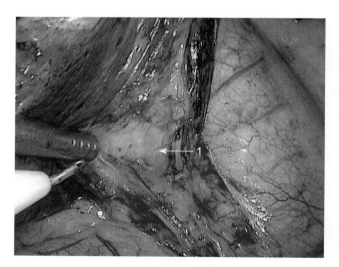

图 4-6-4　游离左下肺静脉

1.左下肺静脉

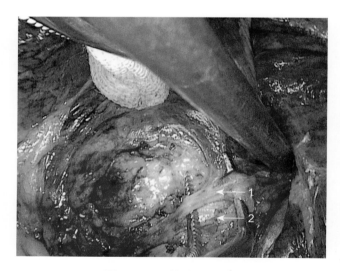

图 4-6-6　结扎切断 V^8a

1.V^8a；2.V^8b

裂，显露叶间动脉主干（图 4-6-11、图 4-6-12），如遇 A^8a 分支可结扎切断（图 4-6-13）。然后以电钩或者超声刀切开斜裂前部，如斜裂发育差可以切割缝合器切开（图 4-6-14、图 4-6-15）。然后沿肺动脉主干向远端游离，分别显露 A^6 及 A^{8-10}，切除动脉周围淋巴结（第 11 组淋巴结）（图 4-6-16）。游离下叶基底段动脉 A^{8-10}，以切割缝合器夹闭切断（图 4-6-17 至图 4-6-19）。在该动脉深方解剖下叶支气管，分

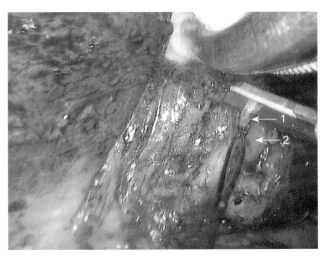

图 4-6-7　结扎切断 V^8a

1. V^8a ; 2. V^8b

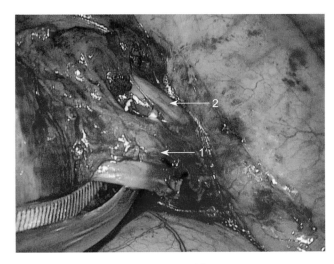

图 4-6-9　游离 V^{8-10} 并切断

1. V^{8-10} ; 2. V^6

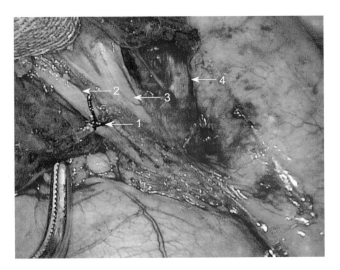

图 4-6-8　游离 V^{8-10} 并切断

1. V^8a 断端 ; 2. V^8b ; 3. V^{9+10} ; 4. V^6

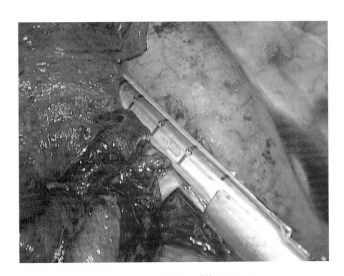

图 4-6-10　游离 V^{8-10} 并切断

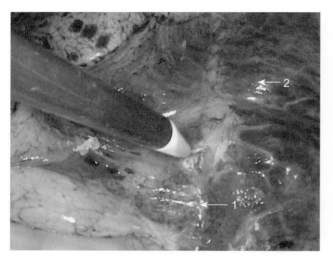

图 4-6-11　打开叶间裂，显露叶间动脉主干

1.斜裂前部；2.左肺下叶

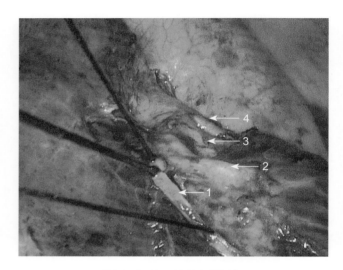

图 4-6-13　结扎切断 A^8a

1. A^8a ；2. A^8b ；3. A^{9+10} ；4. A^6

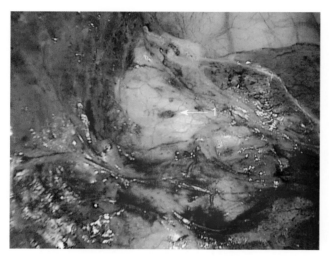

图 4-6-12　打开叶间裂，显露叶间动脉主干

1.叶间动脉主干

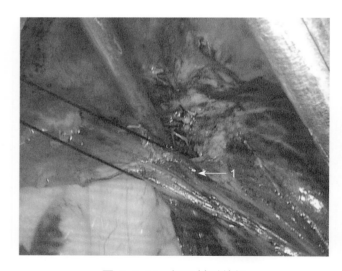

图 4-6-14　切开斜裂前部

1.斜裂前部

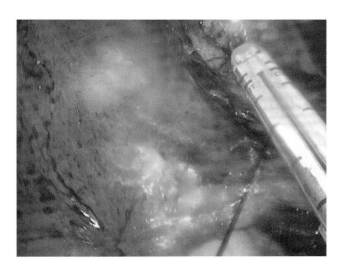

图 4-6-15　切割缝合器切开斜裂前部

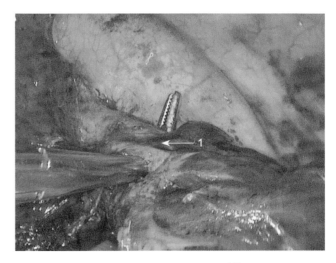

图 4-6-17　游离切断 A$^{8-10}$

1. A$^{8-10}$

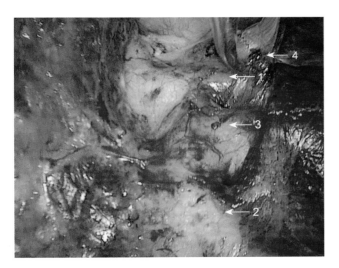

图 4-6-16　显露 A^6 及 A$^{8-10}$

1. A^6 ; 2. A^8 ; 3. A^{9+10} ; 4. 第 11 组淋巴结

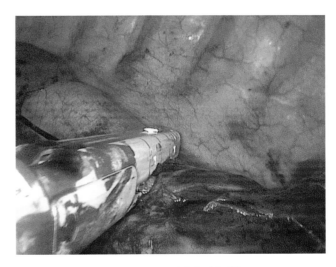

图 4-6-18　游离切断 A$^{8-10}$

别显露基底段支气管及其后方的背段支气管 B^6，松解 B$^{8-10}$ 下缘与 V^6 的间隙（图 4-6-20），游离 B$^{8-10}$ 后

以切割缝合器夹闭，双肺通气确认无误后切断（图 4-6-21、图 4-6-22）。再次嘱麻醉师双肺通气，可

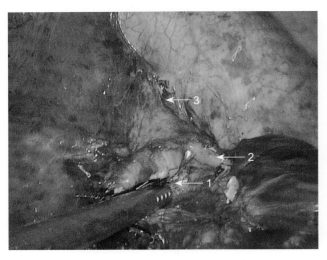

图 4-6-19　游离切断 A$^{8-10}$
1. A$^{8-10}$ 断端；2. A^6；3. A^{1+2}c

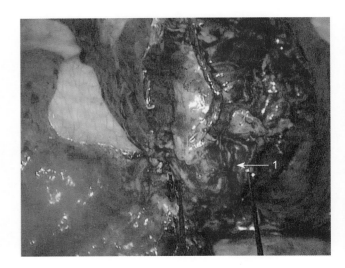

图 4-6-21　游离 B$^{8-10}$ 并切断
1. B$^{8-10}$

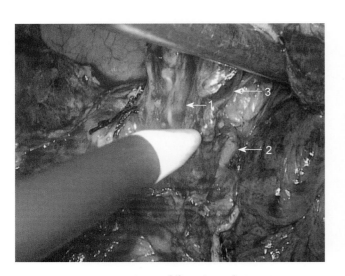

图 4-6-20　松解 B$^{8-10}$ 下缘与 V^6 的间隙
1. B$^{8-10}$；2. V^6；3. 第 13 基底段淋巴结

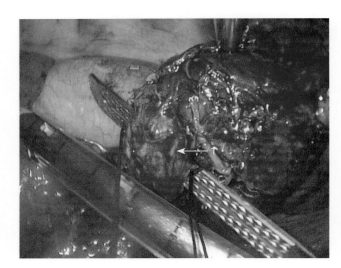

图 4-6-22　游离 B$^{8-10}$ 并切断
1. B$^{8-10}$

见下叶背段膨胀而基底段肺组织萎陷，沿该段间平面标记（图4-6-23）。切割时首先以切割缝合器在

前方沿 S^6 与 S^8 段间平面切开（图4-6-24、图4-6-25），然后从外侧方向切开 S^6 与 S^9 平面（图4-6-26至

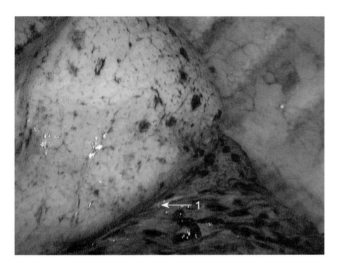

图 4-6-23　双肺通气后标记段间平面
1.段间平面

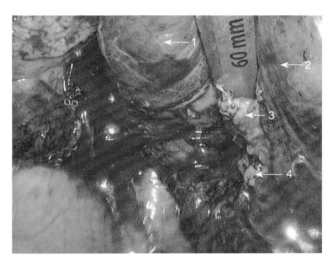

图 4-6-25　切开 S^6 与 S^8 平面
1. S^6 ；2. S^8 ；3. A^{8-10} 断端；4. B^{8-10} 断端

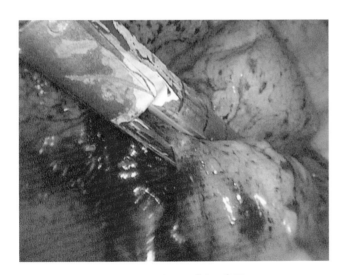

图 4-6-24　切开 S^6 与 S^8 平面

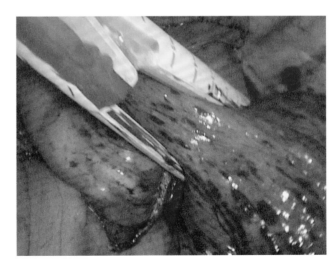

图 4-6-26　切开 S^6 与 S^9 平面

图 4-6-28），最后向后切开 S^6 与 S^{10} 平面（图 4-6-29、图 4-6-30），移除下叶基底段标本。如下叶基底

段支气管动脉断端出血可以可吸收线缝合两侧支气管动脉（图 4-6-31 至图 4-6-33）。切除纵隔淋巴结

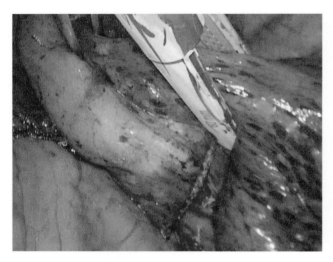

图 4-6-27　切开 S^6 与 S^9 平面

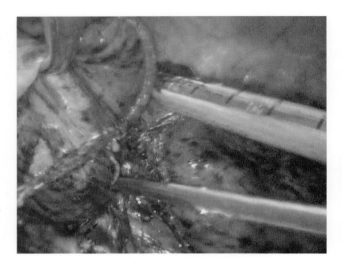

图 4-6-29　切开 S^6 与 S^{10} 平面

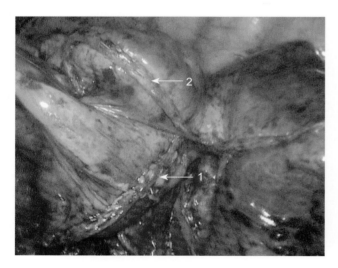

图 4-6-28　切开 S^6 与 S^9 平面
1. S^6 与 S^8 切缘；2. S^6 与 S^9 切缘

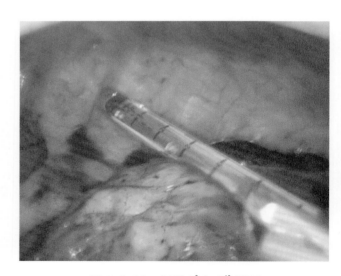

图 4-6-30　切开 S^6 与 S^{10} 平面

（图 4-6-34），双肺通气后水下测试支气管断端及背段肺切缘无明显漏气。如斜裂后部发育好，为防止

术后下叶背段扭转，可将其外侧边缘间断缝合固定于上叶尖后段肺组织（图 4-6-35 至图 4-6-37）。

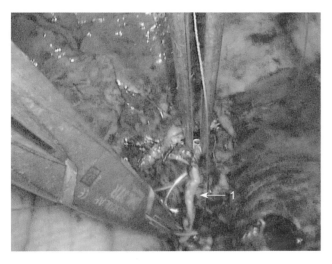

图 4-6-31 缝合支气管断端两侧止血
1. B^{8-10} 断端

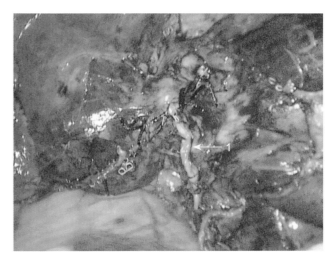

图 4-6-33 缝合支气管断端两侧止血
1. B^{8-10} 断端

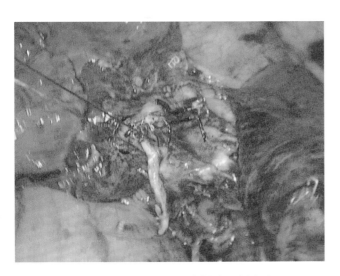

图 4-6-32 缝合支气管断端两侧止血

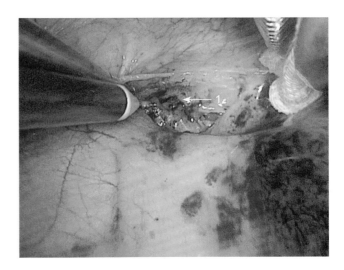

图 4-6-34 切除纵隔淋巴结
1. 纵隔第 6 组淋巴结

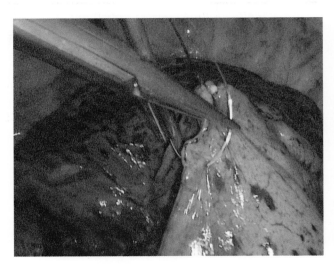

图 4-6-35 将下叶背段与上叶尖后段边缘间断缝合固定

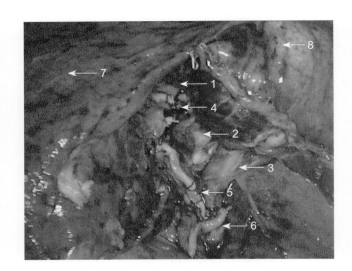

图 4-6-37 术野解剖

1. A^6；2. B^6；3. V^6；4. A^{8-10} 断端；5. B^{8-10} 断端；6. V^{8-10} 断端；7. 左肺上叶；8. 下叶背段

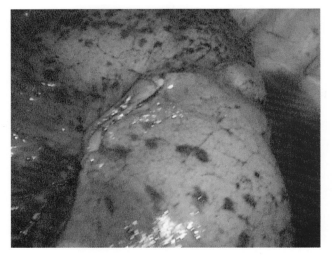

图 4-6-36 将下叶背段与上叶尖后段边缘间断缝合固定

（三）专家评述

　　下叶基底段切除多用于病灶位置靠近中心而邻近各基底段交界处，A^6 与 A^{8-10} 多解剖分离明显较易辨别，而 V^6 与 V^{8-10} 方向一致，解剖时应尽量向静脉远端游离，避免误断静脉。由于基底段肺组织较多，此术式以双肺通气后背段膨胀即可判断段间平面，省去再次单肺通气的步骤。基底段与背段的段间平面范围较大，不宜用切割缝合器沿同一方向直线切割，造成保留背段膨胀不良，而建议从三维方向立体切割段间平面，从而减少对保留肺组织的挤压，达到最好的肺膨胀效果。

三、右肺下叶前外基底段切除（S^{8+9}）

（一）切口选择

如图 4-6-38 所示，病变为混杂磨玻璃结节，位于右肺下叶外基底段，邻近 V^{8}b，拟行下叶前外基底段切除 S^{8+9}。手术以单操作孔胸腔镜完成，观察孔位于右第 7 肋间腋前线，主操作孔位于右第 5 肋间腋前线，长约 3 cm。

（二）手术步骤

入胸后探查肿瘤位置，以 hemo-lock 标记肿瘤位置（图 4-6-39）。以电钩和超声刀切开斜裂前部（图 4-6-40），显露叶间动脉主干，向动脉远端游离，

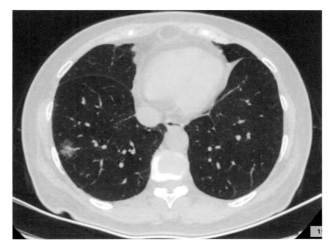

图 4-6-38 右肺下叶混杂磨玻璃结节

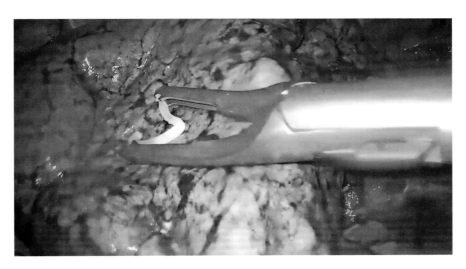

图 4-6-39 肺表面标记基底段病灶

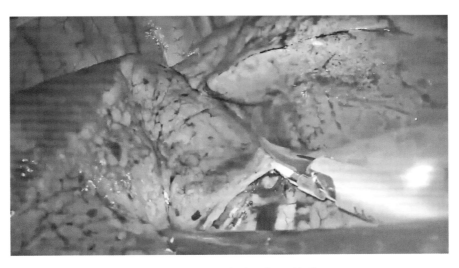

图 4-6-40 以超声刀切开斜裂

显露 A^6、A^7、A^8 和 A^{9+10}，游离 A^8 并结扎切断（图 4-6-41）。继续向动脉远端游离 A^{9+10}，游离 A^9 并以切割缝合器夹闭切断（图 4-6-42、图 4-6-43）。在动脉后方切除第 13 组淋巴结（图 4-6-44），游离 B^{8+9}，夹闭试膨肺确认无误后切断（图 4-6-45）。松解下肺韧带及肺门周围纵隔胸膜，显露右下肺静脉，并在 B^{8+9} 后方显露 V^7 和 V^{8+9}，游离后者以切割缝合器夹闭切断（图 4-6-46、图 4-6-47）。嘱麻醉师纯氧双肺通气，待下叶膨胀后单肺通气，待周围肺组织萎陷后标记 S^{8+9} 段间平面（图 4-6-48 至图 4-6-50）。以切割缝合器分别在前方切开 S^8 与 S^7 平面（图 4-6-51）以及后方 S^9 与 S^{10} 平面（图 4-6-52），最后将 S^{8+9} 提起，以切割缝合器切开 S^{8+9} 与 S^6 的平面（图 4-6-53），移除标本。双肺通气水下确认支气管断端及肺切缘无漏气（图 4-6-54）。

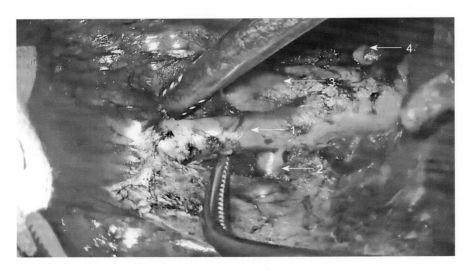

图 4-6-41　游离 A^8 并切断
1. A^8；2. A^7；3. A^{9+10}；4. A^6

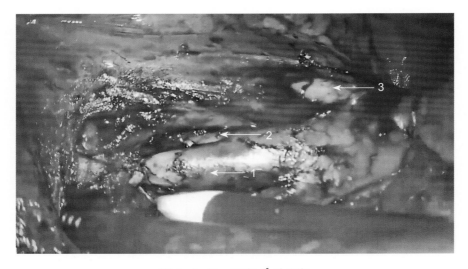

图 4-6-42　游离 A^9 并切断
1. A^9；2. A^{10}；3. A^6

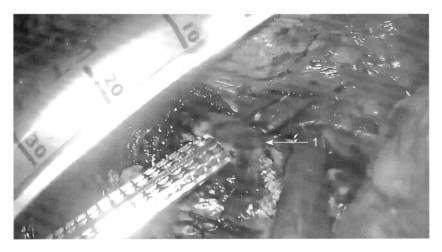

图 4-6-43　游离 A^9 并切断

1. A^9

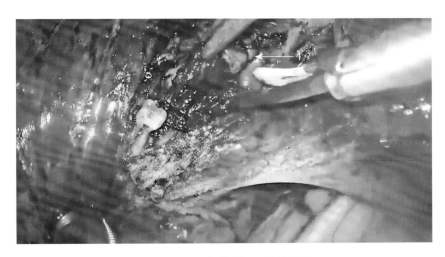

图 4-6-44　切除第 13 组淋巴结

1. A^8 断端

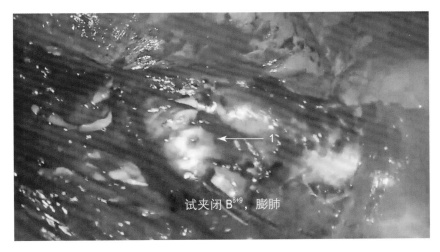

试夹闭 B^{8+9}，膨肺

图 4-6-45　游离并切断 B^{8+9}

1. B^{8+9}

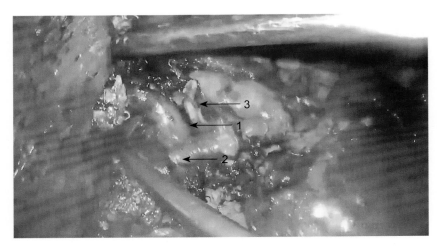

图 4-6-46　游离并切断 V^{8+9}

1. V^{8+9}；2. V^7；3. B^{8+9} 断端

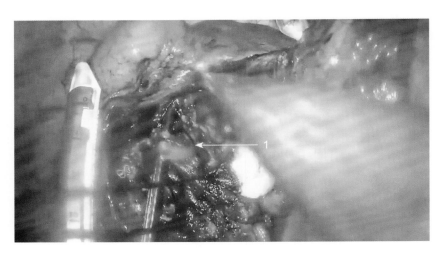

图 4-6-47　游离并切断 V^{8+9}

1. V^{8+9}

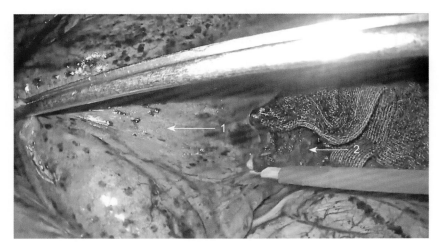

图 4-6-48　标记 S^{8+9} 段间平面

1. S^8；2. S^7

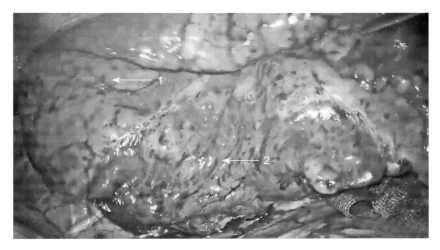

图 4-6-49　标记 S^{8+9} 段间平面

1. S^9；2. S^{10}

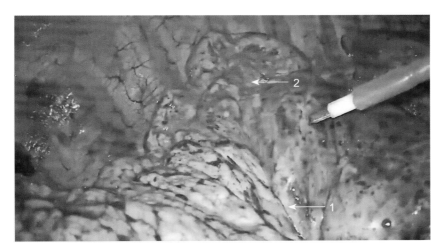

图 4-6-50　标记 S^{8+9} 段间平面

1. S^{8+9}；2. S^6

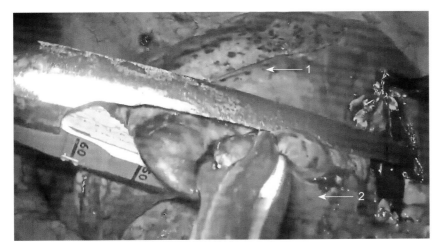

图 4-6-51　切开 S^8 与 S^7 平面

1. S^8；2. S^7

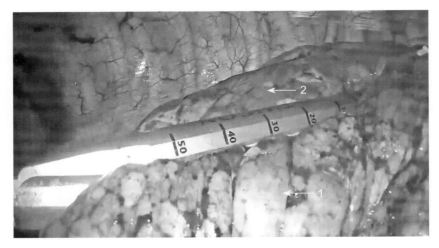

图 4-6-52　切开 S^9 与 S^{10} 平面

1. S^9；2. S^{10}

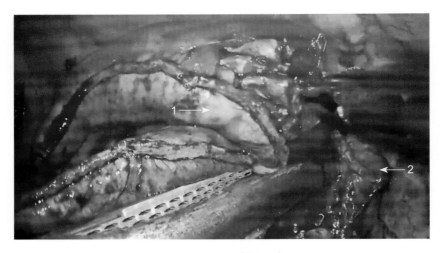

图 4-6-53　切开 S^{8+9} 与 S^6 平面

1. S^{8+9}；2. S^6

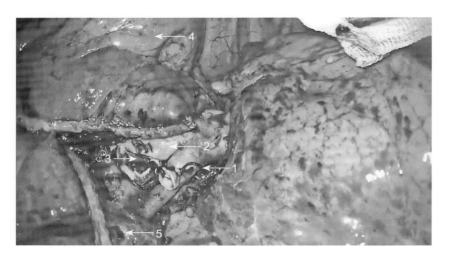

图 4-6-54　术野解剖

1. A^8 断端；2. A^9 断端；3. B^{8+9} 断端；4. S^6；5. S^7

（三）专家评述

　　右下 A^9 与 A^{10}、B^9 与 B^{10} 常共干发出，解剖时应尽量向动脉及支气管远端游离，可分别切断 A^9 及 B^9。如遇切割缝合器一次切断 B^{8+9} 时角度有困难，也可先切断 B^8，将其后方 B^9 游离后提起一并切断。切开段间平面前首先松解 B^{8+9} 周围组织结构，使其更加游离。切割肺组织时宜从不同角度逐步进行，可从前后两侧分别从下而上切开，然后切开 S^6 平面，最后提起 S^{8+9} 在支气管断端下方切开从而移除标本。

（吕　超）

第五章　肺癌淋巴结清扫术

第一节　左侧纵隔淋巴结清扫术

左侧纵隔淋巴
结清扫

一、概述

肺癌易发生淋巴结转移，转移顺序一般是由近及远，即由 N_1（肺内及肺门淋巴结）站淋巴结转移至 N_2（同侧纵隔淋巴结）站淋巴结，再到 N_3（远处淋巴结）站淋巴结。肺癌手术中，医生可以将 N_1 及 N_2 的淋巴结进行活检或清扫，以彻底根治病变并明确病理分期，这也是外科手术不同于放疗、介入治疗等任何其他局部治疗方法，能够治愈中早期肺癌的原因之一。一般左侧肺癌手术可达到的纵隔淋巴结包含第 4L、5、6、7、8、9 组。

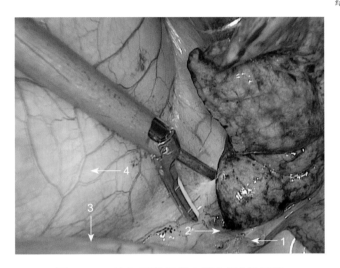

图 5-1-1　清扫下肺韧带（第 9 组）淋巴结

1. 切开的下肺韧带断面；2. 下肺韧带（第 9 组）淋巴结；3. 膈肌；4. 心包

二、手术步骤

1. 清扫下肺韧带（第 9 组）淋巴结

本组淋巴结通常在切开下肺韧带时一并予以清扫（图 5-1-1、图 5-1-2）。

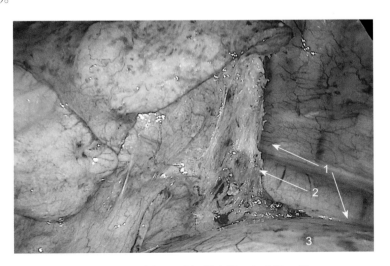

图 5-1-2　清扫下肺韧带（第 9 组）淋巴结

1. 切开的下肺韧带断面；2. 下肺韧带（第 9 组）淋巴结；3. 心包

2. 清扫主动脉旁及主 – 肺动脉窗（第 5、6 组）淋巴结

将左肺上叶牵向下方，即可显露出主动脉旁（第 6 组）、主 - 肺动脉窗（第 5 组）淋巴结区域，在主动脉上下缘、膈神经和迷走神经之间，找到第 6 组淋巴结区域（图 5-1-3）。第 5 组淋巴结是位于动脉韧带与左肺上叶尖前支动脉之间包含于纵隔胸膜中的淋巴结，可在肺动脉韧带后方分离使之显露并清扫（图 5-1-4 至图 5-1-7）。应注意左侧喉返神经在

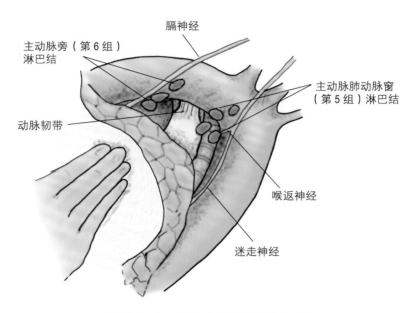

图 5-1-3　第 5、6 组淋巴结示意图

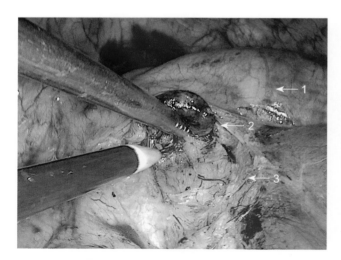

图 5-1-4　清扫第 5 组淋巴结

1. 主动脉弓；2. 第 5 组淋巴结；3. 左肺动脉主干

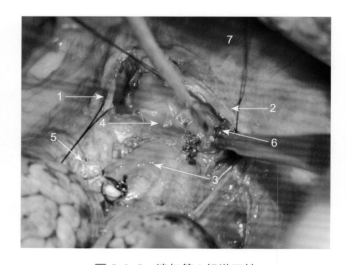

图 5-1-5　清扫第 5 组淋巴结

1. 膈神经；2. 迷走神经；3. 左肺动脉主干；4. 动脉韧带；5. 上叶尖前支动脉断端；6. 第 5 组淋巴结；7. 主动脉弓

主动脉弓下方穿过，清扫第 5 组淋巴结时应注意避免将其损伤造成患者术后声带麻痹（图 5-1-16、图 5-1-17）。平行于膈神经走行切开纵隔胸膜。首先确认动脉韧带。动脉韧带并非所有患者都可见，但是均较易触及。牵拉最靠近膈神经的纵隔胸膜，可看到动脉韧带前、升主动脉旁的淋巴结，即为第 6 组淋巴结。本组淋巴结的清扫应包括此区域淋巴结及脂肪组织（图 5-1-8 至图 5-1-10）。清扫第 6 组淋巴结时应注意确定膈神经的位置，避免电刀灼伤和钳夹伤。

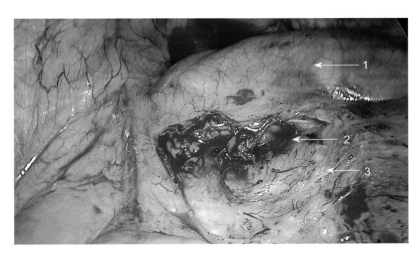

图 5-1-6　第 5 组淋巴结清扫后

1. 主动脉弓；2. 第 5 组淋巴结位置；3. 左肺动脉主干

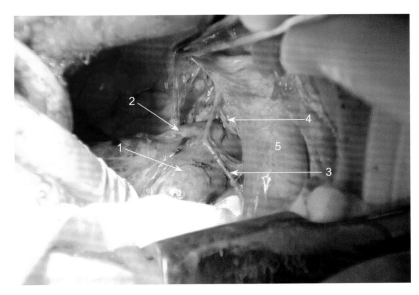

图 5-1-7　第 5 组淋巴结清扫后

1. 左肺动脉主干；2. 上叶尖前支动脉；3. 迷走神经；4. 喉返神经；5. 主动脉弓

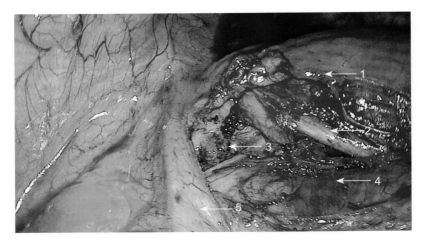

图 5-1-8　第 6 组淋巴结

1.主动脉弓；2.迷走神经；3.第 6 组淋巴结；4.左肺动脉主干；5.膈神经

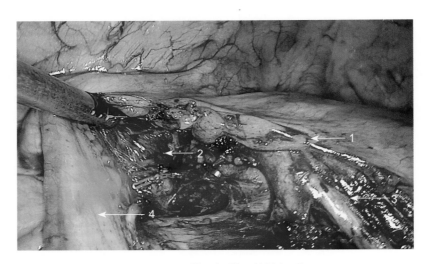

图 5-1-9　第 6 组淋巴结清扫后

1.主动脉弓；2.第 6 组淋巴结位置；3.迷走神经；4.膈神经

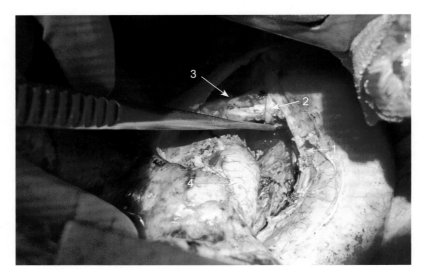

图 5-1-10　第 5 组及第 6 组淋巴结区域清扫后

1.左迷走神经；2.左喉返神经；3.动脉韧带；4.左肺动脉主干

3. 清扫隆突下（第7组）淋巴结

将肺牵引向前下方，显露左主支气管，在其后下方平行于主动脉打开纵隔胸膜，可显露出气管隆突结构（图 5-1-11），分离切除隆突下淋巴结（图 5-1-12 至图 5-1-14）。此区淋巴结清扫时应注意，在支气管前缘常有营养支血管进入淋巴结，清扫淋巴结过程中容易损伤，应尽可能提前将其电灼以免术中、术后出血。

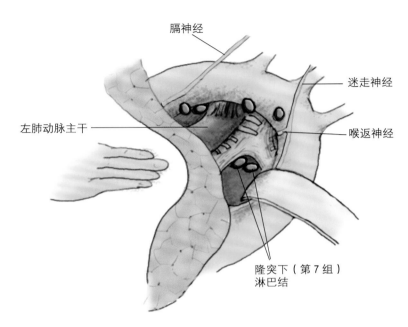

膈神经

迷走神经

左肺动脉主干

喉返神经

隆突下（第7组）
淋巴结

图 5-1-11　第7组淋巴结区域示意图

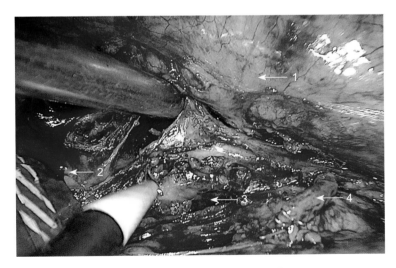

图 5-1-12　清扫第7组淋巴结
1. 主动脉弓；2. 左主支气管；3. 第7组淋巴结；4. 下肺静脉断端

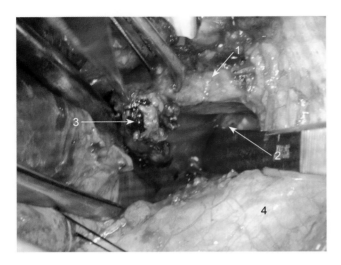

图 5-1-13　第 7 组淋巴结

1.左主支气管；2.右中间干支气管；3.第 7 组淋巴结；4.主动脉弓

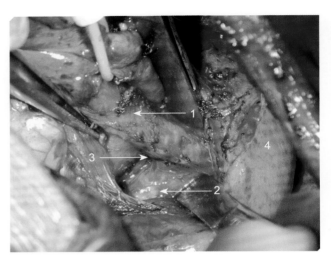

图 5-1-14　第 7 组淋巴结清扫后

1.左主支气管；2.右中间干支气管；3.隆突；4.主动脉弓

4.清扫左侧下段气管旁（第 4L 组）淋巴结

左侧气管下段被主动脉弓遮挡，第 4L 组淋巴结的清扫较为困难。第 5 组淋巴结清扫完成后，顺动脉韧带后方探查，可触及气管左前壁。此处淋巴结即为第 4L 组淋巴结（图 5-1-15）。将主动脉弓牵向头侧，同时牵拉左肺上叶向下，可看到主动脉弓后方的气管下段，第 4L 组淋巴结清扫在此区域进行

（图 5-1-16 至图 5-1-21）。需要强调的是，此区淋巴结位置较深，周围的重要结构包括主动脉弓、左肺动脉主干、左主支气管、左侧迷走神经、左侧喉返神经等，清扫难度较大，操作应谨慎，尤其应注意能量器械如电刀、超声刀极易损伤喉返神经，在未明确淋巴结和左侧喉返神经位置时，可先用血管钳分离该区域的疏松结缔组织，以探明淋巴结和喉返神经位置（图 5-1-22、图 5-1-23）。

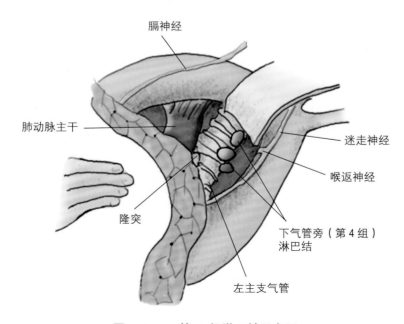

图 5-1-15　第 4L 组淋巴结示意图

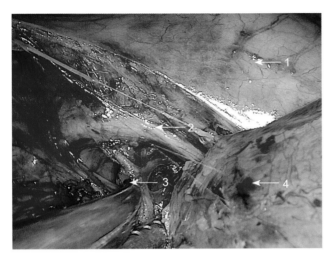

图 5-1-16　血管钳钝性分离第 4L 组淋巴结区域

1. 主动脉弓；2. 迷走神经；3. 第 4L 组淋巴结；4. 左肺上叶

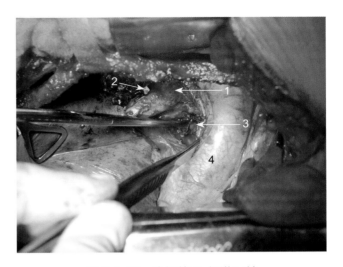

图 5-1-17　清扫第 4L 组淋巴结

1. 左肺动脉主干；2. 左肺上叶尖前支动脉断端；3. 第 4L 组淋巴结；4. 主动脉弓

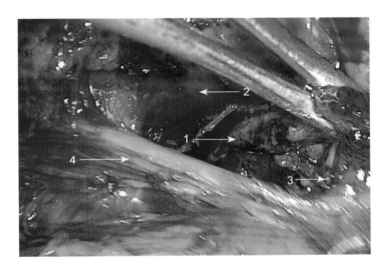

图 5-1-18　第 4L 组淋巴结

1. 第 4L 组淋巴结；2. 左肺动脉主干；3. 主动脉弓；4 迷走神经

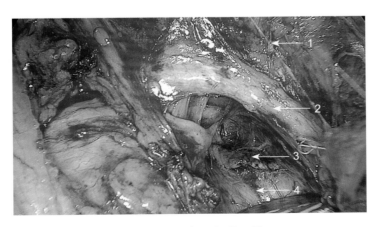

图 5-1-19　第 4L 组淋巴结

1. 主动脉弓；2. 迷走神经；3. 第 4L 组淋巴结；4. 左肺动脉主干

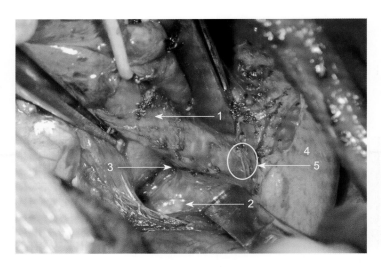

图 5-1-20　第 4L 组淋巴结清扫后

1.左主支气管；2.右中间干支气管；3.隆突；4.主动脉弓；5.第 4L 组淋巴结区域

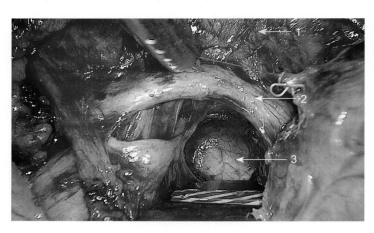

图 5-1-21　第 4L 组淋巴结清扫后

1.主动脉弓；2.迷走神经；3.气管下段左侧壁

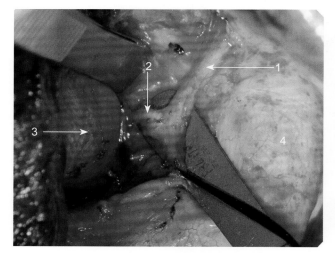

图 5-1-22　左侧迷走神经和喉返神经

1.迷走神经；2.喉返神经；3.左肺动脉主干；4.主动脉弓

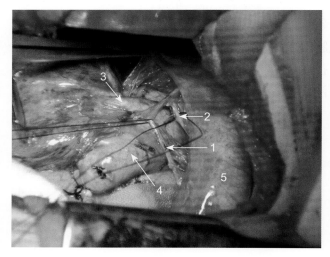

图 5-1-23　显露左侧迷走神经及喉返神经

1.迷走神经；2.喉返神经；3.上叶尖前支动脉；4.左肺动脉主干；5.主动脉弓

5. 清扫肺门淋巴结

肺门（第 10 组）淋巴结是位于纵隔胸膜反折远侧最接近肺叶的淋巴结，在肺叶或全肺切除过程中，通常已予以清扫，部分淋巴结与标本一起移除（图 5-1-24、图 5-1-25）。

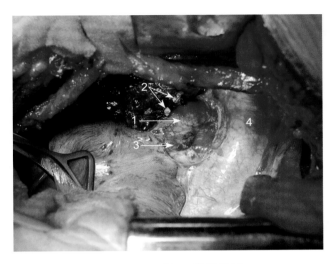

图 5-1-24　第 10 组淋巴结

1. 左肺动脉主干；2. 上叶肺动脉分支断端；3. 第 10 组淋巴结；4. 主动脉弓

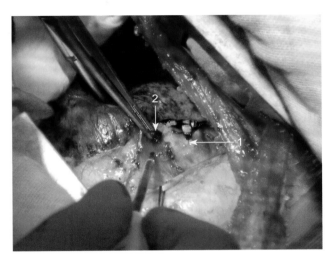

图 5-1-25　第 10 组淋巴结

1. 左肺动脉主干；2. 左肺动脉主干旁淋巴结（第 10 组）

三、专家评述

行左侧第 9 组淋巴结清扫时，因该组淋巴结紧邻下肺静脉下缘，故应明确解剖，注意避免损伤下肺静脉。清扫隆突下（第 7 组）淋巴结时应注意避免损伤食管、右中间干支气管。清扫第 4L 组、第 5 组淋巴结时需注意避免损伤喉返神经，若损伤该神经可导致声带麻痹，引起发声障碍并造成排痰不畅，严重者可导致频繁误吸。清扫这两组淋巴结时应小心能量器械的使用，不应轻易钳夹该区域的脂肪组织，出血不应盲目电凝。笔者建议先沿迷走神经主干找到喉返神经，明确其走行后再开展以上区域的操作。

（王　嘉）

右侧纵隔淋巴
结清扫 -1

右侧纵隔淋巴
结清扫 -2

一、概述

右侧纵隔可清扫的淋巴结包括：

第 2R 组（右侧上气管旁）淋巴结：右侧气管前方，位于胸骨柄上缘至头臂（无名）静脉尾端与气管交叉点横截面之间的淋巴结。

第 3 组（血管前和气管后）淋巴结：也可称此为 3A（上腔静脉前方）和 3P（气管后方）组淋巴结。

第 4R 组（右侧下气管旁）淋巴结：位于气管右侧至气管左侧缘，从头臂（无名）静脉尾端与气管交叉点横截面到奇静脉下界之间的淋巴结。

第 7 组（隆突下）淋巴结：位于隆突下但不包括位于肺内动脉或支气管周围的淋巴结。

第 8 组（食管旁）淋巴结：位于中线一侧附于食管壁的淋巴结，隆突下淋巴结除外。

第 9 组（下肺韧带）淋巴结：位于下肺韧带内，包括下肺静脉后壁和低位的淋巴结。

在切除病变所在肺叶的过程中，已先后处理了第 9 组（下肺韧带）、第 10 组（肺门）、第 11 组（叶间）淋巴结，第 12~14 组淋巴结则随标本一并切除。对于右肺癌根治手术而言，还需要进行系统的纵隔淋巴结清扫。

依据 2021 年 NCCN 非小细胞肺癌指南，为了获得足够的纵隔淋巴结进行 N 分期，右侧纵隔淋巴结清扫（或采样术）至少应该包括第 2R、4R、7、8、9 组淋巴结。

二、手术步骤

1. 右上纵隔淋巴结清扫

右上纵隔淋巴结大多位于右肺上叶支气管起始部以上至胸顶部的固定区域内（图 5-2-1）。第 2 组（即第 2R 组）淋巴结位置如前所述，在上腔静脉或右头臂（无名）静脉与气管所围成的区域内。

将右肺牵向下方，显露奇静脉弓上方，在奇静

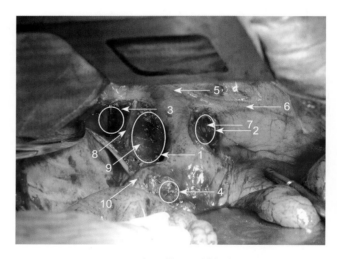

图 5-2-1 右上纵隔区域解剖结构

1. 第 2R+4R 组淋巴结区域；2. 第 3A 组淋巴结区域；3. 第 3P 组淋巴结区域；4. 第 10 组淋巴结区域；5. 右头臂静脉；6. 右胸廓内静脉；7. 左无名静脉；8. 迷走神经；9. 气管；10. 奇静脉弓

脉弓下缘和气管之间切开纵隔胸膜，然后在膈神经后方或上腔静脉后缘与气管之间，自奇静脉弓上缘至胸顶，锐性切开纵隔胸膜，从而显露自上而下排列的第 2R 和 4R 组淋巴结（图 5-2-2 至图 5-2-4）。

需注意的是有一部分 4R 组淋巴结位于奇静脉弓后方（图 5-2-5），清扫时需避免遗漏。清除第 2R 和 4R 组淋巴结后，可看到气管、迷走神经以及右喉返神经等结构。

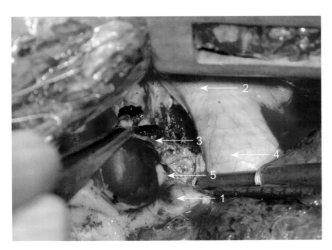

图 5-2-2 清扫第 2R+4R 组淋巴结

1.奇静脉弓；2.右头臂静脉；3.第 2R+4R 组淋巴结；4.上腔静脉；5.迷走神经

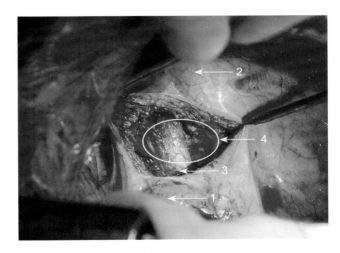

图 5-2-4 清扫第 2R+4R 组淋巴结后

1.奇静脉弓；2.右头臂静脉；3.右头臂干动脉；4.第 2R+4R 组淋巴结区域

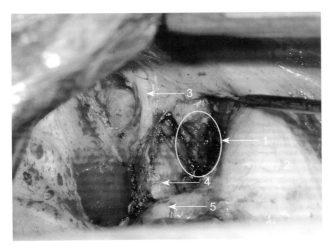

图 5-2-3 清扫第 2R+4R 组淋巴结后

1.第 2R+4R 组淋巴结区域；2.上腔静脉；3.迷走神经；4.气管；5.奇静脉弓

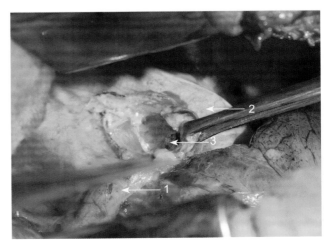

图 5-2-5 清扫第 4R 组淋巴结

1.奇静脉弓；2.上腔静脉；3.第 4R 组淋巴结

第 4R 组淋巴结与第 2R 组淋巴结位置十分密切，不易分开，有时甚至融为一体。清扫过程中建议将淋巴结整体切除，更加符合手术的无瘤原则。移除标本后建议将各组淋巴结分别标记送病理检查。图 5-2-6、图 5-2-7 中可看到融合为一体而无明确界限的第 2R、4R 组淋巴结，并可清楚看到清扫后上纵隔区域的解剖结构。有时，第 4R 组淋巴结与第 10 组淋巴结邻近，并穿过奇静脉弓深方。此时应分别从奇静脉弓上、下缘贯通游离第 4R 组淋巴结（图 5-2-8），完整清除第 4R 组淋巴结（图 5-2-9、图 5-2-10）。注意第 10 组淋巴结应位于纵隔胸膜返折之外，属支气管近端淋巴结。

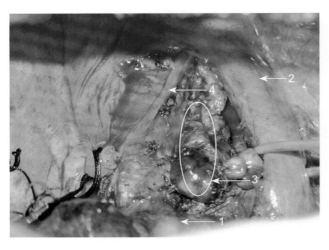

图 5-2-6　第 2R、4R 组淋巴结融合

1.奇静脉弓；2.右头臂静脉；3.第 2R、4R 组淋巴结融合；
4.迷走神经

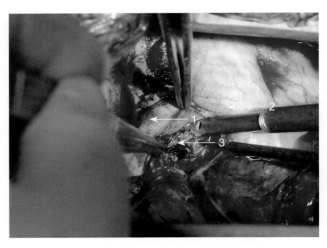

图 5-2-8　于奇静脉弓下缘游离第 4R 组淋巴结

1.奇静脉弓；2.上腔静脉；3.第 4R 组淋巴结

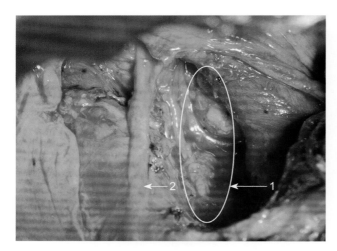

图 5-2-7　将融合的第 2R、4R 组淋巴结整块切除

1.第 2R、4R 组淋巴结区域；2.迷走神经

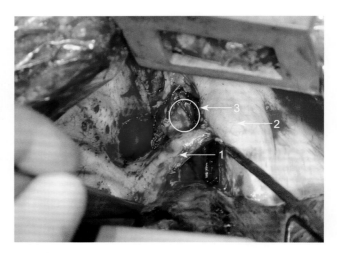

图 5-2-9　完整清扫第 2R、4R 组淋巴结后

1.奇静脉弓；2.上腔静脉；3.第 2R+4R 组淋巴结区域

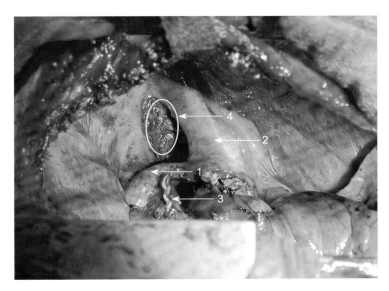

图 5-2-10　完整清扫第 2R、4R 组淋巴结后

1.奇静脉弓；2.上腔静脉；3.上叶支气管断端；4.第 2R+4R 组淋巴结区域

在胸腔镜下清扫第 2R 和第 4R 组淋巴结时，以同样方法进行。在奇静脉弓下缘气管前方切开纵隔胸膜后（图 5-2-11），钝锐结合游离该区域气管前方淋巴结及软组织（图 5-2-12）。然后在奇静脉上缘至胸顶切开纵隔胸膜，分离气管前方和上腔静脉后方的淋巴结及软组织后（图 5-2-13），从奇静脉弓上后方将已经游离的气管下端淋巴结拉出（图 5-2-14、图 5-2-15），继续向上完整切除第 2R 及第 4R 组淋巴结（图 5-2-16、图 5-2-17）。沿途可见较粗的管状结构可以用钛夹或 hemo-lock 夹闭。

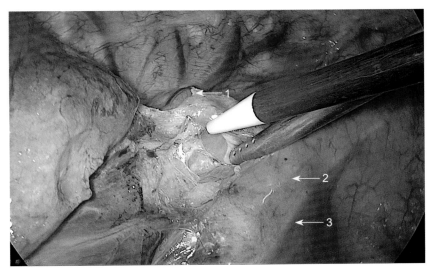

图 5-2-11　在奇静脉弓下缘切开纵隔胸膜

1.奇静脉弓；2.上腔静脉；3.膈神经

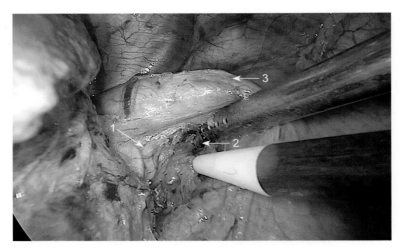

图 5-2-12　游离奇静脉弓后方淋巴结和软组织

1.下段气管；2.奇静脉弓后方第 4R 组淋巴结；3.奇静脉弓

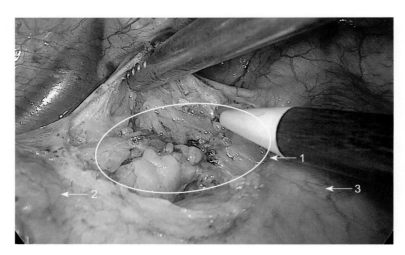

图 5-2-13　切开奇静脉弓上方纵隔胸膜

1.奇静脉弓上方第 2R+4R 组淋巴结区域；2.奇静脉弓；3.上腔静脉

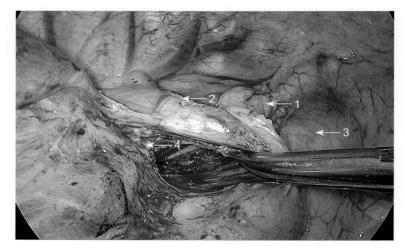

图 5-2-14　将奇静脉弓后下方第 4R 组淋巴结从后方推向奇静脉弓上

1.奇静脉弓后下方第 4R 组淋巴结（被推向上方）；2.奇静脉弓；3.上腔静脉；4.下段气管

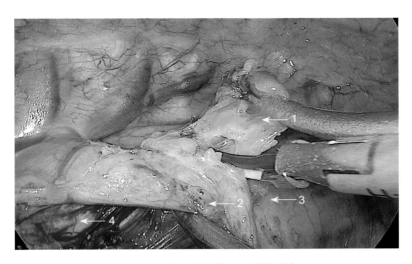

图 5-2-15　清扫第 4R 组淋巴结

1.奇静脉弓后下方第 4R 组淋巴结（从上方牵出）；2.奇静脉弓　3.上腔静脉；4.下段气管

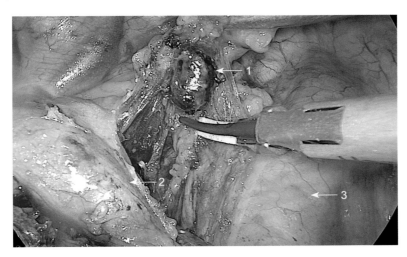

图 5-2-16　清扫第 2R+4R 组淋巴结

1.第 2R+4R 组淋巴结；2.奇静脉弓；3.上腔静脉

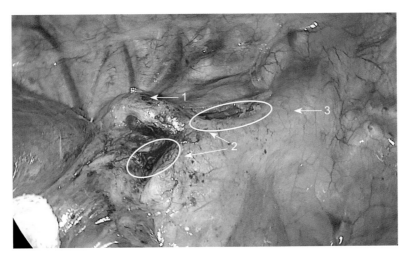

图 5-2-17　第 2R+4R 组淋巴结清扫后

1.奇静脉弓；2.第 2R+4R 组淋巴结区域；3.上腔静脉

第3A组淋巴结位于上腔静脉前方，隐藏于上腔静脉前方的脂肪组织内，故而仅凭肉眼观察即判断无第3A组淋巴结是不可取的。无论第3A组淋巴结区域外观如何，都要探查该区域（图5-2-18、图5-2-19），并将这一区域系统清扫（图5-2-20、图5-2-21）。操作过程中钳夹这一区域组织时，应注意走行于上腔静脉前缘的膈神经，同时小心避免损伤上方的左无名静脉（图5-2-22）。

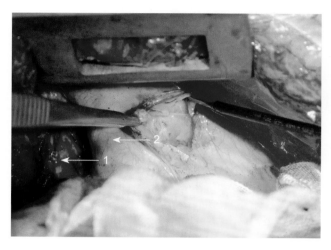

图5-2-18　探查上腔静脉前方的脂肪组织
1.气管；2.上腔静脉

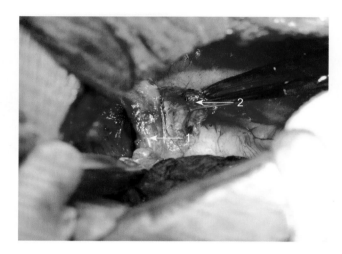

图5-2-20　清扫第3A组淋巴结
1.上腔静脉；2.第3A组淋巴结

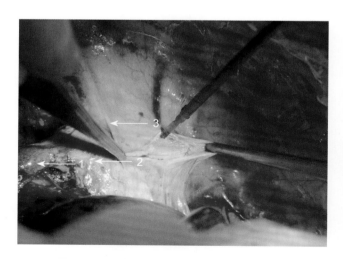

图5-2-19　探查上腔静脉前方的脂肪组织
1.奇静脉弓；2.上腔静脉；3.膈神经

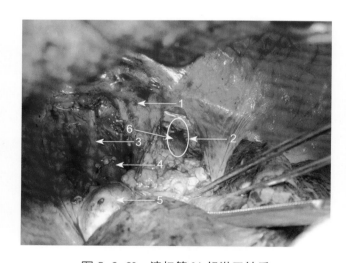

图5-2-21　清扫第3A组淋巴结后
1.右头臂静脉；2.第3A组淋巴结区域；3.迷走神经；4.气管；5.奇静脉弓；6.左无名静脉

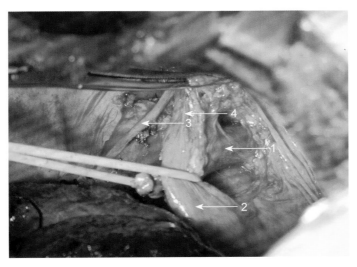

图 5-2-22　清扫第 3A 组淋巴结后
1.左无名静脉；2.上腔静脉；3.迷走神经；4.膈神经

右后上纵隔的第 3 组（即第 3P 组）淋巴结位于气管膜部与食管之间，有时在探查时可直接观察到第 3P 组淋巴结（图 5-2-23）。用电刀切开此处的纵隔胸膜，锐性完整地游离第 3P 组区域的淋巴结（图 5-2-24）。注意勿损伤气管膜部、深部的食管、胸顶部的锁骨下血管以及迷走神经（图 5-2-25 至图 5-2-28）。

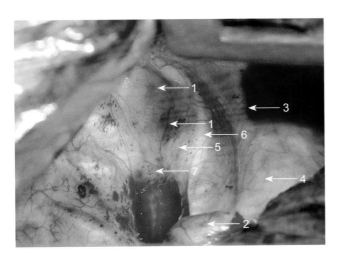

图 5-2-23　直接观察到第 3P 组淋巴结
1.第 3P 组淋巴结；2.奇静脉弓；3.右头臂静脉；4.上腔静脉；5.气管；6.迷走神经；7.食管

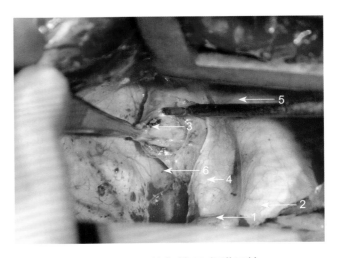

图 5-2-24　清扫第 3P 组淋巴结
1.奇静脉弓；2.上腔静脉；3.第 3P 组淋巴结；4.气管；5.右头臂静脉；6.食管

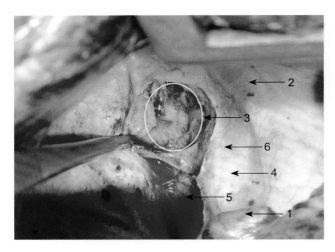

图 5-2-25　清扫第 3P 组淋巴结后

1.奇静脉弓；2.右头臂静脉；3.第 3P 组淋巴结；4.气管；
5.食管；6.迷走神经

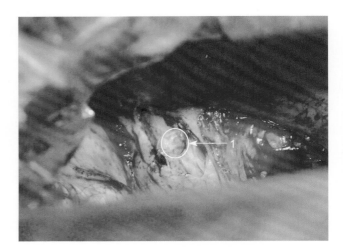

图 5-2-27　清扫第 3P 组淋巴结后

1.第 3P 组淋巴结区域

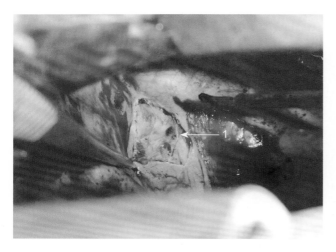

图 5-2-26　清扫第 3P 组淋巴结前（另一患者）

1.第 3P 组淋巴结

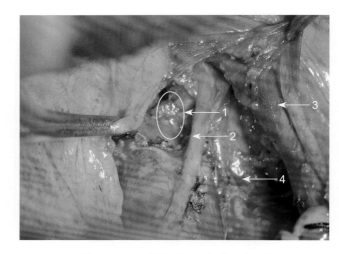

图 5-2-28　清扫第 3P 组淋巴结后

1.第 3P 组淋巴结区域；2.迷走神经；3.上腔静脉；4.气管

将上述第 2R 组、3A 组、3P 组、4R 组淋巴结清扫完毕后，在上纵隔区域可清晰地看到迷走神经、膈神经、气管、上腔静脉等固有结构，而填充其间的淋巴结及邻近脂肪组织一并被清扫（见图 5-2-1）。

2. 右中纵隔淋巴结清扫

将右肺牵向前方，在右中间干支气管与左主支气管交汇处寻找第 7 组淋巴结（图 5-2-29）。清扫第 7 组淋巴结后，右中间干支气管、左主支气管及隆突等结构显露十分清楚，并达到"骨骼化"（图 5-2-30、图 5-2-31）。

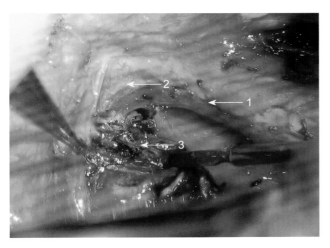

图 5-2-29　在中间干支气管与左主支气管交汇处清扫
第 7 组淋巴结
1. 中间干支气管；2. 隆突；3. 第 7 组淋巴结

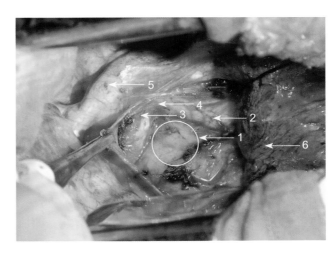

图 5-2-30　清扫第 7 组淋巴结后
1. 第 7 组淋巴结区域；2. 右中间干支气管；3. 左主支气管；
4. 隆突；5. 奇静脉弓；6. 右肺下叶

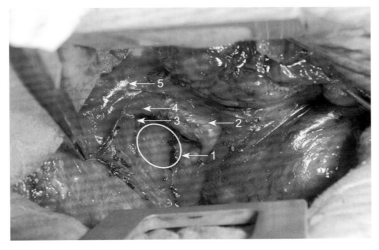

图 5-2-31　清扫第 7 组淋巴结后
1. 第 7 组淋巴结区域；2. 右中间干支气管；3. 左主支气管；4. 隆突；5. 奇静脉弓

3. 右下纵隔淋巴结清扫

第 8 组淋巴结位于食管旁（图 5-2-32）。第 9 组

淋巴结即下肺韧带淋巴结，在分离下肺韧带时可很好地显露该组淋巴结，并清扫之（图 5-2-33、图 5-2-34）。

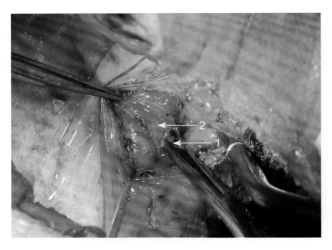

图 5-2-32　清扫第 8 组淋巴结

1. 第 8 组淋巴结；2. 食管

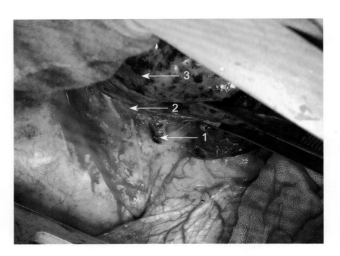

图 5-2-34　分离下肺韧带时显露第 9 组淋巴结

1. 第 9 组淋巴结；2. 下肺韧带；3. 右肺下叶

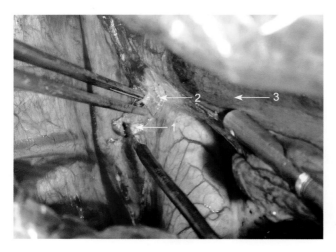

图 5-2-33　分离下肺韧带时显露第 9 组淋巴结

1. 第 9 组淋巴结；2. 下肺韧带；3. 右肺下叶

三、专家评述

由于解剖位置的原因，右侧各站纵隔淋巴结较左侧更容易显露和清扫。清扫右上纵隔淋巴结时注意避免损伤右迷走神经和上腔静脉，而奇静脉汇入上腔静脉处的后壁深处常有部分第 4R 组淋巴结清扫时容易遗漏。清扫隆突下淋巴结时要注意避免损伤后方食管和左主支气管，尤其在使用超声刀时更应小心。清扫各站淋巴结时尽量用超声刀或电钩从其外侧脂肪间隙的边界中开始游离，做到"整块"清扫（en-bloc），而避免逐个淋巴结摘除，增加创面渗血可能和影响肿瘤根治原则。清扫过程中可能遇到多个血管或淋巴管等管状结构，可以 hemo-lock 或者连发钛夹夹闭后切断，可减少出血和术后乳糜胸的发生。如淋巴结清扫范围较广，术中也可考虑预防性结扎胸导管以避免术后大量胸腔渗出和乳糜胸。

（冯　源）

索 引